2 fr.

QUATRIÈME ÉDITION

REVUE ET NOTABLEMENT MODIFIÉE

MAUX D'ESTOMAC

—

CONSTIPATION

—

Régime, Hygiène, Traitement,

PAR

LE DOCTEUR J. CARNET

ANCIEN INTERNE DES HÔPITAUX DE PARIS

MÉDECIN CONSULTANT A PARIS.

PARIS

LIBRAIRIE DENTU

Palais-Royal, Galerie d'Orléans. 17.

1867

MAUX D'ESTOMAC

CONSTIPATION

MAUX D'ESTOMAC

—

CONSTIPATION

—

Régime, Hygiène, Traitement,

PAR

LE DOCTEUR J. CARNET

ANCIEN INTERNE DES HÔPITAUX DE PARIS.
MÉDECIN CONSULTANT A PARIS

QUATRIÈME ÉDITION

REVUE ET NOTABLEMENT MODIFIÉE

PARIS

E. DENTU, ÉDITEUR

PALAIS-ROYAL, GALERIE D'ORLÉANS 177

1867.

MAUX D'ESTOMAC — CONSTIPATION

De toutes les maladies, de toutes les infirmités auxquelles l'Humanité est sujette, les *Maux d'Estomac* et la *Constipation* sont bien certainement les plus fréquentes ; elles sont surtout de celles qu'il est le plus important de faire disparaître le plus tôt possible, car, plus que toute autre, elles s'aggravent avec le temps et ne tardent pas, en outre, à exercer sur le reste de notre organisme une influence secondaire des plus fâcheuses.

La fréquence des Maux d'Estomac et de la Constipation, que ces affections existent ensemble ou séparément, est due à ce que :

1° Les causes qui peuvent, soit immédiatement, soit à plus ou moins longue échéance, déterminer des troubles fonctionnels dans notre appareil digestif, sont extrêmement nombreuses et de nature très-diverse ;

2° Nous ne savons pas *bien* vivre, c'est-à-dire

bien régler le nombre, la distribution et l'importance de nos repas, et surtout choisir les aliments les plus digestibles, les mieux appropriés à notre âge, à notre tempérament, à notre constitution, à notre genre de vie, à l'état de nos organes digestifs;

3° Nous négligeons trop souvent de suivre les règles les plus importantes de l'Hygiène, omissions qui finissent toujours, tôt ou tard, par porter une atteinte plus ou moins sérieuse à notre santé;

4° Quand notre estomac ou nos intestins commencent à mal fonctionner, nous ne nous en préoccupons pas assez et nous négligeons d'y porter remède tout aussitôt : nous laissons ainsi empirer le mal, qu'un Régime convenable et un Traitement simple et facile eussent rapidement fait disparaître dès le début.

Je crois donc accomplir une œuvre utile, en enseignant, en vulgarisant, en mettant à la portée de tous la *Science de bien vivre*, c'est-à-dire de vivre selon les lois de l'Hygiène, de savoir choisir les aliments les plus digestibles et les mieux appropriés à l'état de nos organes digestifs; j'espère ainsi prévenir souvent, puis guérir, ou tout au-moins soulager beaucoup de *Maux d'Estomac* et de *Constipations*.

Cette Science est peu connue du Public, car les nombreux et remarquables ouvrages qui s'en occupent sont écrits par des Médecins et des Savants *pour* les Médecins et les Savants et non pas pour Tout le Monde.

Cependant c'est une Science qui intéresse Tout le Monde, les Malades surtout.

Je vais donc essayer de l'expliquer et de la faire comprendre dans ce livre, que je me suis efforcé de rendre clair, simple, concis, intelligible à tous.

I. L'intérieur du corps humain. — Ce vaste sujet est subdivisé en deux parties :

1° *Histoire de la Vie* — Quelle est la disposition intérieure de notre corps ? Comment en sont groupés et agencés les divers organes ? Comment s'en opèrent les principales fonctions ? Quel est le mécanisme et le but de la Digestion, de la Circulation du sang, de la Respiration, de la Nutrition, etc. ?

2° *Histoire de la Digestion.* — Quel est le rôle physiologique et la destination définitive des diverses espèces d'aliments et de boissons dont nous nous nourrissons ? Comment se digèrent ces aliments et ces boissons ? Comment se transforment-ils en notre sang, puis en notre propre chair ?

Disposition, structure et fonctions de l'Estomac.
Disposition, structure et fonctions des Intestins.

II. Maux d'Estomac. — *Causes et symptômes.* — Quels sont les malaises, les dérangements, les troubles divers, les maladies, qui peuvent survenir dans les fonctions de l'Estomac? Quelles en sont les Causes, directes ou indirectes, immédiates ou éloignées? A quels Signes peut-on aisément en reconnaître la nature, la forme, le nom et les distinguer, les Diagnostiquer les uns des autres?

Régime. — Quelles sont les qualités nutritives des diverses espèces d'Aliments? Quels sont ceux qui se digèrent le mieux? Quels sont ceux qui se digèrent le moins bien? Quelle influence les diverses préparations culinaires exercent-elles sur leur digestibilité? Quelles sont les meilleures manières de les apprêter, de les accommoder?

Quelles sont les propriétés hygiéniques des diverses espèces de Boissons?

Hygiène. — Quelles sont les lois les plus importantes de l'Hygiène, celles dont l'observation contribue le plus au maintien de la Santé, ou à son rétablissement? Quelles sont surtout celles qui sont relatives aux fonctions de l'Estomac et des Intestins, à l'alimentation, aux repas, au Régime?

Traitement. — Comment agissent, dans quels cas et comment doit-on employer les divers agents du Traitement : Médicaments spéciaux, —Hydrothérapie, — Une Saison à Vichy, — Une Saison aux Bains de Mer?

III. Constipation.—Quelles sont les Causes qui déterminent et entretiennent une Constipation habituelle? Quelle est l'Hygiène et quel est le Régime à observer, quel est le Traitement le plus simple, le plus pratique et le plus efficace à suivre, pour la faire cesser et pour en prévenir le retour?

Docteur J. CARNET,
Médecin Consultant.
Paris. — Rue Drouot, 2, à l'angle du Boulevard.
(De 1 heure à 3 heures.)

INTÉRIEUR DU CORPS HUMAIN

HISTOIRE DE LA VIE

1. Idée générale de la Vie. — Depuis sa naissance jusqu'à l'âge de vingt-cinq ans environ, l'homme grandit : or, pour que l'enfant croisse, se développe et grandisse, pour qu'il devienne un homme, il faut nécessairement qu'il trouve quelque part, il faut que la Nature lui fournisse les matériaux indispensables à l'accroissement de son corps et au développement de ses organes.

Pendant toute la durée de sa vie, le corps humain effectue des dépenses et éprouve des pertes incessantes qui résultent :

1° De la respiration : les poumons exhalent, en vingt-quatre heures, environ 400 grammes de vapeur d'eau et 1,100 grammes de gaz carbonique;

2° De la transpiration : la peau laisse transsuder,

en vingt-quatre heures, soit à l'état de *vapeur* imperceptible, soit à l'état de buée, de moiteur, ou de gouttelettes d'eau, environ 300 grammes de sueur et souvent même beaucoup plus;

3° Des sécrétions diverses : salive, suc gastrique, bile, suc pancréatique, suc intestinal, mucosités diverses, urine, etc.;

4° De la dépense de forces et de calorique que nécessitent et qu'occasionnent le travail, l'exercice, la parole, les travaux intellectuels, les divers phénomènes sensitifs, etc.;

5° Enfin, de l'usure des divers rouages de la machine humaine, résultant de leur *usage* de tous les jours, du mouvement perpétuel, apparent ou caché, auquel ils sont soumis.

En outre, le corps humain conserve en tout temps une *chaleur intérieure* uniforme et constante de 37° (les extrémités et les parties superficielles, la peau surtout, se refroidissent *seules* en hiver), et cela, quelle que soit la température de la saison ou du climat, en été comme en hiver, au Sénégal comme en Sibérie.

Or, c'est de la nécessité impérieuse de subvenir à son accroissement et à son développement, de réparer ses dépenses et ses pertes journalières, de restaurer ses forces, de maintenir en lui le degré de chaleur nécessaire à la vie, que résulte pour l'homme le besoin impérieux de *se nourrir*.

2. Fonctions de la Nutrition. — Les Fonctions de la Nutrition ont en effet pour but :

1° De fabriquer du *sang*, c'est-à-dire d'extraire des

aliments et des boissons dont nous faisons journellement usage, un liquide nourricier renfermant *tous* les matériaux nécessaires à l'accroissement et à la nutrition de notre corps, à la restauration de nos forces, à la réparation de nos pertes et de nos dépenses de toutes sortes, enfin à l'entretien du degré de chaleur dont nous avons besoin (*Digestion*);

2° De recueillir ce sang, de l'épurer et de le vivifier au contact de l'air (*Respiration*);

3° De le transporter dans *toutes* les parties de notre corps, pour y maintenir une chaleur uniforme et constante, et pour que chacun de nos organes et toutes les molécules de notre corps y puissent prendre les matériaux que la Digestion y a déposés pour leur entretien et y déverser les matériaux vieillis et usés (*Circulation*, *Calorification*, *Assimilation*, *Désassimilation*);

4° Enfin d'éliminer au dehors le résidu de la Digestion (*Défécation*) et d'épurer, de purifier ce sang, de le débarrasser des matériaux usés et vieillis qu'il charrie (*Sécrétions diverses*).

3. Organes de la Nutrition. — Les Organes qui concourent à l'accomplissement des fonctions de la Nutrition sont situés dans le tronc, dans une large cavité limitée : en arrière, par la colonne vertébrale; en bas, par les os des hanches et du bassin; en haut, par l'ensemble des côtes; en avant, par une vaste membrane musculo-fibrineuse qui continue la cage costale et qui ferme le ventre.

Cette vaste cavité est subdivisée en deux étages

distincts et superposés, séparés par un plancher musculaire mobile, le *diaphragme*, qui se fixe à tout le pourtour du bord inférieur de la cage des côtes.

Dans l'étage inférieur, dans le ventre, sont logés les divers organes qui accomplissent l'acte complexe de la Digestion et des Sécrétions, qui fabriquent le sang et qui le purifient.

Ce sont : l'*estomac*, en haut, au milieu et un peu à gauche; il communique avec la bouche par un long tuyau, l'*œsophage*; — le *foie*, dans l'hypocondre droit, qu'il remplit à lui seul; — la *rate*, dans l'hypocondre gauche; — le *pancréas*, en arrière et un peu au-dessous de l'estomac, appliqué contre la colonne vertébrale;—les *intestins*, dans tout le reste du ventre; — les deux *reins*, appliqués contre la colonne vertébrale, au-dessous du pancréas;

Dans le bassin : la *vessie*, en avant; — le *rectum*, en arrière, contre la colonne vertébrale; — entre les deux, chez la Femme, l'*utérus*.

Dans l'étage supérieur, dans la poitrine, sont logés les organes destinés à vivifier le sang au contact de l'air, puis à le lancer et le distribuer dans toutes les parties de notre corps;

Ce sont : les deux *poumons*, qui communiquent avec la bouche par la *trachée* et le *larynx*, et qui remplissent toute la poitrine; — au milieu d'eux, le *cœur* et les gros vaisseaux qui en partent ou qui y arrivent.

Tels sont les Organes, telles sont les Fonctions qui concourent à l'acte complexe et multiple de la Vie.

Nous allons en étudier d'abord l'ensemble, afin de bien saisir et de bien comprendre la raison d'être et l'enchaînement réciproque de chacune d'elles; puis, entrant dans de plus grands détails sur la Digestion, qu'il nous importe le plus de bien connaître, nous suivrons pas à pas les métamorphoses et les transformations diverses que subissent les Aliments et les Boissons dans notre appareil digestif. .

Cette étude, que je m'efforcerai de rendre simple, claire, attrayante, féconde en déductions pratiques, jettera un grand jour sur la nature et les causes réelles des Maux d'Estomac et de la Constipation, ainsi que sur leur Régime, leur Hygiène et leur Traitement.

---

4. Digestion. — Les plantes et les arbres puisent dans la terre, à l'aide de leurs racines, les sucs nourriciers dont ils ont besoin pour se développer, pour vivre et pour fructifier. L'homme, ainsi que tous les animaux, ne trouve pas dans la nature ses aliments tout prêts à être assimilés : avant d'être absorbés, avant de pouvoir se convertir en sa chair et en ses os, les aliments doivent être modifiés, transformés, dissous et métamorphosés, par son appareil digestif en une bouillie molle et pulpeuse, le *chyme*, puis en un liquide nourricier, le *chyle*.

Le chyle, résultat définitif de la digestion, ne

tarde pas à se transformer lui-même en sang, lequel contient *tous* les matériaux nécessaires à l'accroissement et à la nutrition de notre corps, à la restauration de nos forces, à la réparation de nos pertes et de nos dépenses de toutes sortes, et à l'entretien du degré de chaleur dont nous avons besoin.

Alors seulement cette séve animale est absorbée et transportée dans toutes les parties de notre corps, où elle apporte la nourriture, la chaleur et la vie.

L'homme choisit donc dans la nature les divers aliments qui lui conviennent, et fait subir à la plupart des préparations culinaires préalables, qui ont pour but de les rendre plus appétissants et surtout plus digestibles.

Les aliments sont broyés par les dents et imprégnés de salive, puis avalés ainsi que les boissons;

Ils arrivent dans le *gosier*, puis descendent par un canal membraneux, par l'*œsophage* (A), dans l'*estomac* (C).

L'orifice d'entrée de l'estomac s'appelle *cardia* (B), l'orifice de sortie *pylore* (D).

Quand les aliments sont digérés et qu'ils sont transformés en *chyme*, le pylore de l'estomac s'ouvre et laisse passer ce chyme dans le *duodénum* (E), que j'ai ouvert pour montrer dans son intérieur les orifices I et K des canaux du foie et du pancréas.

Près du duodénum se trouvent en effet deux glandes :

Le *foie* (FF) sécrète de la *bile*, qui s'amasse en réserve dans la *vésicule du fiel* (G); elle s'écoule au

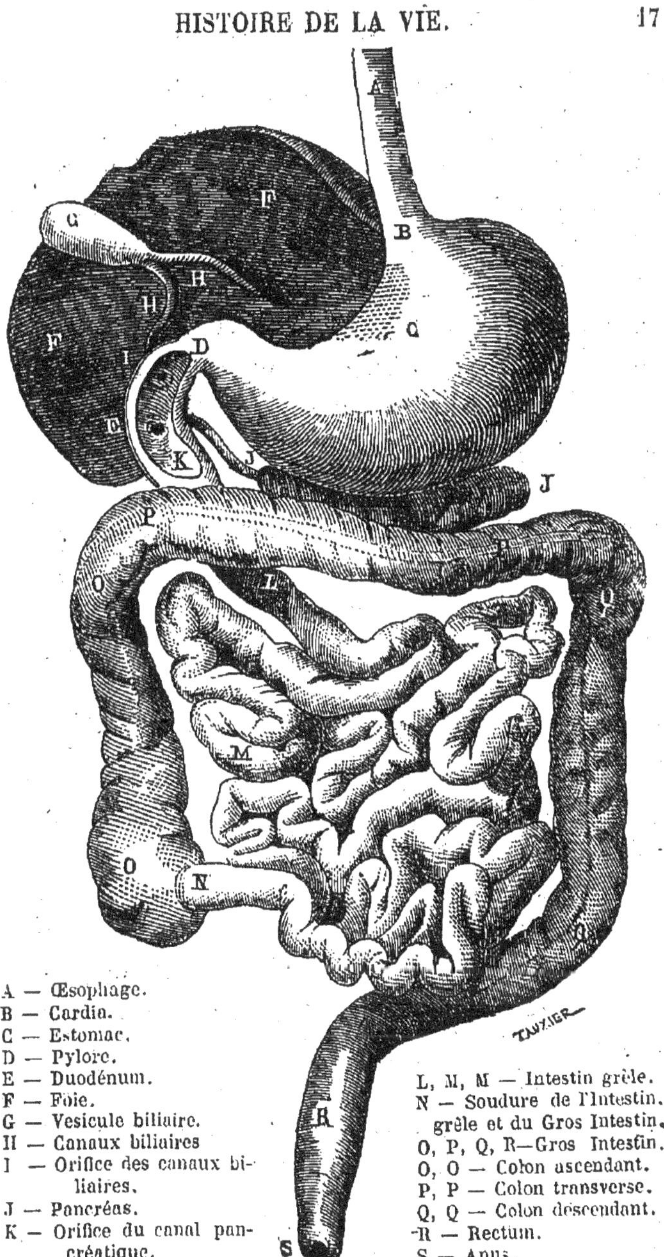

A — Œsophage.
B — Cardia.
C — Estomac.
D — Pylore.
E — Duodénum.
F — Foie.
G — Vésicule biliaire.
H — Canaux biliaires
I — Orifice des canaux bi-
    liaires.
J — Pancréas.
K — Orifice du canal pan-
    créatique.

L, M, N — Intestin grêle.
N — Soudure de l'Intestin.
    grêle et du Gros Intestin.
O, P, Q, R—Gros Intestin.
O, O — Colon ascendant.
P, P — Colon transverse.
Q, Q — Colon descendant.
R — Rectum.
S — Anus.

Appareil digestif.

moment des repas par le *canal biliaire* (H) dans le duodénum, où elle se mêle au chyme.

Le *pancréas* (J) sécrète du suc pancréatique, qui s'écoule par un canal (K) dans le duodénum et se mêle également au chyme.

Le chyme, imprégné de bile et de suc pancréatique, descend dans l'*intestin grêle* (L, M, M, N) qui enroule ses replis, comme un immense serpent, en une masse qui remplit tout le ventre : il s'y transforme en *chyle*, liquide nourricier qui est absorbé par les vaisseaux chylifères et va se mêler au sang.

Le résidu de la digestion s'engage ensuite dans le *gros intestin* (O, P, Q, R), où il s'accumule peu à peu, et en est régulièrement expulsé par l'*anus* (S).

L'intestin grêle se soude, au point N, avec le *gros intestin* ou colon (O, P, Q, R), deux fois plus gros, mais bien moins long.

Le gros intestin monte d'abord de la hanche droite au flanc droit (*colon ascendant* O, O), puis il passe en travers de droite à gauche (*colon transverse* P, P); puis il descend dans la hanche gauche (*colon descendant* Q, Q); il pénètre ensuite dans le bassin (*rectum* R) en arrière de la vessie chez l'homme, de la vessie et de la matrice chez la femme, et vient s'ouvrir à l'*anus* (S).

Tel est l'ensemble de l'appareil digestif, des organes qui contribuent à l'acte multiple et complexe de la Digestion.

5. Absorption. — Les arbres se nourrissent en absorbant par le chevelu de leurs racines l'eau et les sucs nourriciers que la terre végétale renferme : cette séve monte dans les racines, puis dans le tronc, et porte la nourriture et la vie à l'arbre tout entier.

La Nature procède d'une façon analogue chez les animaux et chez l'homme.

A chaque repas, nous apportons en nous de l'eau (boissons) et de la terre (aliments) plus ou moins féconde ou stérile en éléments réparateurs ; et, de même que chez les plantes, d'innombrables racines, enveloppant de leur chevelu d'une finesse microscopique l'estomac et les intestins, y sucent et y aspirent l'eau et les sucs nourriciers que nos organes digestifs ont su extraire de cette espèce de terre animale.

Cette eau et ces sucs nourriciers, cette séve animale, c'est le *chyle ;* ces innombrables racines qui aspirent ce chyle, ce sont les vaisseaux ou canaux *chylifères.*

Le chyle, liquide nourricier provenant de la digestion de chacun de nos repas, est donc aspiré par les vaisseaux chylifères : il monte dans ces canaux comme la séve dans un arbre, et vient se déverser, par un canal unique (le canal thoracique), dans la *Veine cave,* au moment où celle-ci ramène au cœur le sang qui a circulé dans toutes les parties du corps.

6. Appareil de la Circulation. — Le *sang,* liquide nourricier intermédiaire entre les aliments et nos tissus organiques, *circule* à travers toutes les parties de notre corps dans un vaste réseau de tuyaux, auxquels on donne le nom de vaisseaux : des *artères,* des *capillaires* et des *veines* ; il y est mis en mouvement par une double pompe, aspirante et foulante, le *cœur*.

Cœur. — Le Cœur, en effet, n'en déplaise aux Poëtes et aux Amoureux, est tout simplement une merveilleuse machine hydraulique, composée de *deux* pompes, aspirantes et foulantes toutes les deux, soudées l'une contre l'autre, de manière à former un seul et même tout, un seul organe. Ces deux pompes fonctionnent incessamment, avec une simultanéité et un ensemble parfaits, depuis huit mois avant notre naissance officielle jusqu'à notre mort, à raison de 60 à 70 coups de piston par minute ; chaque battement du cœur, chaque pulsation du pouls, correspondent à chacun des coups de piston de cette merveilleuse pompe !

Artères. — A la portion *foulante* de chacune des deux pompes du cœur est soudé un gros tuyau, une *Artère*; celle de la pompe *droite* (artère pulmonaire) porte le sang dans les poumons ; celle de la pompe *gauche* (artère aorte) porte le sang dans toutes les parties de notre corps. Ces deux grosses artères s'y ramifient, comme le tronc d'un arbre, se divisent et se subdivisent en grosses branches, puis en petites branches, puis en rameaux, puis en ramuscules, puis enfin en une sorte de chevelu.

Capillaires. — Ces nombreuses subdivisions en arrivent au point de former des vaisseaux, des tuyaux, plus ténus et plus grêles que les cheveux les plus fins : ce sont les *Capillaires*. Tous ces tuyaux capillaires, d'une finesse microscopique, communiquen entre eux et forment une sorte de treillage, de filet, de dentelle à mailles fines, délicates et tellement petites, qu'on ne peut enfoncer une aiguille dans n'importe quelle partie de notre corps sans déchirer plusieurs capillaires.

Veines. — Après avoir formé cet immense réseau, à mailles microscopiques, qui constitue le canevas, ou la trame, soit de nos poumons, soit de tout notre corps, les Capillaires s'abouchent les uns aux autres, se réunissent et se soudent ensemble de façon à former de nouveaux tuyaux, de nouveaux vaisseaux, des *Veines.* Ces vaisseaux, dont le calibre grossit peu à peu, forment d'abord des ramuscules, des rameaux, des petites branches, puis des grosses branches, puis enfin deux gros troncs, deux grosses Veines, qui viennent se souder à la portion *aspirante* des deux pompes du cœur : la Veine pulmonaire, qui ramène le sang des poumons, se soude à la portion aspirante de la pompe *gauche;* la Veine cave, qui ramène le sang de tout le reste du corps, ainsi que le chyle que lui déversent les Vaisseaux *chylifères,* se soude à la portion aspirante de la pompe *droite.*

Structure. — Tous ces tuyaux (artères, capillaires et veines) dans lesquels le sang circule incessamment, mis en mouvement par l'admirable pompe que représente le cœur, ces tuyaux, dis-je, ne sont pas inertes comme ceux que nous fabriquons : la Nature est plus ingénieuse et surtout plus puissante. Les parois des tuyaux, artériels, capillaires et veineux, sont constituées par des fibres musculaires microscopiques enroulées en spirale, fibres musculaires susceptibles de s'allonger et de se raccourcir, exactement comme nos muscles, comme notre biceps, qui font mouvoir nos membres. Aussi lorsque le sang est lancé par le cœur dans les artères, celles-ci, au lieu de rester inertes comme un tuyau de plomb, se dilatent et se contractent doucement pour faire cheminer le sang dans leur intérieur.

Cette structure des tuyaux sanguins, ces dilatations et ces contractions alternatives étaient surtout nécessaires dans les veines, alors que le sang remonte vers le cœur, alors que la force d'impulsion donnée par le coup de piston de cette pompe s'est éparpillée dans l'immense réseau des subdivisions artérielles et des capillaires.

7. Sang. — Le sang est un liquide qui sert d'*intermédiaire* entre les aliments et notre corps. Pour que le pain, la viande, les légumes, les fruits, les boissons, etc., dont nous faisons notre nourriture, se transforment en notre corps et deviennent la chair de notre chair et les os de nos os, il faut que ces aliments et ces boissons se transforment préalablement en un *liquide*, le chyle, qui se transforme lui-même en notre sang. Aucun aliment ne peut nous nourrir, si nos organes digestifs ne peuvent pas le *liquéfier*, le métamorphoser en chyle, puis en sang.

Vu au microscope, le sang est formé d'un liquide incolore et limpide comme de l'eau, liquide dans lequel nagent des *milliards* de *globules* rouges d'une petitesse microscopique ; il y en a plusieurs milliers dans une seule goutte de sang. Ce sont ces globules rouges qui donnent au sang sa couleur, en même temps que sa puissance nutritive et réparatrice, et c'est leur nombre plus ou moins grand qui fait la richesse ou la pauvreté du sang.

Au point de vue chimique, le sang contient *tous* les éléments chimiques, *toutes* les substances que les analyses et les recherches les plus savantes ont pu découvrir dans notre corps. Il contient 78 pour 100 d'eau et 22 pour 100 de matières diverses, parmi lesquelles nous remarquons : de l'albumine, de la fibrine, de la graisse et une trentaine de sels minéraux ; il renferme en outre soit du gaz oxygène quand il revient des poumons, soit du gaz carbonique quand il y arrive.

C'est à cette composition chimique et vitale du sang qu'est due sa propriété de pouvoir nourrir et restaurer notre corps, réparer ses pertes, produire de la chaleur et fournir les matériaux des diverses sécrétions organiques.

Le sang est donc bien réellement de la *chair coulante*, qui représente notre chair, nos os, nos organes, la totalité de notre corps enfin à *l'état liquide*.

8. Circulation du Sang. — Le sang décrit dans sa course incessante deux cercles en forme de **8**, ainsi que le ferait un cheval qui courrait sur une piste dont les courbes décriraient un **8** : le cœur est placé au point d'intersection des deux cercles ; le grand cercle, ou cercle inférieur du **8**, va du cœur à toutes les parties du corps, puis de toutes les parties du corps au cœur (Circulation générale) ; le petit cercle, ou cercle supérieur, va du cœur aux poumons et des poumons au cœur (Circulation pulmonaire).

Suivons le sang dans cette course circulaire; supposons-le partant de la pompe gauche du cœur, et voyons le trajet en forme de **8** qu'il doit parcourir avant d'y revenir.

La pompe *gauche* du cœur lance le sang par *l'Artère* aorte dans toutes les parties du corps (excepté dans les poumons); le sang *circule* dans les divisions et subdivisions artérielles, et arrive dans le réseau à mailles microscopiques formé par les Capillaires.

Dans les *Capillaires*, le sang se trouve au sein même de tous nos organes et de tous nos tissus qu'il baigne de toutes parts, en contact *médiat* avec les molécules microscopiques de diverse nature dont le merveilleux ensemble constitue notre corps. J'ai dit médiat, car le sang est toujours contenu dans l'intérieur d'un vaisseau, d'un tuyau; il ne s'épanche jamais dans l'épaisseur de nos organes, à moins de contusion ou de plaie.

C'est dans le réseau des Capillaires que s'accomplissent les phénomènes mystérieux de la vie végétative : le sang fournit à nos organes les matériaux de réparation et d'entretien dont il est chargé (Assimilation, 9);— son oxygène brûle les graisses et l'alcool, et fournit ainsi de la *chaleur*, de la vapeur d'eau et du gaz carbonique (Calorification, 13);—enfin il se charge de tous les matériaux usés et inutiles (Désassimilation, 10).

Il résulte de tous ces échanges que le sang —

qui était *artériel*, c'est-à-dire rouge vermillon, imprégné de l'oxygène de l'air puisé dans les poumons et chargé des matériaux réparateurs fournis par le chyle de la Digestion, quand la pompe gauche du cœur l'a lancé dans les Artères et les Capillaires — s'est peu à peu transformé en sang *veineux*, c'est-à-dire en un sang rouge noirâtre, impur, appauvri et impropre à la vie :

Appauvri, car il a distribué à chacun de nos organes les matériaux dont il s'était chargé pour leur entretien et leur réparation ;

Noir et *impropre à la vie*, car il est maintenant imprégné de gaz carbonique, produit par la combustion, gaz impropre à la vie ;

Impur, car il charrie actuellement tous les détritus, les plâtras provenant de la restauration incessante de notre corps.

Il s'agit donc maintenant de *purifier* ce sang veineux ; de le *réapprovisionner* de nouveaux matériaux de réparation et d'entretien ; de le *vivifier* en l'imprégnant d'oxygène.

Or, la pompe *droite* du cœur aspire par les *Veines* ce sang veineux.

Chemin faisant, le sang veineux traverse les vaisseaux capillaires de la membrane muqueuse des *intestins*, ceux du *foie* et des *reins* ; il y subit une opération analogue à celle qu'il subirait en passant dans une série de filtres, et il en sort *purifié* (Sécrétions, 11) ; il se *réapprovisionne* en recevant de nouveaux sucs nourriciers que les Chylifères ont absorbés dans l'estomac et les intestins (Absorption, 5, 65).

Enfin le sang revient au cœur, après avoir ainsi *circulé* dans toutes les parties du corps et décrit le grand cercle (Circulation générale) du 8 dont je parlais en commençant.

Voyons maintenant comment il circule dans le petit cercle ou cercle supérieur du 8 (Circulation pulmonaire).

La pompe *droite* du cœur, qui a aspiré le sang *veineux*, le lance dans les poumons. Là, il se trouve en contact médiat avec l'air (Respiration, 12) qui pénètre à tous moments dans les poumons : il se *vivifie*, en se débarrassant du gaz carbonique et de la vapeur d'eau dont il était encore chargé et en s'imprégnant de l'oxygène de l'air.—Il se transforme ainsi en sang *artériel*.

Alors la pompe *gauche* du cœur aspire ce sang artériel, *purifié*, *réapprovisionné* et *vivifié*. Il revient ainsi au cœur après avoir décrit le circuit en forme de 8 de la Circulation générale et de la Circulation pulmonaire.

La pompe gauche du cœur lance de nouveau ce sang *artériel* dans toutes les parties de notre corps, pour qu'il y recommence cette course incessante qui ne s'arrête jamais et qui ne cesse qu'avec le dernier battement de notre cœur.

La Circulation du sang peut donc être comparée à un convoi de chemin de fer, qui apporterait des matériaux de construction (sang artériel), et qui s'en retournerait remportant des plâtras de démolition et des déblais (sang veineux), pour revenir encore et toujours avec de nouveaux matériaux.

9. Assimilation. — Nous avons vu plus haut que le sang artériel, quand il arrive dans le réseau des Capillaires qui forment la trame et le canevas de tous nos tissus et de tous nos organes, se trouve par cela même en contact médiat avec les innombrables molécules microscopiques de diverse nature dont l'ensemble constitue notre corps.

Ce sang artériel renferme plus de trente substances diverses qui représentent, par quantités infiniment petites, *tous* les matériaux nécessaires à l'entretien de notre corps, *tous* les éléments qui entrent dans sa structure et sa composition.

Eh bien ! chacun des *milliards* d'atomes, chacune des innombrables molécules de notre corps, ainsi que le ferait un ouvrier intelligent, prend dans ce sang les matériaux que la Nature y a déposés à son intention, puis les travaille, les modifie et les transforme en sa propre substance. L'os y prend de quoi fabriquer, de quoi faire de l'os, la chair de quoi faire de la chair, la peau de quoi faire de la peau, les cheveux de quoi faire des cheveux, les glandes salivaires de quoi faire de la salive, etc. Et remarquez qu'aucun de ces travailleurs, qu'aucune de ces innombrables molécules ne se trompe, et que l'os ne prend pas ce qui est destiné aux cheveux, ni les cheveux ce qui est destiné à la chair.

Comment cela se fait-il ? C'est là le secret de la vie !

C'est ainsi que notre corps se nourrit, s'entretient, se restaure et répare ses forces.

10. Désassimilation. — Notre organisme est soumis

à un double mouvement, incessant et continu, d'entrée et de sortie, de composition et de décomposition, de recettes et de dépenses, d'assimilation et de désassimilation.

En même temps que l'oxygène du sang artériel brûle l'alcool et les graisses pour produire de la chaleur (Calorification, 13) ; en même temps que les innombrables molécules de notre corps, que les innombrables ouvriers dont je parlais plus haut, puisent dans le sang les matériaux de réparation et d'entretien dont il est chargé ;

Ces ouvriers, ces molécules y jettent, comme les ordures dans la rue ou mieux dans l'égout, les scories, les plâtras, les déchets, les matériaux usés par le mouvement incessant de la vie, les cadavres des molécules et des atomes qui ont vécu dans nos organes et qui y ont fait leur temps.

Telles les générations naissent, croissent, se développent, prospèrent, vieillissent, meurent, se transforment en poussière, et sont incessamment et journellement remplacées par d'autres qui subissent les mêmes changements successifs et la même destinée !

La machine humaine se détruit sans cesse et sans cesse se renouvelle ; la matière qui la constitue est dans un mouvement *perpétuel* de construction et de destruction, de renaissance et de métamorphose. A dix ou quinze ans d'intervalle, presque toutes ses parties ont été renouvelées par le courant journalier des aliments et des boissons qui traverse notre appareil digestif.

Notre corps ne se comporte donc pas autrement

que nos maisons, que nos édtifices publics, qu'il faut
entretenir et restaurer de temps en temps, jusqu'au
moment où, comme notre corps, ils s'écroulent et
tombent dans la poussière d'où ils étaient sortis.....
et in pulverem reverteris !

11. Sécrétions. — Voilà donc le sang qui entraîne
vers le cœur tous les matériaux usés, inutiles ou
nuisibles, les détritus qui proviennent de l'usure et
de la dégradation incessante de notre corps.

Le sang, devenu *veineux*, va se *purifier* en traversant plusieurs filtres, représentés par des glandes ou
des membranes, qu'il rencontrera sur son passage
entre les capillaires et le cœur. Les reins, le foie et
surtout *les intestins*, sont les plus importants.

En traversant les canaux *capillaires* de ces filtres
vivants, de ces épurateurs intelligents, les molécules
de ces divers organes sécréteurs s'emparent de toutes
ces saletés, et c'est avec cela qu'elles fabriquent des
sécrétions diverses : les molécules du foie fabriquent
avec ces saletés de la bile ; celles des reins, de l'urine ;
celles des intestins, du suc intestinal.

On comprend aisément de quelle importance il est
pour notre organisme, pour la régularité de ses
fonctions, pour notre santé enfin, que ce filtrage du
sang s'effectue convenablement, que son épuration
soit complète, qu'il se débarrasse de toutes ces saletés,
de toutes ces humeurs qu'il charrie avec lui.

Le sang qui circule dans tous nos tissus et tous
nos organes, est donc un véritable pourvoyeur, un
messager, qui part à chaque seconde du cœur pour

aller distribuer dans tous les coins et recoins de notre corps les matériaux de réparation et d'entretien dont il s'est chargé en partant : il les distribue aux innombrables travailleurs qu'il rencontre sur son chemin et il revient vers le cœur, rapportant en échange tous les matériaux usés et vieillis, toutes les humeurs de notre corps; mais en route il se décharge, il se débarrasse, il se purifie, il se *purge* de toutes ces saletés en traversant une série de filtres (foie, reins, intestins), et il revient au cœur pour se réapprovisionner et recommencer incessamment ce voyage circulaire.

Après avoir traversé tous ces filtres, toutes ces glandes et ces membranes épuratrices, le sang *veineux* est complétement purifié et débarrassé de tous ces détritus ; mais il contient encore du gaz carbonique et de la vapeur d'eau, dus à la combustion (13), lesquels le rendent impropre à la vie. La Respiration a pour but de l'en débarrasser et de lui donner en échange de l'Oxygène, gaz essentiellement vital.

12. Respiration. — L'acte de la Respiration se passe dans les poumons.

Les deux *poumons* (c'est le *mou* dont on nourrit habituellement les chats) remplissent toute la poitrine; au milieu d'eux est le cœur, ainsi que les grosses artères et veines qui en partent ou y arrivent; ils communiquent avec la gorge, et par là avec la bouche et le nez, par un long canal, la *trachée* et le *larynx*.

Les deux poumons peuvent être comparés à deux

énormes grappes de raisin ayant une tige commune, et dont la tige, les rameaux, les ramuscules et les grains seraient *creux*. La partie supérieure, le bout de la tige, correspond au *larynx* situé dans la gorge ; la tige elle-même, c'est la *trachée* ; les ramifications, les divisions et subdivisions de la tige, ou de la trachée, ce sont les *bronches* ; le raisin, ou plutôt l'ensemble des grains du raisin (grains excessivement petits), ce sont les *vésicules pulmonaires*, le poumon lui-même, le *mou*.

Or, par les mouvements combinés et alternatifs de la poitrine et du diaphragme, mouvements analogues à ceux d'un soufflet, l'air pénètre par la bouche et le nez dans la gorge, dans le larynx, la trachée, les bronches et les vésicules pulmonaires, — puis ressort, en sens inverse, par le même chemin. Cette entrée et cette sortie alternatives de l'air constituent la Respiration, acte essentiel à la vie.

Nous respirons, en moyenne, dix-huit fois par minute et, chaque fois, nous introduisons à peu près un demi-litre d'air dans nos poumons : ce qui donne environ 9 litres d'air par minute, 500 litres par heure, 12,000 litres par jour, 4,380,000 litres par an.

Voyons maintenant pourquoi nous respirons et ce que le sang vient faire dans les poumons.

La pompe *droite* du cœur, qui a aspiré le sang veineux (déjà réapprovisionné et purifié, mais encore chargé de gaz carbonique et de vapeur d'eau) de toutes les parties du corps, le lance par l'Artère pulmonaire dans les poumons ; les divisions et subdivisions de cette Artère se ramifient dans les deux poumons, absolument comme nous avons vu (6) celles de l'Artère aorte se ramifier dans toutes les parties de notre corps. Les capillaires, qui résultent des ramifications terminales de l'Artère pulmonaire, finissent par envelopper chaque *vésicule* pulmonaire, chaque grain du raisin, d'un réseau à mailles fines et délicates comme une dentelle.

C'est dans ce réseau, c'est dans ces capillaires qui enveloppent les vésicules pulmonaires, que le sang se met en contact *médiat* avec l'air que la Respiration fait pénétrer à chaque instant dans nos poumons.

Le sang et l'air, — mis ainsi en contact *médiat*, séparés seulement par les parois de la vésicule pulmonaire et du tuyau capillaire, parois moins épaisses que la pellicule la plus fine qu'on puisse imaginer, — font ensemble un double échange :

1° Le sang abandonne à l'air le *gaz carbonique* et la *vapeur d'eau* qui le rendaient noir et impropre à la vie.

C'est pour cela que plusieurs personnes réunies dans une chambre vicient rapidement l'air de cette chambre par le gaz carbonique de leur respiration, — exactement comme les cheminées de nos usines vicient l'atmosphère par leur fumée et leurs vapeurs ; — c'est aussi pour cela que, en respirant contre une glace ou un métal poli, la vapeur d'eau de notre respiration s'y condense sous forme de buée.

2° L'air pur qui s'introduit dans nos poumons abandonne au sang son *oxygène,* gaz essentiellement vital et apte à entretenir la combustion et la vie ;

plus cet air sera pur, plus il abandonnera d'oxygène au sang, plus il le vivifiera.

C'est pour cela que l'air *pur* de la campagne, du bord de la mer, des montagnes surtout, est si préférable à celui des villes : il n'est pas indifférent de respirer, par jour, 12,000 litres d'air plus ou moins pur ; — c'est pour cela que les enfants, que les personnes faibles et délicates, jouissent d'une meilleure santé à la campagne, et que les convalescents s'y rétablissent plus promptement qu'à la ville; — c'est pour cela que les promenades à pied ou à cheval, que l'exercice en plein air, dans la campagne, en augmentant l'ampleur et la fréquence des mouvements respiratoires, en faisant pénétrer une grande quantité d'air pur dans nos poumons, sont choses si utiles et si excellentes.

Il résulte de ce double échange que le sang se trouve modifié dans sa composition et dans sa couleur; il était arrivé *veineux*, noirâtre ét impropre à la vie : il revient au cœur, aspiré par la pompe *gauche* de cet organe, *artériel*, rouge vermillon, et *vivifié*.

13. Calorification. — Nous avons vu précédemment (6, 8) que *toutes* les parties de notre corps sont traversées en tous sens par d'innombrables tuyaux (artères, capillaires, veines), dans lesquels le sang circule sans trêve ni relâche, et sans jamais s'arrêter un seul instant.

Or, ce vaste réseau de tuyaux, cette merveilleuse canalisation, constitue pour notre corps un admirable *Calorifère*, à eau chaude et à circulation continue, analogue à ceux que l'Industrie a installés dans quelques grands Etablissements publics : seulement, le nôtre est infiniment plus parfait.

L'eau chaude (le sang) du Calorifère humain se maintient *toujours* et d'elle-même à une température *uniforme* et *constante* de 37°, et cela dans tous les climats et toutes les saisons, au Sénégal et en Sibérie, le jour et la nuit, sans que nous ayons jamais besoin de nous occuper de notre Calorifère.

Cette température uniforme, cette chaleur constante, est due à la combustion plus ou moins active, selon les besoins, du *charbon* et de l'*hydrogène* contenus dans la graisse et l'alcool qui se trouvent dans nos aliments, ou qui résultent de leur digestion.

Cette combustion a lieu dans le réseau des Capillaires qui se ramifie dans tous nos organes, et elle y est opérée par l'oxygène de l'air, dont le sang s'est imprégné dans les poumons pendant l'acte de la Respiration.

De cette combustion lente, insensible, continue, résultent :

1° De la *chaleur*, qui entretient notre sang (l'eau du Calorifère), et par conséquent tout notre corps, à un degré de température (37°) uniforme et constant;

2° Une *puissance* mécanique, une *activité* plus grande, une *excitation vitale*, qui se répandent avec le sang dans tout notre organisme : c'est pour cela que, quand nous buvons du vin ou des liqueurs, quand nous chauffons un peu plus notre calorifère, nous sentons en nous une *chaleur* et une *activité* plus grandes;

3° Du *gaz carbonique*, qui se dissout dans le sang

des canaux capillaires et, de rouge vermillon qu'il était (sang artériel), le rend noirâtre et impropre à la vie (sang veineux);

4° De la *vapeur d'eau*, qui reste également dissoute dans le sang.

C'est ce gaz carbonique et cette vapeur d'eau que notre bouche exhale à chaque respiration.

Si l'on ne mange pas, ou pas assez, on ne fournit pas assez de combustible pour alimenter le feu; — si la combustion est trop active, ainsi que cela a lieu quand on est malade, quand on a la fièvre : — dans ces deux cas, il y a insuffisance de combustible, le sang brûle la réserve de graisse (30) accumulée sous la peau par la prévoyante Nature, et l'on maigrit.

S'il y a excès de chaleur dans notre corps, — excès dû soit à l'exercice, soit à la température de l'air, soit à toute autre cause, — cet excès de chaleur se dissipe aussitôt par l'exhalation pulmonaire et surtout par la transpiration de la peau, qui joue alors le rôle d'un vase poreux réfrigérant, d'un alcarazas.

14. Peau. — La peau qui recouvre notre corps tout entier est une membrane trop importante pour que nous ne l'examinions pas avec soin.

Structure. — La peau est essentiellement formée de deux parties, de deux couches superposées et très-adhérentes : le *derme* et l'*épiderme*.

Le *derme* constitue la partie vivante et sensible de la peau; il consiste en un tissu très-souple et très-élastique, dans lequel le sang circule dans des Artères et des Veines qui s'y ramifient de façon à former

un réseau de Capillaires (6), une véritable dentelle à
mailles fines et serrées. Une grande quantité de Nerfs
sensitifs (16) viennent, en outre, s'y ramifier et y
former des papilles nerveuses qui font de la peau l'organe du toucher.

L'*épiderme* est un simple vernis, mince et transparent, appliqué sur le derme pour en protéger et en
garantir les vaisseaux sanguins et les papilles nerveuses.

La peau est criblée d'une infinité de petites ouvertures, de *pores*, à peine visibles à la loupe, et dont
le nombre est évalué à un million environ. Ces pores
correspondent à autant de *glandes sudorifères* disséminées dans l'épaisseur du derme : c'est par elles
que le sang qui circule dans le réseau des capillaires
de la peau, se débarrasse incessamment de sa partie
la plus aqueuse sous forme de *sueur*. La sueur
s'épanche à la surface de la peau sous deux formes
différentes : lorsqu'elle est peu abondante, elle s'évapore instantanément sans que nous en ayons conscience : c'est ce qu'on appelle la transpiration insensible. D'autres fois, elle est plus considérable, et
comme elle ne peut plus s'évaporer immédiatement,
elle forme de petites gouttelettes : c'est la sueur
proprement dite.

Indépendamment de ces glandes *sudorifères*, qui
sont logées dans l'épaisseur de la peau, il s'en
trouve d'autres moins nombreuses, deux cent mille
environ, qu'on appelle des glandes *sébacées*.

Celles-ci ont une fonction particulière qui consiste
à verser constamment au dehors, par leurs conduits

excréteurs, une matière huileuse qui a pour but
d'assouplir la peau, de lui donner une certaine mollesse nécessaire à la délicatesse du toucher, et de la préserver du contact et de l'action des liquides irritants.

Fonctions. — La peau remplit plusieurs fonctions :
c'est une membrane protectrice ; c'est le siége du toucher et de sensations diverses ; c'est un régulateur
de la chaleur intérieure ; c'est, enfin, une membrane
d'absorption et d'exhalation.

I. — La peau est une vaste membrane, dont la
superficie totale est de 1 mètre 50 à 2 mètres environ ; elle recouvre toutes les parties de notre
corps et, comme le ferait un vernis protecteur, elle
met à l'abri des injures de l'air et des chocs exté-
rieurs les parties si délicates de la machine humaine.

Au niveau du nez, de la bouche, de l'anus et des
organes génitaux, la peau pénètre dans l'intérieur de
notre corps, comme le ferait un doigt de gant à
moitié retourné : la peau, en se retournant ainsi sur
elle-même, en se prolongeant dans l'intérieur du
corps, change d'aspect ; elle modifie sa structure et
se transforme en *muqueuse.* Nous verrons bientôt (15)
en quoi consiste cette modification.

II. — La peau est également le siége du sens général du toucher : c'est par elle que nous avons
conscience du contact des objets qui nous environnent, de leur étendue, de leur consistance, de leur
rugosité ou de leur poli, de leur température, etc.
Le sens du toucher est surtout localisé à l'extrémité
des doigts, là où la peau est plus fine et pourvue
d'une plus grande quantité de papilles nerveuses.

III. — La peau est un merveilleux appareil destiné à régulariser la chaleur intérieure de notre corps, à la maintenir à un degré uniforme et constant.

La chaleur intérieure de notre corps peut être augmentée par des causes diverses, telles que : une température élevée due aux rayons du soleil ou à des appareils de chauffage, une marche précipitée, une course rapide, un exercice violent, des vêtements trop chauds, des boissons aromatiques (thé et tisanes diverses) très-chaudes et bues en grande quantité dans le but de se faire transpirer, une fièvre plus ou moins violente, etc. — Dans tous ces cas, la transpiration insensible augmente et constitue la sueur, qui sera d'autant plus abondante que la chaleur intérieure de notre corps sera plus grande.

Or, cette sueur, en s'évaporant à la surface de notre peau, refroidira notre peau et par conséquent notre corps, et diminuera ainsi la chaleur intérieure : c'est pourquoi l'on se refroidit si vite lorsque, étant en sueur, on se trouve dans un courant d'air.

IV. — Enfin, la peau constitue une membrane susceptible d'absorber plus ou moins facilement les liquides placés à sa surface.

Lorsque l'on reste une heure dans un bain *tiède*, dont la température ne dépasse pas 28 degrés centigrades, on absorbe 200 à 300 grammes d'eau ; si le bain est plus chaud, on en absorbe moins ; s'il est très-chaud, on n'absorbe rien, et même on y sue. — Si des sels minéraux sont dissous dans l'eau du bain, une certaine quantité de ces sels est absorbée, et l'anayse les retrouve dans le sang et les urines.

Si l'on frictionne la peau avec une huile ou une pommade contenant des médicaments, on constate l'absorption d'une partie de ces médicaments par les effets que ceux-ci produisent.

Quand la peau est dépourvue de son épiderme par un vésicatoire ou une brûlure, ou bien par une blessure ou une écorchure, *l'absorption est infiniment plus facile et plus active.*

15. Muqueuses. — J'ai dit que la peau, au niveau des diverses ouvertures de notre corps, semble se retourner sur elle-même comme un doigt de gant à moitié retourné et pénètre dans l'intérieur de notre corps. Ainsi, au niveau de la bouche, la peau arrive au pourtour des lèvres, et là change d'aspect et de couleur en pénétrant dans la bouche. Elle devient mince, fine, transparente, d'un rose vif, humide. Cette nouvelle espèce de peau, c'est une *muqueuse,* c'est la peau intérieure de notre corps.

Les muqueuses sont destinées, comme la peau proprement dite, à protéger les organes intérieurs contre l'action trop irritante des aliments et des boissons, à les isoler et les séparer nettement les uns des autres; en outre, elles sont continuellement humectées d'un peu de *mucosités,* afin que les organes et leurs diverses parties puissent aisément glisser les uns sur les autres.

L'absorption est *beaucoup plus facile* par les muqueuses que par la peau : l'épiderme des muqueuses est, en effet, beaucoup plus fin, plus délicat, plus *déchirable* que celui de la peau; aussi toute substance irritante, toute espèce de pus ou de matière virulente, laissées en contact avec une muqueuse, sont-elles aisément et promptement absorbées. Quand ces muqueuses sont écorchées, *l'absorption est infiniment plus facile et plus active.*

16. Système nerveux. — Les fonctions du système nerveux constituent bien certainement la partie la plus admirable de notre corps : elles s'exécutent au moyen d'un immense réseau de fils télégraphiques, les *nerfs*, et d'un organe central, le *cerveau.*

Figurez-vous un empire dans lequel tous les pouvoirs seraient complétement et fortement centralisés, et dont toutes les villes et les plus petits villages seraient reliés à la capitale, au palais du Gouvernement, par un immense réseau de fils télégraphiques; figurez-vous que rien ne puisse se passer dans ces villes et ces villages sans que le Gouvernement central n'en soit *immédiatement* averti par le télégraphe, et que rien ne puisse s'y faire sans que le Gouvernement n'ait expédié l'ordre d'agir dans tel ou tel sens.

C'est exactement ce qui se passe dans notre corps.

Le *cerveau* est le palais où réside le Gouvernement de la machine humaine : ce Gouvernement est divisé en cinq ministères :

1° Le ministère de la Nutrition : digestion, absorption, circulation, assimilation, désassimilation, sécrétions, etc. ;

2° Le ministère des Sensations : sensations de douleur ou de plaisir, de chaleur ou de froid, de pesanteur ou de légèreté éprouvées par la peau et les muqueuses et par tous nos organes ; sensations de la vue, de l'ouïe, de l'odorat, du goût, perçues par nos organes des sens, etc.;

3º Le ministère des Mouvements : mouvements exécutés dans nos membres et dans les diverses parties de notre corps, par la contraction et le relâchement alternatifs de muscles qui font mouvoir les nombreuses pièces du squelette ;

4º Le ministère de l'Intelligence : idées, raison, jugement, imagination, mémoire, etc.;

5º Le ministère de la Morale : sentiment du bien et du mal, du juste et de l'injuste, liberté morale ; joie, douleur, émotions, affections, passions, etc.

Chacun de ces cinq ministères, ayant une organisation et une vie à peu près indépendantes, s'occupe dés affaires dont il est chargé et peut fonctionner plus ou moins régulièrement, alors même que les autres ministères sont en désarroi ou sont presque anéantis : ainsi chez le fou, dont le ministère de l'Intelligence déraisonne sur tels et tels points, les autres ministères fonctionnent à peu près bien ; chez le paralytique, dont le ministère des Mouvements est impuissant, tout le reste va assez bien ; chez le sourd, chez l'aveugle, dont les chefs de bureau des Sensations de l'ouïe et de la vue sont absents, la nutrition de l'intelligence et les autres sensations sont à peu près régulières, etc.

Du palais du Gouvernement, du *cerveau*, part un immense réseau de fils télégraphiques, de *nerfs*, lesquels se ramifient dans toutes les directions et pénètrent dans *toutes* les parties de notre corps : je dis *toutes*, car on ne peut enfoncer la plus fine aiguille *dans n'importe quelle partie de notre corps* sans qu'elle y rencontre un de ces fils, un de ces nerfs.

Les *nerfs* consistent en des fils blanchâtres, plus fins que le cheveu le plus fin, plus ténus que les fils les plus ténus **tissés** par l'araignée. Ils sortent de la partie inférieure du cerveau, au nombre de plusieurs millions, **rassemblés** en un gros faisceau, en un câble électrique, la *moëlle épinière* : ce câble s'engage aussitôt dans un large canal osseux creusé dans l'épaisseur de la colonne vertébrale et percé d'un grand nombre de trous latéraux.

On voit partir du ministère de l'Intérieur à Paris une grande quantité de fils télégraphiques qui se dirigent vers chacune des grandes lignes de Chemins de fer : ces fils sont suspendus à des poteaux, où ils forment, en partant de Paris, une immense harpe éolienne : de cette harpe se détache, à chaque ville, un fil électrique ; de sorte que les poteaux, qui portaient vingt fils près de Paris, n'en portent plus que deux ou trois quand ils arrivent à l'extrémité ela ligne.

De même pour les nerfs : de la moelle ou câble électrique principal, formé par la réunion de millions de nerfs, se détachent successivement quatre-vingt-huit câbles secondaires qui s'engagent dans les trous du crâne et de la colonne vertébrale, puis s'insinuent entre les divers organes de notre corps, dans lesquels ils s'éparpillent, sans laisser le moindre recoin dans lequel ils ne pénètrent.

Il en résulte que *toutes* les parties de notre corps sont pourvues de trois fils électriques : un nerf *nu-*

tritif qui préside aux actes nutritifs; un nerf *sen-
sitif,* qui transmet les sensations; un nerf *moteur* qui
y apporte les ordres de mouvement. Et la preuve
qu'il .en est ainsi, c'est que la maladie ou que la
main du Chirurgien peut, en détruisant un ou deux
de ces nerfs, anéantir l'une de ces trois fonctions ou
toutes les trois à la fois dans les parties ou vont ces
nerfs.

Fluide nerveux. — Jusqu'ici, en examinant la machine humaine, nous n'avons vu nulle part la *force*
qui la met en mouvement, la vapeur qui fait mouvoir ses rouages : cette force, c'est le *fluide nerveux.*

C'est ce fluide qui anime la machine humaine tout
entière, qui fait battre le cœur, qui préside aux mys-
térieuses fonctions de la digestion, de la nutrition des
tissus organiques, des sécrétions, de la vie intérieure;
c'est lui qui transmet les sensations perçues par nos sens;
c'est lui qui détermine les contractions et les relâche-
ments alternatifs de nos muscles, d'où résultent les
mouvements de nos membres.

Il circule dans toutes les parties du Système nerveux, absolument comme l'électricité circule dans les
fils télégraphiques, avec une rapidité infinie.

Tous les Savants sont d'accord aujourd'hui pour
admettre que ce fluide nerveux est réellement un
fluide électrique, analogue à l'électricité céleste et à
celle que produisent nos machines électriques.

Le cerveau est donc le siége des sensations, des
passions, de l'intelligence, de la volonté; c'est l'organe intermédiaire entre le monde extérieure et notre

petit monde intérieur, en même temps qu'il est le lien mystérieux qui unit la matière à l'esprit, notre corps périssable à notre âme immortelle.

17. Vie extérieure. — Les fonctions de la Vie extérieure n'ayant que des rapports fort éloignés avec le sujet de ce livre, je ne ferai que les énumérer très-brièvement.

Les fonctions de la Vie extérieure ont pour but de nous mettre en rapport, en relation, avec tout ce qui nous environne, tout ce qui n'est pas *nous*.

Elles s'accomplissent au moyen de trois genres d'organes :

1º Par l'appareil locomoteur, consistant en un squelette que font mouvoir un grand nombre de muscles, l'homme se transporte là où il veut ;

2º Par la parole, il échange ses pensées avec ses semblables ;

3º Par les organes des sens, il distingue tout ce qui l'entoure, il entend et interprète les sons, il juge et apprécie les qualités de l'air qu'il respire, il goûte et contrôle les qualités de ses aliments.

Telle est l'admirable machine qui fonctionne incessamment en nous, sans notre concours, et même malgré tout ce que nous faisons bien souvent pour en troubler le mécanisme et le jeu.

Étudions maintenant plus en détail l'Histoire de la Digestion, qu'il nous importe le plus de bien connaître, afin d'en mieux comprendre les troubles divers.

HISTOIRE DE LA DIGESTION

18. Digestion. — La digestion a pour but de faire subir aux aliments et aux boissons dont nous faisons usage, une série de transformations, et d'en extraire un liquide nourricier spécial, le *chyle*, qui se mêle au sang et devient sang lui-même. Ce suc nourricier, ce chyle, renferme *tous* les matériaux nécessaires à l'accroissement, au développement et à la nutrition de notre corps, à la restauration de nos forces, à la réparation de nos dépenses et de nos pertes quotidiennes, et à l'entretien de la chaleur intérieure dont nous avons besoin.

Nous verrons dans les paragraphes suivants que nos aliments et nos boissons renferment tous ces matériaux, tous ces éléments.

On peut donc comparer les aliments à ces minerais d'or que l'Industrie réduit en poussière, qu'elle soumet à des lavages successifs et à une série de manipulations diverses, pour en extraire l'or qu'ils renferment. L'or des aliments, c'est le suc nutritif, c'est le chyle, que la Digestion en extrait et qui vient enrichir le sang; le reste, ce sont des scories, des résidus, des matières fécales.

Comme les minerais, les aliments n'ont de valeur que par la *quantité* de matière nutritive qu'ils renferment et par la *facilité* avec laquelle nos organes digestifs peuvent l'en extraire.

Nous verrons aussi que tous ces aliments, pour pouvoir être absorbés, doivent être préalablement *liquéfiés*, ou tout au moins émulsionnés, de façon à pouvoir se transformer en un liquide, le *chyle*, intermédiaire entre ces aliments et le sang.

Pour atteindre ce but, les aliments sont d'abord réduits en une pulpe molle; puis ils traversent un long canal, le *tube digestif*, dans lequel ils subissent une série de transformations sous l'influence de réactifs physiologiques, tels que la salive, le suc gastrique, la bile, etc.; ces liquides sont sécrétés par des organes annexes du canal digestif.

Pour bien suivre la marche de ces élaborations, de ces transformations, il faut examiner d'abord quelle est la nature des Aliments, puis montrer ce qu'ils deviennent dans la bouche, dans l'estomac et dans les intestins.

ALIMENTS

19. Diversité d'action des Aliments. — Lorsque l'on veut se rendre compte des mutations qu'un aliment peut opérer dans le corps humain, il est nécessaire de porter son attention sur la nature intime de la substance alimentaire et sur les organes qui transforment cette substance.

1° La nourriture n'est que la matière première de la Nutrition : ce sont les organes digestifs qui, comme le feraient des ouvriers intelligents, la façonnent, l'élaborent, la transforment et en retirent les principes nourriciers ; ce sont nos organes et nos tissus qui incorporent (9) à leur propre substance ces éléments réparateurs. Or, on conçoit que des personnes qui prennent les mêmes aliments en éprouveront cependant des effets différents, si l'état de leur organisme n'est pas le même, si leurs ouvriers digestifs et nutritifs ne travaillent pas avec la même activité.

2° D'un autre côté, toutes les substances végétales et animales qui peuvent servir à notre nourriture n'ont pas la même composition intime, ne contiennent pas le même fonds de matière nourricière ; elles ont aussi des qualités sensibles très-variées, et elles exercent sur nos tissus et nos organes des impressions qui ne se ressemblent pas. Tous les corps de la nature qui sont susceptibles de nous nourrir, ne nourrissent, ni dans une proportion égale, ni de la même manière.

Il faut également remarquer que, alors même que la Digestion s'accomplit parfaitement, toute la substance de l'aliment n'est pas décomposée, métamorphosée en suc nutritif. Il est des particules de la substance alimentaire qui échappent à l'action transformatrice de notre appareil digestif et qui cheminent dans nos intestins avec toutes les propriétés qui les distinguent.

Il existe aussi, dans les substances alimentaires, des matières diverses sur lesquelles les forces digestives n'ont pas de prise, qui survivent à l'élaboration que subissent les matériaux nourriciers et réparateurs, et qui sont portés tels quels avec le sang dans la profondeur de nos tissus et de nos organes : tels sont l'eau, l'alcool, les sels minéraux, la graisse, etc.

20. Effets des divers Aliments. — Toutes les substances alimentaires et les boissons qui servent à la nourriture de l'homme, présentent des dissemblances bien remarquables, lorsque l'on compare leur composition chimique et leurs qualités diverses. Ces dissemblances dans la nature des substances alimentaires s'impriment sur les hommes qui s'en nourrissent habituellement : chaque genre de nourriture agit différemment, produit à la longue des effets très-divers, et finit par imprimer à l'économie un cachet particulier ; c'est ce que j'aurai soin d'indiquer à propos de chaque genre d'alimentation.

Toutes les substances alimentaires ne sont pas nutritives au même degré : dans les unes, les éléments nourriciers sont très-abondants et paraissent comme concentrés ; dans les autres, ils sont plus rares et n'existent qu'en petite quantité, délayés, pour ainsi dire, dans de l'eau ou des matières non nutritives. Une égale dose de substance alimentaire ne porte donc pas dans notre corps une égale proportion de substance nutritive. Il est donc important de connaître le pouvoir nutritif des divers aliments.

Les divers aliments se digèrent plus ou moins fa-

cilement, plus ou moins rápidement. Cette *digestibilité* relative est très-difficile à établir d'une façon
absolue, car elle varie selon une foule de conditions
individuelles et de conditions accidentelles chez le
même individu. Chacun a son estomac à lui, avec
ses goûts, ses habitudes, ses tolérances, ses répu-
gnances, ses caprices, et rien de tout cela ne se prête
à des lois absolues.

Donc, quand je dirai que tel aliment est facilement
digestible, que tel aliment est indigeste, ce ne sera
là qu'une indication générale, applicable à *la généralité* des Dyspeptiques.

21. Rôle et destination des divers Aliments. — Avant
d'étudier la partie pratique et culinaire du Régime,
je crois qu'il est utile d'entrer dans quelques considérations scientifiques, et de faire connaître la composition chimique et l'action physiologique des divers
aliments et boissons dont nous faisons habituellement
usage, de faire comprendre ce à quoi ils servent,
comment ils agissent, comment ils nous nourrissent,
quels sont enfin le rôle et la destination de chacun
d'eux.

On donne le nom d'*Aliment* à toute substance qui
a la propriété de se transformer en notre sang, et de
lui communiquer les éléments de *vie* et de *chaleur*
dont notre corps a besoin pour se développer, pour
se nourrir, pour réparer ses forces et les pertes incessantes auxquelles il est soumis, et pour s'entre-

tenir à une température uniforme et constante (1).

Tous les Aliments et *toutes* les Boissons peuvent, malgré leur apparente diversité, être divisés, soit au point de vue de la chimie organique, soit au point de vue de leur destination définitive et de leur rôle physiologique dans notre organisme, en quatre grandes classes :

1° Aliments *réparateurs;* — 2° aliments *combustibles;* — 3° aliments *aqueux;* — 4° aliments *minéraux.*

ALIMENTS RÉPARATEURS

22. Aliments réparateurs. — Ces aliments, nommés encore *azotés* parce que seuls ils contiennent de l'azote, sont les *seuls* qui soient destinés à nous *nourrir*, à former et à entretenir la trame et le canevas des divers tissus qui constituent notre corps tout entier; à développer nos masses charnues, notre système musculaire; à réparer l'usure incessante de notre machine; à restaurer nos forces; à pourvoir enfin aux dépenses de toute sorte que nécessitent le travail, l'exercice, les divers phénomènes sensitifs et intellectuels.

Les aliments doivent leur pouvoir *nutritif* aux principes azotés qu'ils renferment : plus un aliment est riche en substances azotées, plus il est nutritif.

Les aliments réparateurs sont, par ordre d'importance et de pouvoir nutritif :

1° La *viande,* c'est-à-dire la masse charnue ou musculaire des animaux de boucherie, de la volaille et du gibier ; — 2° la *chair* des poissons, des mollusques, des crustacés ; — 3° le *jus* et le *bouillon* qui proviennent de la cuisson des viandes, et la *gélatine*, de la cuisson des poissons ; — 4° le *lait*, le *fromage* et les *œufs*, que nous fournissent plusieurs animaux.

Le pain et les légumes renferment aussi des principes azotés ou réparateurs, mais en bien moindre proportion, associés à une plus ou moins grande quantite de fécule ; ce sont :

5° Le *gluten*, qui se trouve en proportion de 13 à 20 pour 100 dans le pain, et qui en constitue la partie essentiellement nutritive ; — 6° la *légumine*, substance réparatrice des légumes, qui existe en proportion de 22 à 25 pour 100 dans les haricots, les pois, les lentilles, les fèves, et en proportion moindre dans le riz et la pomme de terre ; — 7° l'*albumine* végétale, qui existe en très-faible proportion dans les légumes herbacés et dans les fruits, associée à des éléments aqueux et rafraîchissants.

23. Leurs transformations.—*Tous* ces aliments azotés ou réparateurs, qu'ils soient fournis par la viande, le pain, ou les légumes, finissent par se transformer en *albumine*. Ils se digèrent *dans l'estomac* sous l'influence du *suc gastrique*, et s'y transforment en albuminose ; cette albuminose se mêle au chyle, qui est le produit total de la digestion, et se déverse avec lui dans le sang ; là, elle se transforme en *albumine* et en *globules*, c'est-à-dire en la partie réellement et essentiellement *réparatrice* du sang.

Quand ces matières azotées ont fait leur temps

dans notre corps, quand elles ont vieilli, elles en sont éliminées par les Sécrétions. Les reins et le foie sont les principaux filtres, les émonctoires spéciaux des matières azotées vieillies et usées : le *foie* les élimine par la bile à l'état de cholestérine ; les *reins* les éliminent par les urines à l'état d'urée et d'acide urique.

ALIMENTS COMBUSTIBLES

24. Aliments combustibles. — Ces aliments sont destinés, non pas à nous nourrir, mais à être brûlés dans l'épaisseur même de nos organes, par l'oxygène que notre sang emprunte à l'air dans nos poumons ; ce sont eux qui alimentent notre Calorifère (13) ; ce sont eux qui entretiennent en nous le feu sacré de Vesta, c'est-à-dire une chaleur intérieure uniforme et constante.

Les aliments réparateurs et les aliments combustibles diffèrent essentiellement les uns des autres : les réparateurs nous *nourrissent*, et ils se retrouvent dans la composition et la structure de nos organes, dont ils constituent le canevas, la trame et la charpente ; — les combustibles nous *chauffent*, et, quelle que soit leur quantité, ils ne nous nourrissent pas : ils ne font que traverser notre corps en produisant de la chaleur, de l'électricité, de la force vitale, et en laissant du gaz carbonique, de la vapeur d'eau et des scories, des cendres, que les Sécrétions éliminent.

Je parle, bien entendu, des aliments purs, sans

mélange ; mais la plupart de nos aliments sont à la fois réparateurs et combustibles : ainsi, dans un gigot, la viande est réparatrice, la graisse combustible ; dans le pain, le gluten est réparateur, la fécule combustible, etc. C'est la prédominance de tel ou tel élément qui fait ranger l'aliment dans telle ou telle classe.

Quatre espèces diverses. — Nous nous chauffons intérieurement avec quatre espèces de combustibles, plus ou moins riches en charbon ou en hydrogène ; ce sont : 1° les matières *grasses*, graisse, beurre, huile ; — 2° les aliments *féculents*, que notre appareil digestif transforme en sucre, puis en graisse ; — 3° les aliments *sucrés*, qui se changent aussi en graisse ; — 4° les boissons plus ou moins riches en *alcool*.

25. Matières grasses. — Les matières grasses qui entrent dans la composition naturelle de nos aliments, ou que notre cuisinière y ajoute pour les accommoder, proviennent soit du règne animal, soit du règne végétal.

Ce sont : 1° la *graisse*, abondamment répandue dans les diverses viandes dont nous nous nourrissons ; — 2° le *beurre*, que nous extrayons du lait de plusieurs animaux domestiques ; — 3° les *huiles* d'olive, de colza, de noix, etc., ou de poisson.

Quelle que soit leur provenance, quels que soient leur aspect, leur consistance, leur saveur et leur odeur, *toutes* les matières grasses ont une composition chimique analogue ; ce sont des combinaisons d'un *acide gras* (oléique, butyrique, stéarique, margarique), avec une seule et même substance commune, la *glycérine* : une très-minime proportion d'*essences* diverses donne à chacune une odeur et uné saveur spéciales.

Ces matières grasses ne se mélangent pas avec l'eau, à la surface de laquelle elles viennent surnager ; mais elles sont susceptibles d'être *émulsionnées* ; c'est-à-dire qu'on peut, soit en les mélangeant avec des jaunes d'œuf, soit en les agitant dans de l'eau chargée de substances visqueuses ou mucilagineuses, les diviser en particules d'une finesse extrême, qui restent suspendues dans le liquide et lui donnent un aspect laiteux.

Digestion. — Les matières grasses que nous mangeons, seules ou mêlées à nos aliments, *ne sont pas digérées dans l'estomac ;* elles traversent la bouche et ·l'estomac, sans être attaquées et sans être transformées ni par la salive, ni par le suc gastrique. Elles sont digérées *dans les intestins* par la *bile* et le *suc pancréatique :* cette digestion consiste en une simple *émulsion* (division en particules d'une finesse extrême), seule forme sous laquelle elles peuvent être absorbées.

26. Aliments féculents. — On donne ce nom à tous les aliments qui contiennent, en proportion prédominante, de la fécule ou de l'amidon. Tels sont : le riz, 85 pour 100 de fécule ; le pain, 60 ; les pois, 59 ; les lentilles et les haricots, 56 ; les fèves, 51 ; la pomme de terre, 20 pour 100. — Toute cette fécule sera changée en *sucre*, ou, pour être plus exact, en *glycose* ou sirop de sucre, par la digestion.

Notre appareil digestif fabrique du *sucre* avec la fécule des aliments féculents, par des procédés analogues à ceux que l'Industrie emploie pour extraire du sucre des fécules des diverses céréales ; il la fait fermenter.

Digestion. — En effet, les aliments féculents s'imprègnent dans notre bouche de *salive*, laquelle contient un ferment, la *diastase*, qui détermine la fermentation de la fécule.

Ces aliments *ne se digèrent pas dans l'estomac :* ils ne font qu'y séjourner, sans que le suc gastrique les modifie en quoi que ce soit ; seulement, la fermentation, due à la diastase salivaire, y commence déjà.

Ces aliments se digèrent réellement *dans les intestins :* là, ils sont encore soumis à l'action du *suc pancréatique* et du *suc intestinal*, lesquels contiennent aussi un ferment, analogue à la diastase salivaire, qui en complète et qui en achève la digestion, c'est-à-dire la transformation en *glycose* (sirop de sucre).

27. Aliments sucrés. — Le sucre est très-abondamment répandu dans nos aliments et nos boissons ; il existe, en proportion plus ou moins grande, dans le miel, le lait, les fruits de toute espèce, dans la racine et la tige de plusieurs plantes ; enfin nous l'introduisons nous-mêmes dans un grand nombre de nos aliments et de nos boissons : sirops, café, thé, confitures, mets sucrés, pâtisseries, sucreries et bonbons divers, etc.

Digestion. — Le sucre en nature et le sucre con-

tenu dans les aliments *se digèrent,* un peu dans l'estomac, mais principalement *dans les intestins.* La di-
-gestion du sucre consiste à se transformer en *glycose.*
Cette transformation est due à la *diastase* salivaire et pancréatique, qui agit sur le sucre comme sur la fécule. Une petite partie du sucre commence déjà à se transformer en glycose dans l'estomac; mais c'est principalement dans les intestins, sous l'action de la diastase du suc pancréatique et du suc intestinal, que cette métamorphose a lieu.

28. Glycose. — Le *glycose* est une espèce de sirop de sucre qui résulte, soit de la digestion des aliments *féculents,* soit de la digestion du *sucre* contenu dans nos aliments ou nos boissons.

C'est une substance transitoire; en effet, sous l'influence de la diastase salivaire, pancréatique et intestinale, ce glycose ne tarde pas à subir trois métamorphoses successives:

1° Il sûrit, il s'aigrit, il se transforme en *acide lactique;* 2° cet acide une fois formé se change ensuite en *acide butyrique;* 3° enfin cet acide butyrique, en se combinant avec les alcalis qu'il rencontre dans toutes les parties de notre corps, se transforme en *graisse.*

29. Graisse. — Toute la *graisse* que notre appareil digestif fournit au sang, provient donc de trois sources : 1° des *matières grasses* (graisse, beurre, huile) que renferment presque tous nos aliments; 2° des aliments *féculents,* dont la fécule s'est successivement transformée en glycose, puis en acide lactique, puis en acide butyrique, puis en graisse; 3° du *sucre* contenu dans nos aliments sucrés, nos fruits, nos boissons, et qui s'est aussi successivement transformé en glycose, en acide lactique, en acide butyrique, en graisse.

Il semble extraordinaire aux personnes peu familières avec la Chimie, que des aliments féculents et que du sucre puissent se transformer en graisse. Je leur ferai cependant remarquer que :

1° On peut nourrir des abeilles, ainsi que l'ont démontré MM. Dumas (de l'Institut) et Milne-Edwards, seulement avec du miel parfaitement pur : elles n'en fabriquent pas moins leurs gâteaux de *cire;*

2° Les volailles que l'on *engraisse* dans nos basses-cours avec des graines et des farines diverses, avec des aliments exclusivement *féculents*, sont une preuve vulgaire de la propriété que possède l'organisme animal de fabriquer de la graisse, même en excès, comme le font les chapons et les poulardes, avec des aliments qui n'en contiennent pas, ou presque pas.

Digestion. — Quelle que soit son origine, la graisse est *émulsionnée*, digérée par la *bile* et le *suc pancréatique*, dans la première portion des *intestins*. Elle est alors absorbée et mêlée au *chyle*, qui résulte de la digestion des diverses espèces d'aliments. Elle ne tarde pas à arriver avec lui dans le sang et à être distribuées à tous nos organes, à toutes les parties de notre corps.

30. Usages de la graisse. — La graisse joue un double rôle dans notre organisme :

1° Une partie est totalement brûlée par l'oxygène du sang (13); cette combustion a lieu dans les vaisseaux capillaires, répandus dans l'épaisseur de tous nos tissus et de tous nos organes.

Il résulte de cette combustion lente, analogue à celle de l'huile dans une lampe, malgré qu'il n'y ait pas de flamme : 1° de la *chaleur*, qui maintient l'intérieur de notre corps à un degré de température uniforme est constant, quels que soient le climat et la saison; 2° du *gaz carbonique* et de la *vapeur d'eau*, dont le sang se débarrassera dans les poumons par l'acte de la Respiration (12).

Plus il fera froid, et plus il faudra de graisse, plus il faudra de charbon pour se réchauffer.

C'est pour cela que les Lapons et les Esquimaux ont un goût prononcé pour la graisse et l'huile, et en font un si grand usage.

2° Une autre partie est *emmagasinée* dans les mailles du tissu cellulaire, sous la peau et entre nos masses charnues. Là, outre son rôle de séparer et de protéger nos organes, comme le feraient des coussinets de ouate, elle constitue une réserve, un bûcher, un approvisionnement de combustible.

C'est pour cela que les ours, les animaux sauvages des pays froids, les animaux qui sont engourdis pendant tout l'hiver, sont si *gras* au commencement des grands froids et si *maigres* au printemps : ils se sont chauffés pendant l'hiver avec leur provision de graisse, que le manque de nourriture n'a pas permis d'entretenir.

C'est pour cela que les Malades en proie à une fièvre violente maigrissent si rapidement : leur provision de graisse s'épuise rapidement, dévorée par le feu intérieur allumé par la fièvre.

31. Alcool. — L'alcool est un combustible de premier ordre. La graisse, comme le ferait un feu de braise sous la cendre, donne une chaleur douce, uniforme et de longue durée; l'alcool, comme le feraient des fagots, procure un feu vif, mais passager, une véritable flambée.

Toutes les boissons (excepté l'eau pure) dont l'homme fait habituellement usage, contiennent de l'alcool en quantité plus ou moins grande. Ainsi le *vin* en renferme de 20 à 7 pour 100; le *cidre*, de 9 à 3 pour 100; le *poiré*, 6 à 1 pour 100; les diverses espèces de *bières* de 6 à 1 pour 100, etc. Quant aux *liqueurs* (il n'est pas de peuple, même le moins civilisé, qui n'ait les siennes), elles contiennent une proportion d'alcool beaucoup plus grande.

Digestion. — Quand nous buvons un liquide contenant de l'alcool (vin, bière, liqueurs, etc.), une partie de cette boisson *s'acidifie* dans notre estomac. Cette transformation d'une petite partie de l'alcool en *acide lactique* est due à l'acidité du suc gastrique; mais la presque totalité de l'alcool de ces boissons est absorbée *dans l'estomac* sans subir de transformation.

Usages de l'alcool. — Cet alcool absorbé se mêle immédiatement avec le sang, où il *brûle* au contact de l'oxygène de l'air dissous dans ce sang. De cette combustion insensible, semblable à celle de la graisse, mais plus rapide, résultent de la *chaleur*, du gaz carbonique et de la vapeur d'eau.

On a donc raison de dire que les liqueurs fortes réchauffent le sang. C'est pour cela qu'en en buvant, on éprouve tout d'abord une ardeur spéciale dans la bouche et dans l'estomac, puis un sentiment de chaleur qui s'irradie peu à peu dans toutes les parties de notre organisme.

Outre cette chaleur que produit l'alcool, il faut noter aussi une stimulation générale des fonctions cérébrales, une excitation du système nerveux ; on sent en soi plus de chaleur, d'activité, d'énergie; notre machine semble être chauffée à toute vapeur.

Cet effet général est dû, en grande partie, à l'action de l'*alcool* sur notre cerveau, en même temps qu'aux *éthers* et aux *essences* de diverse nature que renferment toutes ces boissons, et qui communiquent à chacune d'elles une action, un arome et un bouquet spéciaux.

ALIMENTS AQUEUX

32. Importance de l'eau. — Si l'on donne au mot aliment sa véritable signification, — celle de pourvoir à l'entretien et à la réparation de notre corps, — *l'eau* est un aliment aussi bien que la viande, que le pain, que la graisse; elle entretient, elle alimente en notre corps les divers liquides aqueux dont notre organisme a besoin.

L'eau, en effet, partout répandue dans notre corps, forme la base de *toutes* nos humeurs et fait partie constituante de *tous* nos organes. En desséchant dans un four un cadavre pesant 60 kilogrammes, on le réduit à 6 kilogrammes : il y a donc 90 pour 100 d'eau dans notre corps : ce n'est donc qu'une éponge gonflée d'eau.

L'eau est le véhicule de toutes les substances qui sont absorbées, ou sécrétées, ou exhalées ; sans elle, aucune de ces fonctions, essentielles à la vie, non plus qu'aucune des diverses réactions et combinaisons chimiques de la Digestion, ne pourraient s'accomplir.

L'eau dissout et met ainsi en présence, en contact intime, les diverses substances qui doivent réagir les unes sur les autres. Ce n'est qu'à l'état *liquide*, dit la Chimie, que les corps peuvent réagir les uns sur les autres ; ce n'est qu'à l'état *liquide*, dit la Physiologie, que les substances alimentaires peuvent être absorbées.

C'est ce que nous avons vu plus haut pour la viande et les autres aliments azotés, qui se transforment en albumine *liquide ;* pour la fécule et le sucre, qui se changent en glycose ou sucre *liquide ;* pour la graisse, qui se transforme en graisse émulsionnée, en une sorte de *liquide* laiteux.

L'eau sert aux diverses sécrétions (urinaire, biliaire, etc.), dont les produits solides sont éliminés grâce à une quantité d'eau suffisante pour qu'ils puissent se dissoudre. Si les produits solides sécrétés sont trop abondants, ou si l'eau est en quantité insuffisante, tout ce qui ne peut se dissoudre, se fondre, constitue des graviers, des calculs.

L'eau maintient le sang dans l'état de fluidité, de *liquidité* nécessaires à la circulation; elle entretient les divers tissus organiques dans l'état de souplesse, de mollesse nécessaires à l'accomplissement de leurs fonctions. La vie animale n'est possible en nous qu'à la condition expresse que tous nos tissus organiques soient incessamment pénétrés et imbibés de liquides.

33. Consommation d'eau. — Notre corps est incessamment traversé par une espèce de courant de liquides aqueux, dont la quantité est en moyenne de *deux* litres par jour. Ces liquides sont quotidiennement entretenus et renouvelés par l'eau que contiennent *tous* nos aliments et surtout *toutes* nos boissons; ces liquides sont également évacués tous les jours par les urines, par la transpiration insensible de vapeur d'eau ou de sueur, par l'évaporation pulmonaire, par les selles.

La Nature, dans son infinie sagesse, a su pourvoir à cette dépense quotidienne. En effet, *tous* les aliments dont nous nous nourrissons renferment déjà en eux-mêmes une grande quantité d'eau : le pain, la viande, les légumes frais ou accommodés, les fruits, contiennent une quantité d'eau variable, mais qui représente toujours au moins la moitié et souvent même les deux tiers de leur poids. Cette quantité d'eau n'est cependant pas encore suffisante pour atteindre la somme des besoins de notre organisme : c'est pour cela que nous buvons.

Les diverses boissons dont nous faisons habituellement usage sont : l'*eau* de source, de rivière, de puits ; — les boissons *fermentées* (vin, cidre, poiré, bière, etc.); — les boissons *alcooliques* (eau-de-vie, rhum, kirsch, anisette, chartreuse, etc.); — les boissons *aromatiques* (café, thé, chocolat, tisanes, etc.); — le *lait*; — le *bouillon*; etc.

Toutes ces boissons ne sont que de l'eau tenant en dissolution : soit les principes nutritifs de la viande, comme le bouillon; soit de la caséine, du sucre, du beurre émulsionné, des sels, comme le lait; soit de l'alcool, du tanin, des gommes, des substances colorantes, des essences, comme le vin, etc. Dans tous les cas, l'eau en est la partie essentielle, et les autres substances que je viens d'énumérer n'y existent qu'en *très-faible* proportion.

ALIMENTS MINÉRAUX.

34. Sels minéraux. — Outre l'oxygène, l'hydrogène, le carbone et l'azote, qui, associés en des combinaisons diverses, constituent à eux seuls la presque totalité de nos tissus et de nos organes, notre corps renferme, sans qu'il y paraisse au premier abord, une assez grande quantité de sels minéraux : 225 à 250 grammes environ. Notre sang en contient 1 pour 100; notre salive, notre suc gastrique, notre bile, chacun 1 pour 100; notre chair et nos divers tissus, 2 pour 100; nos urines, 7 pour 100; nos os, 6 pour 100.

Ces sels minéraux sont très-nombreux; la simple

nomenclature en serait longue et fastidieuse. Je citerai seulement la chaux, la soude, la potasse, le sel
marin, le soufre, le phosphore, le fer, qui existent
sous la forme de carbonates, de sulfates, de phos-
phates, de chlorures, etc.

35. Consommation de sels. — Il est donc de toute
nécessité que nous subvenions à l'entretien et au
renouvellement de la partie minérale, soit des humeurs, soit des divers tissus et organes de notre corps.
Nous avons autant besoin de sels minéraux que de
pain, de viande, de légumes, de graisse, d'eau.

C'est pour cela que *tous* nos aliments et que *toutes*
nos boissons, l'eau la plus pure elle-même, contiennent
une certaine quantité de sels minéraux. Ainsi, la
viande en renferme 10 grammes par kilo ; les *légumes*
farineux, 20 à 30 grammes par kilo ; le *pain*, de 10
à 15 grammes par kilo ; le *lait*, 3 grammes par litre ;
le bouillon, convenablement salé et apprêté, 8 à
9 grammes par litre ; l'*eau filtrée* de rivière, de la
Seine, par exemple, 15 à 25 centigrammes par litre.

Mais cette quantité est encore insuffisante pour les
besoins de notre organisme : aussi ajoutons-nous à
nos aliments, par un sentiment instinctif, presque
10 grammes par jour de *sel* marin, sel indispensable
à la constitution chimique du sang et de plusieurs
de nos humeurs.

DIGESTION DES ALIMENTS

Maintenant que nous connaissons la nature et la composition chimique des Aliments, voyons quelles modifications et quelles transformations ils vont subir dans la bouche, dans l'estomac et dans les intestins pour arriver à se métamorphoser en suc nutritif, puis en notre sang.

Pour mieux comprendre les explications que je vais donner sur le mécanisme de la Digestion, j'engage à revoir le dessin (4) représentant l'ensemble des organes qui concourent à cette importante fonction. On pourra y suivre pas à pas le trajet que parcourent les aliments dans notre appareil digestif.

BOUCHE

36. Odorat, Goût. — Les boissons et les aliments subissent, avant de pénétrer dans notre appareil digestif, une inspection préalable de la part de l'Odorat et du Goût.

L'*Odorat* nous donne des notions sur certaines qualités spéciales ; c'est une sentinelle avancée qui veille aux avant-postes de la Digestion, pour empêcher les substances malsaines ou gâtées de pénétrer dans la place. Tout aliment sentant mauvais est un mauvais aliment.

Mais la Nature ne s'est pas contentée de cette unique sentinelle, qui d'ailleurs s'endort à moitié quand elle s'enrhume; elle en a placé une seconde, plus sûre, plus vigilante, à l'entrée même du tube digestif : c'est le Goût.

Le *Goût*, logé dans les papilles nerveuses de la langue, goûte, déguste, examine et apprécie les aliments et les boissons que nous introduisons dans notre bouche, et si le jugement que porte ce Cerbère sur leur compte leur est défavorable, un sentiment *instinctif* nous porte à les rejeter comme mauvais, indigestes; et rarement il se trompe, car presque toujours les aliments qui ont un mauvais goût sont mauvais et malsains.

En outre, la langue nous avertit si l'Estomac est disposé à bien recevoir les aliments : si elle se couvre d'un enduit, soit blanchâtre, soit surtout blanc jaunâtre, c'est comme un fanal rouge que la Nature place à une certaine distance sur la voie, pour nous avertir qu'on ne passe pas, que l'Estomac est encombré de Saburres, et qu'il vaut mieux ne pas manger.

Les boissons et les aliments très-liquides, introduits dans la bouche, sont immédiatement avalés sans subir la moindre modification; tout au plus s'imprégnent-ils en passant d'un peu de salive. Quant aux aliments ordinaires, ils sont soumis dans la bouche, avant de passer outre, à deux opérations essentielles : la mastication et l'insalivation.

37. Mastication. — Elle consiste à couper, à déchirer, à triturer, à broyer, à mâcher les aliments, de façon à les réduire en une pâte molle, qui puisse aisément s'imprégner de salive et glisser jusque dans l'estomac. Les aliments sont coupés par les dents incisives, déchirés par les canines ; puis, les mouvements combinés de la langue, des joues et des lèvres ne cessent de les remuer et de les retourner en tous sens, de les placer et les replacer maintes et maintes fois sous les molaires, qui les triturent et les broient.

Cette division et cette trituration préparatoires ont pour but de rompre et de désagréger la trame, le canevas, le parenchyme des viandes, et surtout des végétaux, qui renferment et emprisonnent les sucs nutritifs ; elles complètent ainsi l'action de la cuisson, qui a déjà ramolli cette trame, ce parenchyme ; elles rendent ainsi toutes les parties de l'aliment plus accessibles aux sucs digestifs.

Son importance. — La régularité des fonctions digestives dépend, plus qu'on ne le pense, d'une mastication complète bien faite. En effet, toute mastication insuffisante, — soit parce que l'on ne se donne pas le temps de mâcher convenablement les aliments et qu'on les avale précipitamment, soit parce que les dents sont mauvaises, carriées ou qu'il en manque un certain nombre, — sera une cause efficace et certaine de troubles digestifs, de Dyspepsie.

Il faut donc mâcher suffisamment les aliments, afin d'épargner à l'estomac un surcroît de travail, car il faudra que l'estomac fasse la besogne que les dents n'auront pas faite.

38. Insalivation. — Pendant que les dents mâchent et triturent les aliments, les *glandes salivaires*, véritables petites éponges toujours remplies d'eau, imbibent et imprègnent ces aliments de *salive*, et contribuent ainsi à les réduire en une sorte de bouillie, de pâte liquide. Cette opération s'accomplit d'autant mieux que la mastication est plus prolongée et plus complète.

La salive est un liquide aqueux, légèrement visqueux, renfermant : 1° de la soude, qui rend la salive alcali n ; 2° de l'albumine, analogue au blanc d'œuf, qui la rend un peu visqueuse et mousseuse ; 3° un ferment très-actif, la *diastase*, qui a la propriété, comme la levûre de bière ou le levain, de faire fermenter la *fécule* contenue dans nos aliments (26), et de la transformer ainsi en glycose. Cette tranformation de la fécule en glycose commence dans la bouche, se continue dans l'estomac et s'achève dans les intestins.

La salive, si nécessaire à la digestion des aliments féculents, est sans action sur la viande et les autres aliments réparateurs (22), et sur les matières grasses, lesquels parviennent tels quels dans l'estomac.

Son importance. — Si la salive existe en quantité insuffisante (dans le cas de rejet excessif de ce liquide, comme chez certains fumeurs); ou si elle est acide, au lieu d'être alcaline (dans le cas de carie dentaire, d'ulcérations des gencives, de renvois acides) ; dans tous ces cas, les aliments féculents n'étant pas imprégnés de diastase, ou bien les acides empêchant la diastase d'agir, ne pourront commencer à se transformer en glycose dans l'estomac; ils y seront donc comme des étrangers de passage qui embarrasseront et qui gêneront la digestion des autres aliments.

39. Déglutition. — Lorsque les aliments sont convenablement mâchés, imbibés de salive et réduits en pâtée, ils sont avalés. Dans ce but, la bouche se ferme tout d'abord : alors la langue, comme une truelle intelligente, parcourt tous les coins et recoins de la bouche, ramasse les aliments sur sa face supérieure, puis les presse contre le palais et les fait glisser dans le *gosier*, l'*œsophage* et l'*estomac*. Tout ce canal, que parcourent nos aliments, est préalablement lubrifié par un mucus visqueux sécrété par les *amygdales*.

Quand les aliments traversent le gosier, le *voile du palais* se soulève en arrière pour boucher l'orifice postérieur guttural des fosses nasales ou du nez; en même temps, l'*épiglotte* s'abaisse sur l'ouverture du *larynx* pour fermer l'orifice du tuyau de la *trachée*, que l'air parcourt pour aller dans les poumons (12).

Si, au moment où l'on avale, on rit, on parle, on tousse, alors la manœuvre se fait mal, on avale de travers : des parcelles d'aliments, ou quelques gouttes de boisson, pénètrent dans le larynx, et déterminent aussitôt un accès de toux qui ne cesse qu'après l'expulsion de ces intrus.

ESTOMAC

Pour bien comprendre les fonctions digestives de l'estomac, il faut examiner successivement l'organe lui-même, les liquides digestifs qu'il sécrète, ce qui s'y passe pendant la digestion stomacale.

40. Estomac. — L'estomac est une espèce de sac membraneux, semblable à une cornemuse, formé par une dilatation, un renflement du tube digestif. Il constitue un réservoir, où les aliments s'arrêtent quelque temps pour y être digérés, pour y être transformés en un liquide absorbable. Il se continue, en haut avec l'œsophage par un orifice d'entrée nommé *cardia*, et en bas avec les intestins par un orifice de sortie nommé *pylore*.

Situation. — Il est situé transversalement dans la portion gauche et supérieure du ventre. Placez la paume de votre main droite sur ce qu'on appelle le creux de l'estomac, en dirigeant l'extrémité de vos doigts du côté du cœur, et votre main recouvrira à peu près la place qu'occupe habituellement l'estomac.

Le cardia est situé au niveau, mais en arrière, de la pointe du cœur; le pylore répond au creux de l'estomac.

Capacité. — La capacité de l'estomac est en moyenne de trois litres; mais il est difficile de préciser la grandeur de cette poche membraneuse; car, outre qu'elle varie beaucoup selon les individus et leur régime habituel, elle se règle sur ce qu'il y a dedans.

En effet, les parois de l'estomac sont essentiellement élastiques et extensibles : de la grosseur d'une vessie molle et dégonflée, quand il est vide, ce viscère se gonfle, s'élargit, se dilate et s'étale à mesure qu'on l'emplit refoulant en tous sens les organes qui l'environnent, c'est-à-dire le cœur, les poumons, le foie, les intestins.

C'est même là ce qui détermine cette gêne de la respiration, cette légère oppression, cette difficulté de chanter, ce besoin de se desserrer après un repas un peu trop copieux.

Puis, à mesure qu'il se vide, l'estomac revient sur lui-même, comme une vessie remplie d'air qui se dégonfle, en se rapetissant de plus en plus et en se plissant ; alors aussi les organes, refoulés en tous sens, reprennent leur place naturelle.

41. Structure de l'Estomac. — L'estomac est formé de trois membranes superposées :

1° Une extérieure, *séreuse*, destinée à faciliter les glissements qui ont lieu entre l'estomac et les organes voisins, quand il se gonfle et se dégonfle ;

2° Une moyenne, *musculaire*, destinée à imprimer des mouvements lents, mais incessants, analogues aux mouvements d'une sangsue ou d'un ver de terre, à la bouillie alimentaire : ces mouvements, nommés vermiculaires, ont pour but de remuer et de mêler la bouillie, de la malaxer et de la promener en tous sens dans l'intérieur de l'estomac, — absolument comme nos cuisinières, qui remuent une sauce dans une casserole, pendant qu'elle cuit sur le feu ;

3° Une intérieure, *muqueuse*, molle, épaisse, veloutée, d'un gris rosé, renfermant dans son épaisseur, surtout dans le voisinage du pylore, une innombrable quantité de très-petites glandes chargées de sécréter le *suc gastrique*, ainsi que quelques follicules chargés de sécréter du *mucus*.

42. Vaisseaux de l'Estomac. — L'estomac est enveloppé d'un grand nombre d'Artères, de Veines, de Chylifères et de Nerfs, qui se ramifient dans l'épaisseur de la membrane muqueuse et y forment une espèce de lacis ou de filet à mailles fines et serrées :

1° Les *Artères* apportent dans le réseau des capillaires, au moment de la digestion, une très-grande quantité de sang : c'est dans ce sang que les innombrables petites glandules de la muqueuse, comme le feraient des êtres intelligents (9), puisent les matériaux nécessaires pour fabriquer, pour sécréter du *suc gastrique*.

Toutes les causes qui auront pour effet de porter brusquement le sang ailleurs, de le détourner du rôle important qu'il remplit en ce moment, détermineront un brusque arrêt de la digestion : telles sont les émotions vives et soudaines, un bain froid, une saignée, etc.

2° Les *Chylifères* emportent, pour le mêler au sang, l'eau des boissons et des aliments, l'alcool, le liquide nourricier ou le chyle à mesure qu'il est fabriqué par l'estomac.

43. Nerfs de l'Estomac. — Ces *Nerfs* forment, autour de l'estomac, un lacis inextricable comme le serait un écheveau de fil embrouillé, le *plexus gastrique*. De ce plexus, de ce lacis nerveux partent, comme d'un centre, d'innombrables filets nerveux qui se distribuent et se ramifient dans l'estomac, les intestins, le foie, les reins, la vessie, la matrice, le cœur, les poumons et le cerveau. Ce vaste réseau, cet immense lacis nerveux, peut être comparé au réseau des chemins de fer français, dont toutes les lignes partent de Paris comme d'un centre et sont toutes reliées entre elles.

Ce plexus gastrique, qui relie ainsi entre eux tous les organes qui concourent aux fonctions de la Nutrition (2, 3) et qui communique lui-même avec le cerveau, établit ainsi une communauté, une solidarité et un ensemble d'action entre toutes les parties de notre machine.

Mais c'est aussi cette solidarité qui est la cause de la *sympathie* (mot d'origine grecque signifiant littéralement affection ou souffrance réciproque) qui existe entre ces divers organes, des retentissements douloureux et des troubles fonctionnels divers déterminés — dans l'estomac, qui est au centre des irradiations nerveuses du plexus — par les agitations morales, les ennuis et les chagrins, par les maladies nerveuses et les maladies générales, par les affections spéciales de chaque organe.

C'est là, selon moi, où se trouve l'explication *véritable* de plusieurs Dyspepsies, de plusieurs Maux d'estomac.

44. Mucus gastrique. — Dans l'intervalle des repas, il n'y a rien dans l'estomac; la muqueuse est seulement humectée et lubrifiée par une certaine quantité de *mucus*.

Ce mucus est une humeur visqueuse et mucilagineuse, analogue à du blanc d'œuf, qui est incessamment sécrétée par des follicules, ou très petites glandules, éparpillés dans l'épaisseur de la muqueuse. Il a pour but de protéger cette membrane, à la manière d'un vernis, contre l'action quelquefois trop irritante des aliments, des boissons et du suc gastrique lui-même.

L'usage habituel des boissons alcooliques (absinthe, vermouth, vin blanc, etc.), prises à jeun, ne tarde pas à déterminer une exagération dans la sécrétion normale de ce mucus : il en résulte alors un amas de mucus, de glaires, de *pituite* dans l'estomac, et souvent même des vomissements pituiteux le matin.

45. Suc gastrique. — Au moment des repas, à mesure que les aliments arrivent dans l'estomac, mais à ce moment-là seulement, leur présence dans ce viscère y détermine une abondante sécrétion de suc gastrique, 500 grammes environ à chaque repas.

Le sel, les divers épices, le fromage, le vin pur, les liqueurs, le thé, le café et autres boissons aromatiques ou stimulantes, favorisent et augmentent la sécrétion du suc gastrique : c'est pour cela que leur usage instinctif est universellement répandu chez tous les peuples.

C'est pour subvenir à cette abondante et importante sécrétion que le sang afflue de tous côtés, à la fin du repas, vers l'estomac ; et c'est pour cela que toute perturbation, que tout rappel du sang vers d'autres parties du corps, troublent naturellement la digestion.

Ce suc gastrique est un liquide de couleur citrine, transparent, d'une saveur tout à la fois salée et acide, et doué de la propriété remarquable de dissoudre, de *liquéfier* la viande, ainsi que les autres aliments réparateurs ou azotés (22) et de les transformer en albuminose, puis en *albumine* liquide.

Ce suc gastrique, cette espèce d'eau-forte animale, contient : — 1° du *sel* marin, ou sel de cuisine : c'est pourquoi nous trouvons fades les aliments qui ne sont pas salés ; il semble que notre estomac nous demande le sel dont il a besoin pour digérer les aliments ; — 2° de l'*acide lactique*, tel qu'on le trouve en si grande proportion dans le fromage : ce n'est donc pas sans raison que l'on mange du fromage au dessert ; — 3° de la *pepsine*, ferment spécial du suc gastrique, et qui en constitue un des principes les plus actifs ; — 4° divers sels ; — 5° de l'eau.

Maintenant que nous connaissons la structure de l'estomac, le mode d'action des sucs digestifs qu'il sécrète et la nature des aliments (22) qui doivent y subir l'élaboration de la digestion, nous sommes parfaitement à même de bien comprendre les diverses fonctions de cet organe.

46. Actes physiques de la Digestion. — Au moment où, étant à jeun depuis plusieurs heures, nous nous mettons à table, notre estomac est dans l'état d'une vessie dégonflée : ses parois, molles et flasques, plissées sur elles-mêmes, sont appliquées l'une contre l'autre. La muqueuse, d'un gris-rosé pâle, n'est humectée et lubrifiée que par une très-minime quantité de mucus.

Les aliments et les boissons arrivent peu à peu dans l'estomac, imprégnés de salive (38); ils y forment, en se mélangeant, une espèce de bouillie, de magma sans nom, dont le vomissement peut seul donner une idée.

Quand le repas est terminé, le *cardia* (orifice d'entrée) se resserre, et le *pylore* étant habituellement fermé comme l'est l'anus, la bouillie alimentaire se trouve ainsi enfermée dans l'estomac, comme dans un sac membraneux, et soumise à une température chaude et humide de 37°.

La cavité de l'estomac s'est nécessairement agrandie, dilatée à mesure que les aliments et les boisssons y affluaient, et cet organe a ainsi refoulé doucement le cœur et les poumons en haut, le foie et les intestins en bas et en avant.

47. Actes sympathiques. — Alors tout appétit cesse ; la chaleur et les forces vitales se concentrent vers l'estomac ; la circulation est un peu plus active ; les mouvements respiratoires sont un peu plus précipités et un peu moins amples : l'activité et l'intelligence diminuent ; le corps et l'esprit éprouvent le besoin de repos. Il semble que toutes les facultés et toutes les forces vitales de notre être se recueillent et se concentrent vers ce grand acte d'Alchimie transcendante, *la transformation des aliments en sang.*

C'est pour cela que toute émotion trop vive, tout travail intellectuel trop assidu, tout exercice violent, toute cause qui agira fortement sur l'organisme et qui *distraira* les forces vitales occupées à la digestion, pourront retarder et même arrêter cet acte important.

48. Actes physiologiques. — A mesure que les aliments arrivent dans l'estomac, leur présence détermine dans la muqueuse, qui en tapisse la cavité, une espèce d'irritation physiologique, comme le ferait un grain de sable qui se glisserait sous nos paupières : le sang afflue de tous côtés par les Artères dans le réseau capillaire de la muqueuse, qui, de gris rosé qu'elle était, devient rouge et se met aussitôt à sécréter en abondance (500 grammes par repas), à *pleurer* du suc gastrique.

En même temps les contractions vermiculaires de la membrane musculaire, analogues aux mouvements d'une sangsue ou d'un ver de terre, pétrissent et malaxent *doucement* la bouillie alimentaire, la remuent et la mêlent, la promènent et la retournent en tous sens dans l'estomac, afin de bien l'imbiber et la pénétrer du suc gastrique incessamment sécrété.

Cette bouillie ne tarde pas à fermenter, à tourner à l'aigre et à subir diverses transformations, qui varient selon la nature des aliments ingérés.

49. Actes chimiques. — Le suc gastrique se mêle aux aliments, les imbibe, les pénètre, les ramollit, les désagrége, les réduit en une espèce de purée; mais tous les aliments introduits dans l'estomac ne se digèrent pas de la même façon.

1° Les aliments *réparateurs* ou azotés (22), — c'est-à-dire la viande, la chair des poissons, le jus, la partie nutritive du bouillon, la caséine du lait, le fromage, les œufs, le gluten du pain, la légumine des légumes, etc., — sont attaqués par le suc gastrique : ce sont là les *seuls* aliments qui se digèrent dans l'estomac; les autres ne font que s'y ramollir, s'y décomposer et se changer en *chyme*.

Ces aliments réparateurs ou azotés, attaqués par le suc gastrique, se gonflent, se ramollissent, se décomposent, se dissolvent, se fondent, se liquéfient et se transforment enfin en albuminose, puis en *albumine liquide*.

2° Les aliments *féculents* (26), — c'est-à-dire le pain, le riz, les pois, les lentilles, les haricots, les pommes de terre, etc., — arrivent dans l'estomac imprégnés de salive : le suc gastrique est *sans action* sur eux, mais la *diastase*, principe actif de la salive, continue son action sur ces aliments, malgré qu'ils soient mélangés avec plusieurs autres de nature différente. Aussi ne tarde-t-il pas à se produire dans la bouillie alimentaire une notable quantité de *glycose* (28).

3° Les aliments sucrés (27) — c'est-à-dire le sucre en nature, ou le sucre contenu naturellement dans les fruits, ou ajouté par nous à divers aliments ou à diverses boissons — arrivent aussi dans l'estomac imprégnés de salive. Comme pour la *fécule*, le suc gastrique est *sans action* sur le sucre; mais la *diastase* de la salive ne tarde pas à le transformer en *glycose*. Et même, si le sucre a été ingéré en certaine quantité, ou bien si la digestion est longue, difficile, laborieuse, ce glycose se transforme en *acide lactique* : il en résulte de la chaleur à l'estomac, des aigreurs, des renvois, de la Dyspepsie acide.

4° Les aliments gras (25) — c'est-à-dire la graisse, le beurre et les huiles animales ou végétales — ne subissent dans l'estomac aucune digestion : ils ne font que s'y fondre. Cependant, en présence d'une trop grande quantité de suc gastrique et si, en même temps, la digestion est longue et difficile, cette graisse se décompose ; la *glycérine* se sépare des *acides gras* auxquels elle était unie, et ces acides gras, mis en liberté, donnent lieu à des aigreurs, à la Dyspepsie acide.

Les aliments gras étant comme des étrangers de passage dans l'estomac, si on en a mangé en trop grande quantité, leur trop grande affluence encombre ce viscère et gêne la digestion des aliments réparateurs ou azotés.

5° Les aliments *herbacés* et la partie des aliments qui est *réfractaire* à la digestion — c'est-à-dire la trame, le canevas, la charpente, de la viande, des légumes et des fruits ; les grains de fécule non broyés ; les enveloppes des pois, des haricots, des lentilles ; les pellicules et les grains de raisin ; la pulpe des oranges ; les pepins des fruits ; les fragments de peau, de tendons, de cartilages ; les truffes, les champignons, les olives, etc., toutes substances essentiellement indigestes — ne font aussi que traverser l'estomac sans y subir d'autre modification que de se ramollir et de se transformer en purée, en bouillie, en chyme.

6° Les *boissons* fermentées, alcooliques, aromatiques et les divers *aliments très-aqueux*, tels que le lait, le chocolat, le café au lait, le bouillon, les potages, etc., subissent dans l'estomac une opération analogue à celle du filtrage : l'eau, l'alcool, les acides, les essences de ces liquides et de ces boissons, sont *très-rapidement* absorbées par les parois de l'estomac comme par un filtre en feutre ; les parties solides de ces liquides (les sels minéraux, le tanin, la graisse ; le fromage et le beurre du lait ; le chocolat ; la partie nutritive du bouillon, etc.), restent sur le filtre, c'est-à-dire dans l'estomac et y subissent les modifications et transformations propres aux aliments solides.

Si l'on prend de l'eau à jeun, en certaine quantité, une petite partie est absorbée par l'estomac, mais le reste franchit le pylore et est absorbé dans les intestins.

50. **Durée.** — Telle est la Digestion normale chez les personnes bien portantes. La durée, qui est de deux à quatre heure, doit être divisée en trois périodes :

La première période, ou la mise en train, commence à la fin du repas.

La deuxième, la période d'activité, où toutes les forces vives de l'estomac et de l'organisme sont en action, commence quinze à vingt minutes après la fin du repas, un peu plus tard chez plusieurs Dyspeptiques, et dure soixante à quatre-vingts minutes chez les personnes bien portantes, et davantage chez celles dont l'estomac est souffrant. C'est surtout pendant cet acte qu'il faut éviter de troubler la digestion.

La troisième, la période de calme, commence une heure ou une heure et demie après la fin du repas, chez les personnes bien portantes, plus ou moins longtemps après chez celles dont l'estomac est plus ou moins malade, et elle se prolonge une heure, deux heures et même plus, selon la nature des aliments. Mais alors l'activité de l'estomac est beaucoup moindre; une grande partie des aliments est déjà passée dans les Intestins; la digestion est considérée comme finie, et ce qu'il en reste encore à faire ne contraint plus aux mêmes précautions que pendant la seconde période.

51. Chyme. — A mesure que la digestion s'achève, la bouillie alimentaire se transforme en chyme. Le chyme est une bouillie plus claire et surtout plus homogène, plus crémeuse, analogue à une espèce de purée, d'un gris rougeâtre, d'une odeur tout à fait spéciale et toujours *acide*.

Ce chyme représente donc le résultat définitif de la digestion stomacale; il renferme des aliments réparateurs complétement digérés et transformés en albumine *liquide*; des aliments féculents et du sucre en train de se changer en glycose, et même du glycose déjà formé; de la graisse fondue, mais non modifiée.

Voilà l'œuvre de l'estomac achevée, et cependant la

digestion n'est pas encore terminée; il faut encore que ce *chyme* soit digéré et qu'il se transforme en *chyle :* c'est là l'affaire des Intestins.

35. Sortie des Aliments. — Nous avons vu que les orifices d'entrée et de sortie de l'estomac sont fermés pendant la période de la digestion. Le *cardia* et le *pylore* (pylore est un mot grec qui signifie portier) font l'office de deux portiers : celui d'entrée, le cardia, laisse tout introduire dans l'estomac sans rien visiter; celui d'en bas, le pylore, semblable à un gardien vigilant, ne laisse sortir ni passer dans les Intestins aucun aliment sans l'examiner au préalable avec soin, sans s'être assuré qu'il a subi toutes les modifications que l'estomac est capable de lui imprimer, qu'il a perdu sa forme et son existence premières, et qu'il est bien et dûment converti en *chyme :* sinon, porte close.

Or, comme les aliments mettent plus ou moins de temps à subir ces transformations, à se changer en chyme, selon qu'ils sont plus ou moins digestibles et selon que l'estomac est plus ou moins valide, dès qu'il y en a de prêts, de chymifiés, le pylore entr'ouvre sa porte et les laisse passer : les autres restent dans le laboratoire jusqu'au moment où ils seront également transformés en chyme.

INTESTINS

Comme pour l'Estomac, si nous voulons bien comprendre les fonctions digestives des Intestins, il nous faut examiner successivement les diverses parties du tube intestinal, les sucs digestifs qui y sont versés et ce qui s'y passe pendant la digestion intestinale.

53. Intestins. — Après le pylore, qui ferme l'estomac, commencent les intestins, les boyaux, lesquels constituent un long tube membraneux de 7 mètres 50 centimètres de longueur, et qui se divise en trois portions très-inégales :

1° Le *Duodénum*, ayant douze travers de doigt de longueur, fait immédiatement suite au *pylore* (23). C'est dans son intérieur que viennent se déverser la *bile* et le *suc pancréatique* et que s'opère la seconde phase de la Digestion, la digestion des aliments féculents et sucrés et celle des matières grasses; c'est pourquoi on donne au duodénum le nom de *second estomac*.

2° L'*Intestin grêle* constitue un long canal de 6 mètres de longueur, contourné un grand nombre de fois sur lui-même et enroulant ses nombreux replis en un gros peloton, en un gros paquet, qui remplit la plus grande partie du ventre. C'est dans son intérieur que circule lentement le *chyle*, résultant de la digestion stomacale et de la digestion duodénale.

A son extrémité terminale, il se soude au Gros Intestin. Cette jonction des deux Intestins a lieu dans la région de la hanche droite. L'orifice de communication est fermé par la valvule de Bauhin, une espèce de soupape, qui laisse facilement passer les matières de l'Intestin grêle dans le Gros Intestin, mais qui ne leur permet pas de rétrograder; les lavements et les douches ascendantes ne peuvent non plus franchir cette soupape.

3º Le *Gros Intestin* (auquel on donne aussi le nom de *Colon*, d'où le mot coliques), deux fois plus volumineux que l'Intestin grêle, mesure 1 mètre 25 centimètres de longueur. Il commence dans la région de la hanche droite ; — il monte verticalement le long du flanc droit jusqu'au-dessous du foie (*Colon* ascendant) ; — il passe transversalement de droite à gauche, en longeant le bord inférieur de la cage des côtes, immédiatement au-dessous de l'estomac qui repose sur lui (*Colon* transverse) ; — il redescend verticalement le long du flanc gauche jusque dans la région de la hanche gauche (*Colon* descendant) ; — puis il s'enfonce dans le bas-ventre et descend verticalement (il prend alors le nom de *Rectum*) en longeant la colonne vertébrale, en arrière du fond de la vessie chez l'Homme, en arrière de l'utérus chez la Femme.

C'est dans les dernières portions du Gros Intestin, et surtout du Rectum, que s'accumule, comme dans un réservoir temporaire, le résidu de la digestion.

4º Enfin le Rectum se termine à l'*Anus* : l'anus est l'orifice terminal du tube digestif, orifice muni d'un anneau musculaire, d'un pylore, ou portier, dont les matières fécales ne peuvent en général franchir la porte que d'après nos ordres.

54. Structure des Intestins. — Comme l'estomac, le tube intestinal est constitué par trois membranes superposées et accolées (41) ; c'est comme un tuyau en caoutchouc doublé de toile.

1° Une membrane extérieure, *séreuse*, visqueuse, destinée à faciliter les glissements des·divers plis et replis du tube intestinal les uns sur les autres;

2° Une membrane moyenne, *musculaire*, dont les contractions vermiculaires, analogues à celles d'une sangsue ou d'un ver de terre, font cheminer doucement la bouillie chyleuse dans toute la longueur des Intestins;

3° Une membrane intérieure, *muqueuse*. Cette membrane offre ceci de spécial : comme une doublure de manche qui serait plus longue que la manche elle-même, elle présente une infinité de très-petits replis qui flottent dans l'Intestin ; ces replis ont pour but de retarder la marche de la bouillie chyleuse et surtout d'augmenter et de multiplier les surfaces d'absorption. — Cette muqueuse, d'un gris rosé, molle et épaisse, offre l'aspect d'un velours, ou d'une barbe qui n'aurait pas été rasée depuis une dizaine de jours.

55. Vaisseaux et Nerfs. — Chacun de ces espèces de poils de la muqueuse (ils se comptent par millions) représente le chevelu de la racine des plantes : ce sont comme autant de bouches toujours béantes par lesquelles les vaisseaux *Chylifères* sucent et aspirent le *chyle* que renferme la bouillie chyleuse, absolument comme les racines puisent dans la terre les sucs nourriciers nécessaires à la plante.

Comme l'estomac, les intestins sont enveloppés dans toute leur longueur d'un très-grand nombre de Veines, de Chylifères et de Nerfs (42, 43), qui se ramifient dans l'épaisseur de leur membrane muqueuse et y forment un réseau, un lacis à mailles très-fines.

1º Les *Veines* apportent aux innombrables glandules répandues dans l'épaisseur de la membrane muqueuse, toutes les saletés, toutes les impuretés, tous les matériaux vieillis et usés, toutes les humeurs enfin qui souillent le sang, qui le rendent impur (10 et 11) : or, ces innombrables glandules s'emparent de toutes ces saletés et fabriquent avec elles du *suc intestinal*, que la Nature emploiera à la Digestion.

Plus la sécrétion, plus le filtrage de ces glandules intestinales sera régulier, plus le sang sera purifié, plus la Digestion intestinale se fera régulièrement.

2º Les *Chylifères* aspirent et sucent par leurs extrémités capillaires, par ces innombrables poils (34) qui hérissent la surface de la membrane muqueuse de l'intestin, le *chyle* que renferme la bouillie chyleuse. Ce chyle, ainsi absorbé, est déversé dans la *Veine cave*, où il se mêle au sang qui arrive au cœur (8), et dont il vient ainsi réparer les pertes.

3º Les *Nerfs*, émanant du plexus gastrique (43) situé en arrière de l'estomac, se ramifient dans toute l'étendue des Intestins, et établissent ainsi entre le tube intestinal et l'estomac, ainsi que les autres organes, cette *sympathie*, cette solidarité d'action et cette réciprocité de souffrances dont je parlerai (69) à propos de l'estomac, et qui expliquent suffisamment certains troubles fonctionnels.

Le *Chyme* (34) est soumis dans les intestins, à sa sortie de l'estomac, à l'action de trois sucs digestifs qui le transforment en *Chyle*. Ces sucs digestifs, ce sont la *bile*, le *suc pancréatique* et le *suc intestinal*.

56. Bile.—La bile, ou le fiel, est sécrétée par le foie.

Le *foie* est une très-grosse glande, du poids de 2 kilos environ, de couleur brunâtre, qui est située dans le flanc droit, c'est-à-dire dans la portion supérieure et droite du ventre.

La structure du foie est analogue à celle des poumons (12). Qu'on se figure une très-grosse grappe de raisin, à grains très-petits, dont la tige, les branches, les ramifications seraient creuses; les grains sont enveloppés par le réseau capillaire des Veines, qui ramènent au cœur le sang veineux chargé de saletés, d'impuretés, d'humeurs de toute espèce. — Or, ces grains du foie s'emparent de toutes ces saletés et fabriquent avec elles de la bile. La bile, ainsi sécrétée, s'écoule dans les ramifications de la tige du raisin et la tige elle-même, c'est-à-dire dans les *canaux biliaires*, puis dans le Duodénum, où ces canaux viennent déboucher.

Comme pour les glandules intestinales (54), chargées aussi de l'épuration du sang, plus le filtrage ou la sécrétion du foie sera régulière et complète (11), plus le sang sera purifié, mieux la digestion se fera.

La bile est un liquide alcalin, d'un vert jaunâtre, amer et nauséabond, visqueux et filant; elle a pour propriété de digérer, d'*émulsionner* les matières grasses (25), c'est-à-dire de les réduire en particules excessivement petites, en une poussière microscopique, état qui leur permet de pouvoir être absorbées.

Quand la bile est trop épaisse, trop visqueuse, chargée de plus de sels minéraux qu'elle ne peut en tenir dissous, ces sels minéraux en excès se déposent et forment soit des *graviers*, soit des *calculs biliaires,* — absolument comme cela a lieu pour l'urine dans les reins. — Ces graviers, ces calculs, en cheminant dans les canaux biliaires, déterminent d'atroces douleurs qui ne cessent que lorsque le calcul est enfin arrivé avec la bile dans les intestins.

57. Suc pancréatique. — Il est sécrété par une glande bien moins grosse que le foie, par le *pancréas.* Cette glande est couchée transversalement en arrière de l'estomac, immédiatement contre la colonne vertébrale.

Le *suc pancréatique* est alcalin, clair et incolore, absolument semblable à la salive. Il possède la double propriété : 1º de digérer, d'émulsionner les matières *grasses* (25), comme la bile; 2º de digérer, de transformer les aliments *féculents* (26) en glycose, comme la salive, dont il complète ainsi l'action.

58. Suc intestinal. — Il est sécrété par une innombrable quantité de glandes infiniment petites, qui sont logées dans l'épaisseur de la membrane muqueuse de l'Intestin grêle. Ces innombrables glandes puisent dans le *sang veineux* (11) qui circule dans le réseau capillaire de la muqueuse, les matériaux vieillis et usés, les détritus, les humeurs, toutes les saletés enfin qui en altèrent la pureté, et c'est avec tout cela que ces millions de petites ouvrières fabriquent et sécrètent le suc intestinal; ce sont elles qui contribuent le plus à la purification du sang.

Le *suc intestinal* est alcalin, limpide et incolore; il possède, mais réduite à une faible puissance, la triple propriété: 1º de digérer les aliments *réparateurs* (22), comme le suc gastrique; 2º de digérer, de transformer en glycose les aliments *féculents* (26), comme la salive et le suc pancréatique; 3º de digérer, d'émulsionner les matières *grasses* (25), comme la bile et le suc pancréatique.

C'est donc un liquide digestif *complémentaire*, dont la Nature, dans son infinie prévoyance, se sert pour extraire des aliments toutes les parcelles nutritives qui auraient échappé à l'action des sucs digestifs *spéciaux*; c'est par lui qu'elle met la dernière main à l'acte important de la Digestion.

59. Mucus intestinal. — Il est sécrété par un grand nombre de glandes, infiniment petites, disséminées dans l'épaisseur de la membrane muqueuse.

Ce mucus est un liquide alcalin, transparent et presque incolore, visqueux et mucilagineux. Il est destiné : 1º à protéger la muqueuse contre l'âcreté et l'action trop irritante des aliments et des produits de la digestion; 2º à faciliter la progression de la bouillie chyleuse, en lubrifiant le canal qu'elle doit parcourir. — C'est donc l'analogue du mucus gastrique.

60. Gaz intestinaux. — L'Intestin grêle et le Gros Intestin sont continuellement légèrement distendus par des gaz. Ces gaz, qui proviennent des divers phénomènes chimiques de la digestion, sont principalement du gaz carbonique, de l'hydrogène, de l'azote, de l'hydrogène sulfuré, etc.

Ils ont pour but de faciliter la progression de la bouillie chyleuse en maintenant toujours béant le canal qu'elle doit parcourir; trop abondants, ils déterminent des gargouillements, le ballonnement du ventre, et quelquefois même s'échappent involontairement.

Digestion intestinale. — Maintenant que nous connaissons la configuration et la structure du tube intestinal, ainsi que les divers sucs digestifs qu'il sécrète, examinons successivement les différents actes de la Digestion intestinale.

61. Actes physiques.— Le pylore de l'estomac laisse successivement passer la bouillie alimentaire à mesure qu'elle a été transformée en *chyme* (51., 52) par la Digestion stomacale. Ce chyme, qui entre ainsi successivement dans la première portion de l'Intestin grêle, dans le Duodénum, est une bouillie, une purée d'un gris rougeâtre, acide, renfermant :

1° Des matières *réparatrices* (22) ou azotées, telles que viande, poisson, jus, fromage, œufs, gluten du pain, légumine des légumes, déjà digérées par le suc gastrique et transformées en *albumine;*

2° Des matières *grasses* (25) : graisse, beurre, huiles, telles qu'elles ont été avalées;

3° Des matières *féculentes* (26), telles que pain et

légumes farineux, réduites en purée, et dont une petite partie est déjà digérée par la salive et réduite en *glycose*;

4° Des légumes herbacés, des racines alimentaires, des parties non digestibles des divers aliments, tels que les pellicules et la portion corticale des légumes farineux et des autres légumes, les pelures et les pepins des fruits, la peau et les membranes diverses de la viande, etc. ; toutes ces choses sans nom sont seulement ramollies et transformées en bouillie;

5° Enfin, une très-petite quantité de *boissons*, ce qui n'a pas été absorbé dans l'estomac.

Ce chyme, ainsi constitué, rencontre dans le Duodénum la bile, le suc pancréatique et le suc intestinal. Ces trois sucs digestifs, sécrétés en très-grande abondance, ainsi que nous l'avons vu déjà pour le suc gastrique, pendant tout le temps que dure la digestion intestinale, imbibent et pénètrent le chyme à mesure qu'il sort de l'estomac.

62. Actes chimiques. — La *bile* attaque les matières *grasses* et les émulsionne, les digère. Les graisses ainsi transformées en une espèce de liquide laiteux, sont aptes à être absorbées.

Le *suc pancréatique* attaque : 1° les matières *féculentes* qui ont échappé à l'action de la salive et les transforme en glycose; ce glycose ne tarde pas à se transformer (28) en acide lactique, puis en acide butyrique, puis enfin en *graisse*; 2° les matières *grasses*, qu'il émulsionne et qu'il digère, comme la bile.

Le *suc intestinal* complète l'action de la salive, du suc gastrique, du suc pancréatique et de la bile; il digère les divers aliments qui ont échappé à l'action spéciale de chacun de ces sucs digestifs.

63. Actes physiologiques. — De même que dans l'estomac, la bouillie est remuée, pétrie, malaxée, brassée, retournée doucement en tous sens par les contractions vermiculaires de la membrane musculaire des Intestins; en outre, ces mouvements vermiculaires entraînent la bouillie et la font cheminer doucement dans toute la longueur du canal intestinal. Si on ouvre le ventre d'un chien ou d'un animal quelconque, deux heures après un repas, l'ensemble des Intestins apparaît alors agité de mouvements ondulatoires; il offre l'aspect d'un gros tas de vers de terre, ou plutôt de sangsues : il en est de même chez l'homme.

La digestion intestinale est beaucoup plus lente, et met beaucoup plus de temps à s'opérer que la digestion stomacale : ce n'est que vingt-quatre heures, trente-six et même quelquefois quarante-huit heures après un repas, que les aliments ont abandonné tous les principes nutritifs qu'ils renfermaient et que le résidu en est rejeté par les selles.

64. Chyle. — A mesure que la digestion intestinale s'accomplit, à mesure que le *chyme*, sorti de l'estomac, se digère et se métamorphose, il se forme dans cette bouillie, dans ce chyme, un liquide nouveau : le chyle.

Le *chyle* est un liquide alcalin, semblable à du lait, de couleur blanchâtre teintée de rose, opaque, d'une saveur salée, d'une odeur fade et nauséeuse. Si on l'examine au microscope, on y voit nager une innombrable quantité de petits globules, semblables à ceux du sang, mais privés de couleur rouge.

Au point de vue chimique, il a presque la même composition que le sang, dont il renferme d'ailleurs tous les éléments, quoiqu'il n'en ait pas encore la couleur.

Au point de vue physiologique, le chyle, qui est le résultat définitif et le produit ultime de la digestion de *tous* les aliments, est du *chyme* digéré. Le chyle représente donc la partie nutritive de *tous* nos aliments, quels qu'ils soient : il en est l'extrait ou la quintessence.

Le chyle contient tous les principes du sang, dont il vient, après chaque repas, réparer les pertes incessantes. Il contient par conséquent *tous* les matériaux nécessaires à la Nutrition, et à l'entretien de la chaleur intérieure de notre corps (7).

65. Absorption. — Ainsi que je le disais (4, 5), les plantes et les arbres se nourrissent en aspirant, en suçant par le chevelu de leurs racines l'eau et les sucs nourriciers que la terre végétale renferme; chez les animaux et chez l'homme, la Nature procède presque exactement de même.

Les vaisseaux *Chylifères* se ramifient en un vaste réseau capillaire qui rampe, comme les racines d'un arbre dans la terre, dans l'épaisseur de la membrane muqueuse de l'Estomac et des Intestins. Ces innombrables canaux, d'une finesse microscopique, percent la muqueuse comme la barbe perce la peau, et forment à sa surface ces millions de villosités qui donnent à cette muqueuse l'apparence d'un velours (55).

Il en résulte que la surface de la muqueuse du tube digestif est criblé de millions de pores, de petites ouvertures microscopiques, qui sucent et qui aspirent, comme autant de petites gueules toujours béantes, le chyle qui passe à leur portée. C'est pour mettre successivement et fatalement à la portée de ces bouches affamées *tout* le chyle qui imbibe la bouillie chyleuse, que cette bouillie est remuée, malaxée, brassée, tournée et retournée en tous sens par des mouvements vermiculaires (63) et qu'elle chemine lentement dans un canal de 6 mètres de longueur.

Ainsi que nous l'avons vu pour les Veines (6), les innombrables tubes microscopiques qui constituent le réseau des vaisseaux chylifères, s'abouchent les uns aux autres, se réunissent et se soudent ensemble, de façon à former de nouveaux tuyaux de plus en plus gros, puis des radicules, puis des petites racines, puis des grosses racines, puis enfin un tronc ou canal unique, le *canal thoracique*, qui vient s'ouvrir dans la Veine cave au moment où elle arrive au cœur.

Ce chyle, sucé et aspiré à la surface de la muqueuse du tube digestif, parcourt ce trajet, comme la séve dans un arbre, et se mêle au sang veineux qui arrive au cœur *apprauvri* (8), et dont il vient ainsi réparer les pertes.

66. Gros Intestin. — Après avoir cheminé lentement dans toute la longueur de l'Intestin grêle et
livré aux innombrables vaisseaux chylifères le chyle
dont elle était imprégnée, la bouillie chyleuse franchit
la valvule de Bauhin (53, 2°) et pénètre dans le Gros
Intestin. Elle s'engage alors dans la portion ascendante, la portion transversale et la portion descendante de ce Gros Intestin, entraînée toujours par les
contractions et les mouvements vermiculaires de la
membrane musculaire ; enfin elle finit par arriver
dans le Rectum, où elle s'accumule peu à peu comme
dans un réservoir temporaire.

La fluidité de cette bouillie a diminué progressivement, à mesure que sa partie liquide, que le
chyle était absorbé ; cependant le mucus sécrété par
la muqueuse du Gros Intestin continue à lui communiquer une certaine mollesse. — La couleur jaunâtre qu'elle devait à la bile, y prend une teinte de
plus en plus foncée. — Enfin se développe une
odeur fétide, spéciale, due à la production du gaz
hydrogène sulfuré.

A mesure qu'elle avance, et surtout à mesure
qu'elle arrive dans la portion descendante du Gros
Intestin, ces caractères particuliers se développent de
plus en plus : elle prend alors le nom de matière
fécale.

67. Matières fécales. — Les matières fécales se composent du résidu de la digestion, de tout ce qui n'a
pu être digéré. On y trouve : des parcelles d'aliments
non digérés, surtout d'aliments végétaux crus ;

La portion des aliments complétement réfractaire à la digestion, telle que les parties fibreuses qui forment le canevas ou la trame des viandes, des légumes et des fruits ; la portion corticale des racines alimentaires ; lés enveloppes des pois, des haricots, des lentil-les ; la pulpe des oranges ; la pelure et les pepins des fruits ; les pellicules et les grains de raisin ; les fragments de peau, de membranes, de nerfs ou tendons, de cartilages, qui se trouvent dans la viande ;

De la bile, du mucus intestinal ;

Des gaz fétides, tels que l'hydrogène sulfuré, produits par la fermentation putride et par diverses réactions chimiques.

68. Défécation. — Ces matières fécales s'accumulent peu à peu dans le Rectum ; là, devenues de plus en plus abondantes, elles finissent par déterminer un besoin gênant, qui se reproduit généralement tous les jours, aux mêmes heures, et nous avertit que nous devons nous en débarrasser.

Nous avons vu (53, 3° et 4°) que le Rectum se termine par l'Anus, orifice fermé par un anneau musculaire, un véritable pylore, qui reste toujours fermé, et ne s'entr'ouvre ordinairement que sur l'ordre exprès de notre volonté.

Lors donc que le besoin de la Défécation se fait sentir, la membrane musculaire du Rectum d'une part, et d'autre part le diaphragme et les muscles des parois abdominales, se contractent, *font effort;* — alors le pylore ou l'Anus s'entr'ouvre, et les matières fécales sont expulsées.

Cette désagréable et quelquefois pénible formalité accomplie, l'organisme tout entier éprouve un sentiment de soulagement et de bien-être.

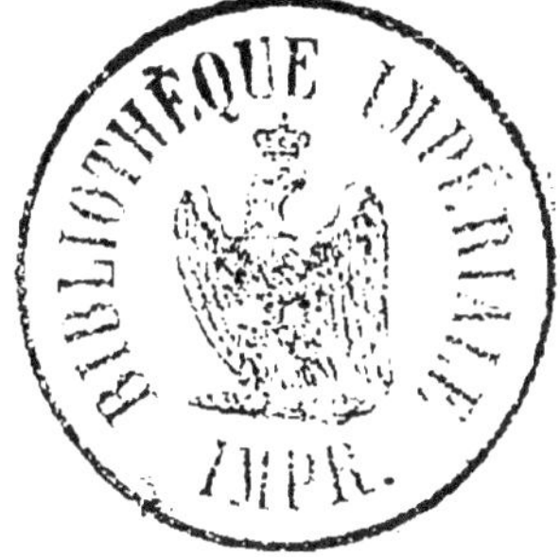

MAUX D'ESTOMAC

CAUSES

69. Causes sympathiques. — Nous avons vu (43) que tous les Organes qui concourent à l'acte complexe et multiple de la Nutrition, et le Cerveau lui-même, sont reliés entre eux par un vaste réseau nerveux, et communiquent tous à un centre principal, le *Plexus gastrique*, situé en arrière de l'estomac, — absolument comme le réseau des chemins de fer français qui, faisant communiquer toutes les villes entre elles, les relie toutes à Paris.

Ce réseau établit entre tous ces Organes une communauté, une solidarité et un ensemble d'action, mais aussi une solidarité et une communauté de souffrances dont l'Estomac, à cause de sa position centrale, a la plus grande part.

Aussi l'Estomac est-il le plus *sympathique* des instruments de la machine humaine, celui qui a le plus de rapport avec tous les autres organes et dont il ressent le plus vivement les troubles fonctionnels divers.

C'est ce qui explique :

1º Pourquoi l'Estomac souffre le plus de nos excès, de nos passions, de nos tourments, de nos peines : toutes les causes qui apporteront une perturbation quelconque, de quelque nature que ce soit, accidentelle ou répétée, passagère ou permanente, dans nos facultés intellectuelles, sensitives, affectives, passionnelles, etc., troubleront plus ou moins ses fonctions ;

2º Pourquoi il ressentira le contre-coup des nombreuses maladies qui frapperont l'ensemble de notre corps, ou quelque organe important.

Toujours, ou presque toujours, l'Estomac est de moitié dans nos maladies: il les partage presque toutes et il en engendre beaucoup; c'est par lui que nous vivons et c'est par lui que nous mourons bien souvent.

En effet, par une réciprocité sympathique, tous les malaises, tous les troubles fonctionnels, toutes les souffrances de l'Estomac, retentiront, plus ou moins vivement et dans un espace de temps plus ou moins long, sur toute notre économie, et, s'ils durent quelque temps, ne tarderont pas à porter une atteinte plus ou moins sérieuse à notre organisme tout entier.

Enfin, comme c'est dans l'Estomac que s'accomplissent les actes les plus importants de la Digestion, si les fonctions de cet organe sont troublées, la

Nutrition ne tardera pas à en souffrir : aussi l'homme qui digère mal est-il comparable à un arbre qui, planté dans une terre maigre et stérile, finit par se dessécher, végéter et périr.

70. Causes générales. — Les Causes générales ont, à mes yeux, une très-grande importance, car elles sont extrêmement fréquentes. Détruisez la cause, l'effet disparaîtra, dit la Sagesse des Nations. Malheureusement les Causes de cette nature sont de celles que le Malade n'avoue pas, ou dont il ne se rend pas compte, ou qui dépendent de sa profession, de sa position sociale, de celles enfin qu'il lui est bien difficile et quelquefois même presque impossible de modifier ou de faire cesser.

1° *Causes morales.* — Contrariétés souvent répétées; passions vives, de toute espèce; peines de cœur; émotions violentes; chagrins prolongés; tristesse, due à des causes diverses; mort d'une personne tendrement aimée.

2° *Causes sociales.* — Préoccupations vives, relatives à la position sociale; tribulations; déceptions. Soucis et peines morales, résultant d'embarras d'argent, de revers de fortune, de changement de position. — Fatigues et travaux intellectuels excessifs. — Inoccupation, ennui, désœuvrement du corps et de l'esprit, spleen.

3° *Causes professionnelles.* — Soucis et préoccupations occasionnés par la profession, par les affaires; repas à des heures irrégulières, quelquefois interrompus. — Occupations sédentaires; séjour prolongé dans des bureaux ; absence d'exercice avant et après les repas.

4° *Habitudes.* — Vie sédentaire, exercice insuffisant ; habitude de rester enfermé chez soi, de ne sortir que très-peu. — Habitudes solitaires ; excès vénériens. — Absinthe, vermouth, bitter, vin blanc, à jeun. — Abus du tabac à fumer, surtout à jeun. Habitude de se serrer dans son corset, ce qui gêne les mouvements vermiculaires de l'Estomac (48).

5° *Susceptibilités.* — Répugnance pour certains aliments, pour certaines boissons, qui sont cependant d'un usage général, et dont l'usage indispose.

6° *Saisons.* — Grande chaleur ; froid humide prolongé.

71. Causes morbides. — Ces causes dépendent soit de la constitution, du tempérament, de l'âge, du sexe de l'individu, soit des maladies dont il peut être atteint.

1° *Causes individuelles.* — Constitution faible, délicate, maladive. — Tempérament nerveux, vivement impressionnable ; tempérament bilieux ; tempérament lymphatique. — Femmes : âge de la puberté ; menstruation plus ou moins régulière ; grossesse ; allaitement, suites de couches ; âge critique.

2° *Maladies.* — Maladies antérieures ayant appauvri la constitution. Fièvre typhoïde ; fièvres graves ; fièvres intermittentes, de longue durée. Dégénérescence des tissus : tubercule, cancer. Lymphatisme, scrofule, rachitisme. Anémie, chlorose ou pâles couleurs. Rhumatismes ; goutte. Paralysies. Diabète. Maladies du foie : engorgement, ictère, coliques hépatiques.

Maladies des voies urinaires : gravelle, calculs, catarrhe vésical; syphilis. Maladies des voies respiratoires : phthisie, catarrhe. Maladies de l'utérus : flueurs blanches, pertes, abaissement et déviations de l'utérus. Maladies de la peau, etc.

72. Causes alimentaires. — Ces causes sont très-fréquentes et très-faciles à reconnaître; il est surtout facile, ou tout au moins possible, quand on le veut sérieusement, de les faire disparaître et de couper ainsi le mal dans sa racine.

1º *Excès, insuffisance.* — Manger habituellement d'une façon immodérée, surtout quand on mène une vie sédentaire. Manger, ainsi que le font si souvent les jeunes femmes, au lieu de viande et de mets nourrissants, des crudités, des mets vinaigrés, des plats sucrés, des gâteaux, des friandises.

2º *Mauvaise alimentation.* — Aliments indigestes par eux-mêmes, ou par la façon dont ils sont préparés. Alimentation trop riche, trop succulente, trop stimulante, trop épicée, échauffante. — Abus du café au lait, du chocolat, du thé, du café. Vins de différentes couleurs et de divers crus dans un même repas. Eau de mauvaise qualité; vins frelatés. — Boire trop en mangeant.

3º *Distribution des repas.* — Irrégularité des heures pour prendre ses repas; espace insuffisant entre le déjeuner et le dîner.

73. Causes digestives. — Ces causes, je les ai signalées en faisant l'histoire de la digestion : elles sont également très-nombreuses et très-fréquentes, mais elles sont aussi de celles qu'il est possible d'atteindre, d'atténuer et souvent même de faire disparaître, par un Régime convenable et un Traitement rationnel.

1° *Mastication* (37). — Dents absentes en plus ou moins grand nombre; dents cariées, gâtées; mastication insuffisante. Manger trop vite, avaler trop précipitamment.

2° *Insalivation* (38). — Si la salive est en quantité insuffisante, parce qu'elle est fréquemment crachée comme chez les fumeurs, les aliments féculents, mal insalivés, se digèrent mal. Si la salive est acide, soit par carie dentaire ou fongosités des gencives, soit par abus des sucreries, la diastase salivaire n'agit pas et les féculents se digèrent mal.

3° *Estomac*. — Mouvements vermiculaires (48) de l'Estomac ralentis; immobilité de la bouillie alimentaire; suc gastrique (45) sécrété en quantité insuffisante; suc gastrique sécrété, au contraire, en trop grande abondance; acides se développant dans l'estomac par les transformations successives de certains aliments ou de certaines boissons; sécrétion exagérée de mucus gastrique (44); impressionnabilité excessive du système nerveux en général, et spécialement des nerfs de l'Estomac (43); excitation et irritation plus ou moins vive de la muqueuse gastrique, etc. — Tous ces troubles divers dans les fonctions, les sécrétions et l'état anatomique de l'Estomac donnent lieu nécessairement à des formes diverses de Maux d'Estomac.

SYMPTOMES

74. Variétés de Maux d'estomac. — Les Maux d'Estomac n'affectent pas toujours la même physionomie, la même forme; les symptômes qu'ils présentent varient selon la nature de la maladie organique ou fonctionnelle dont ils sont l'expression.

Les diverses variétés de Maux d'Estomac sont en effet produites : soit par des *altérations matérielles* survenues dans les parois de l'Estomac, soit par des *sécrétions* normales *exagérées*, soit seulement par des *troubles* survenus dans les *fonctions* de cet organe sans que celui-ci soit matériellement altéré.

Les *Dyspepsies* (1) dues à des altérations matérielles de l'Estomac, sont :

1° La *Gastrite :* la muqueuse de l'estomac est le siége d'une irritation capillaire plus ou moins vive ; la circulation capillaire plus active lui donne une teinte rouge plus ou moins foncée, absolument comme lorsqu'un grain de sable a pénétré entre nos paupières.

2° L'*Ulcère :* la muqueuse de l'estomac offre çà et

---

(1) Le mot **Dyspepsie** est synonyme de Maux d'Estomac; le mot **Dyspeptique** indique une personne qui souffre habituellement de Maux d'Estomac.

là des ulcérations, des érosions, analogues à celles que les apthes produisent dans l'intérieur dé la bouche ; ces ulcérations gagnent incessamment en largeur et en profondeur, ulcèrent des artères ou des veines, déterminent ainsi des vomissements de sang, et finissent souvent par perforer l'estomac.

3° Le *Cancer* : un tissu spécial, le cancer, se développe dans l'épaisseur des parois de l'estomac, généralement au niveau du pylore ; ce cancer s'étend insensiblement, comme une tache d'huile, rongeant la muqueuse gastrique, ulcérant les vaisseaux sanguins, donnant lieu ainsi à des vomissements de sang, et formant une tumeur qui s'oppose mécaniquement au cours régulier de la digestion stomacale.

Les Dyspepsies dues à des sécrétions normales exagérées sont :

1° Les *Aigreurs* : le suc gastrique (45) est sécrété en trop grande quantité, soit au moment des repas, soit dans leur intervalle ; il irrite alors la muqueuse gastrique et remonte en outre dans la gorge, où il détermine un sentiment de chaleur âcre, souvent très-pénible.

2° La *Pituite* : le mucus gastrique (44), qui n'existe habituellement qu'en très-minime proportion, est sécrété en plus ou moins grande abondance. Comme il gêne la digestion, l'estomac s'en débarrasse par le vomissement.

3° Les *Saburres* : la bile (56) est sécrétée quelquefois en trop grande abondance ; alors, au lieu de rester dans le duodénum (53), elle remonte à travers le pylore dans l'estomac ; la langue elle-même se charge d'un enduit jaunâtre, lequel avertit que l'estomac est encombré de saburres.

4° La *Flatulence* : à l'état normal, l'estomac et les intestins contiennent toujours une certaine quantité de gaz (60) provenant des nombreuses réactions chimiques qui s'opèrent dans le tube digestif; dans certains cas, ces gaz se produisent en plus grande abondance et distendent l'estomac ou les intestins.

Les Dyspepsies dues à des troubles fonctionnels sans altérations matérielles sont :

1° L'*Indigestion* : c'est un trouble passager et accidentel des fonctions digestives, survenant dans l'état de santé ou de maladie, et consistant en l'expulsion des aliments non digérés.

2° La *Gastralgie* : c'est une névralgie, c'est-à-dire un trouble plus ou moins grave, passager ou plus ou moins permanent, survenant dans le système nerveux du plexus gastrique (43) qui enveloppe l'estomac.

3° L'*Atonie* : c'est une faiblesse générale de toutes les fonctions de l'estomac et des intestins; la sécrétion du suc gastrique est insuffisante; les contractions musculaires de l'estomac et du tube digestif sont trop faibles pour malaxer la bouillie alimentaire et la faire cheminer; tout présente un caractère d'impuissance, d'atonie.

4° Le *Vomissement* : c'est le résultat d'efforts convulsifs qui expulsent de l'estomac tout ce qu'il renferme : ce n'est pas une maladie, mais le symptôme ou l'effet de plusieurs maladies.

5° Les *Douleurs d'Estomac* : elles résident soit dans

la muqueuse de l'estomac enflammée, ou ulcérée, ou
cancéreuse, soit dans les nerfs de cet organe ; ou bien
elles tiennent à ce que l'estomac est distendu par des
gaz ou embarrassé d'aliments qu'il ne peut digérer
qu'avec peine.

INDIGESTION

75. Causes spéciales. — Outre les Causes générales
dont j'ai parlé dans le chapitre précédent et qui
s'appliquent à *tous* les Maux d'Estomac, l'Indigestion
reconnaît pour Causes spéciales : excès d'aliments
ou de boissons ; mets indigestes ; mastication et insalivation insuffisantes, repas trop précipité ; défaut
d'un intervalle suffisant entre le dîner et le déjeuner,
surtout si le déjeuner a été très-copieux ; usage de
mets pour lesquels l'estomac éprouve de la répulsion ;
causes perturbatrices diverses agissant immédiatement
après le repas, telles que : émotions violentes de
nature diverse, exercices corporels excessifs ; boisson
glacée, bain, etc.

76. Indigestion légère. — Il n'est personne qui
n'ait éprouvé ce petit malaise, auquel on donne
également le nom de *fausse digestion.*

Symptômes. — Sensation de gêne, de plénitude,
de barre, au niveau de l'estomac ; le travail digestif
semble arrêté ; parfois, quelques bâillements ; rapports ou éructations rappelant d'une façon désagréable

l'odeur ou la saveur des aliments que l'on a mangés; on éprouve le besoin de se desserrer, etc.

77. Indigestion ordinaire. — Il arrive très-souvent que l'Indigestion parcourt toutes ses phases.

1° *Symptômes digestifs.* — Estomac douloureusement distendu; région de l'épigastre (immédiatement au-dessous et un peu à gauche du creux de l'estomas) gonflée et sensible à la pression. Sensation de gêne, de tension, de plénitude, de barre au niveau de l'estomac; on sent les efforts pénibles, les contractions de cet organe.

Bouche sèche, ou bien remplie de salive mousseuse. Rapports, rots, rappelant désagréablement l'odeur et la saveur des aliments. Renvois aigres, acides, âcres, nidoreux, formés de parcelles d'aliments. Efforts pour vomir.

Vomissements plus ou moins répétés. — Ils laissent une sensation de chaleur âcre dans la gorge et une saveur désagréable dans la bouche.

2° *Symptômes généraux.* — Malaise général, indéfinissable, analogue au mal de mer; accablement, lassitude, oppression, gêne de la respiration et de la parole; tremblement des jambes, faiblesse, difficulté de marcher, de se tenir debout.

Mains chaudes; alternatives de frissons et de bouffées de chaleur, à la face surtout, de pâleur et de sueur qui perle sur le front. Pouls un peu plus vif.

Mal de tête : lourdeur frontale, serrement aux tempes; vertiges; la vue et surtout l'odeur des aliments provoquent de la répulsion.

GASTRITE

78. Signes principaux. — La Gastrite consiste en une irritation plus ou moins vive de la membrane muqueuse de l'estomac ; elle est caractérisée par un sentiment de chaleur ou de cuisson dans la région épigastrique, laquelle est sensible à la pression ; si on prend des aliments ou des boissons de nature excitante, cette sensation douloureuse augmente au moment même où ils arrivent dans l'estomac, et ils provoquent quelquefois des nausées ou des vomissements ; l'appétit est diminué ; la langue est quelquefois un peu blanchâtre, mais non chargée, et il n'y a pas de fièvre.

79. Historique. — La Gastrite a soulevé une polémique extrêmement vive entre les deux Écoles qui ont jeté un si vif éclat au commencement de ce siècle. Broussais voyait une Gastrite dans toutes les maladies de l'Estomac : il prétendait même que la Gastrite était le point de départ de toutes les autres maladies. Il rattachait à une irritation de la muqueuse stomacale toutes les altérations de circulation, de sécrétion, de nutrition et d'innervation dont l'Estomac peut être le siége, et même les effets sympathiques si nombreux qu'on observe du côté des voies digestives dans la plupart des maladies.

La polémique et les exagérations auxquelles donna

lieu cette théorie, soutenue d'ailleurs par un homme doué d'un admirable talent et d'une merveilleuse intelligence, ont cessé, et il en est résulté des travaux consciencieux, des idées neuves et fécondes, et, en résumé, d'importantes modifications dans le diagnostic et le traitement de la Gastrite (51).

Il arrive, en effet, très-souvent qu'on prend les symptômes de l'irritation pour ceux de l'*éréthisme;* on croit avoir affaire à une Gastrite, et c'est une Gastralgie.

Je m'expliquerai sur ce sujet dans le chapitre de la Gastralgie.

80. Causes spéciales. — Outre les causes signalées plus haut (70), la Gastrite est due le plus souvent : à des chagrins; à des émotions morales vives; à des travaux intellectuels prolongés et assidus; à un régime habituel trop excitant; à des écarts accidentels de régime ; à des excès de boissons alcooliques ; à l'ingestion de boissons glacées, le corps étant en sueur; à des médicaments irritants, incendiaires ; à des coups, à des violences extérieures sur la région épigastrique, etc.

La membrane muqueuse de l'Estomac est le siége d'une irritation plus ou moins vive.

81. Symptômes. — La Gastrite débute lentement, insensiblement.

1° *Symptômes digestifs.* — L'appétit, quoique peu prononcé, est conservé; mais il n'offre pas des variations aussi prononcées que dans la Gastralgie, et il n'y a pas du dégoût pour les aliments comme dans le cas de Saburres.

Soif assez prononcée : on désire surtout des boissons froides et acidulées.

Langue normale, si ce n'est quelquefois un peu blanche le matin : mais pas de saburres, pas d'enduit jaunâtre et pas d'haleine fétide, comme dans le cas de Saburres.

A jeun, douleurs vagues, mal caractérisées, mais en général peu prononcées, du côté de l'estomac ; pas de renvois acides, pas de nausées, pas de vomissements ; — cependant, si la Gastrite est dans une période d'acuité, les douleurs sont assez vives, et il y a quelquefois, à jeun, des nausées et des vomissements de mucosités.

Quand le Malade mange, il éprouve dans l'Estomac, à peine le repas fini, un sentiment douloureux, analogue à de la chaleur, de la cuisson, de la brûlure ; ces sensations sont d'autant plus douloureuses, que le Malade a mangé des aliments plus excitants, des mets plus épicés, qu'il a bu des boissons plus alcooliques ou plus excitantes, qu'il a fait usage de médicaments ferrugineux.

Si l'irritation est vive, ou si les aliments étaient très-excitants, il survient quelquefois des nausées, des renvois acides ou amers, et même des vomissements.

Dans la Gastralgie, les douleurs gastriques, assez vives avant de se mettre à table, sont presque toujours momentanément calmées par le fait même de manger, et ne reparaissent que quelque temps après le repas.

Douleurs vives, au niveau de la région épigastrique, presque continues, sous forme d'élancements, de constriction, de chaleur, de brûlure ; cette douleur existe d'elle-même, mais elle est encore augmentée si l'on exerce une pression sur cette région ; elle augmente surtout si l'on mange, au moment même où les aliments arrivent dans l'estomac.

Rien du côté du ventre, si ce n'est habituellement de la constipation.

2° *Symptômes généraux.* — Mal de tête, mais moins incommode et moins continu que dans le cas de Saburres.

Un peu d'insomnie ; sommeil quelquefois agité.

Quelquefois un peu de fièvre : peau chaude et sèche. Malaise général ; pas de forces.

GASTRALGIE

82. **Signes généraux.**— La Gastralgie est une affection de longue durée, caractérisée par des douleurs nerveuses plus ou moins vives, qui ont quelquefois la forme de crises et qui surviennent surtout pendant le travail de la digestion stomacale ; le fait de manger, loin d'augmenter immédiatement ces douleurs, les calme quelquefois momentanément ; la pression sur l'épigastre, loin de les aggraver, les diminue le plus souvent ; pas de dégoût pour les aliments, pas de soif vive, pas d'enduits sur la langue, pas de vomissement bilieux à jeun, et surtout pas de fièvre.

83. Causes spéciales. — Outre les causes générales des maux d'estomac, je signalerai surtout les suivantes :

Se rencontrent surtout chez les personnes peu âgées, principalement chez les jeunes filles et les jeunes femmes; quelquefois chez les jeunes hommes. Constitutions frêles, délicates ou affaiblies soit par une longue maladie, soit par une nourriture insuffisante; tempérament nerveux. Vie sédentaire, journées entières passées assis dans un bureau, dans un magasin; travaux intellectuels excessifs. Chagrins profonds, peines, émotions morales longtemps prolongées. Règles irrégulières; très-souvent flueurs blanches. Abus d'aliments acides, de crudités, de fruits peu mûrs, etc. Excès de toute espèce. — Enfin, toutes les causes qui peuvent débiliter plus ou moins lentement et plus ou moins profondément notre organisme.

Si, en effet, la constitution est frêle et délicate, ou si elle a été affaiblie par quelque maladie antérieure; — si le système nerveux prédomine d'une façon notable sur les autres systèmes et appareils de l'économie; — si de profonds chagrins, des préoccupations graves et prolongées, des tribulations et des déceptions, des travaux intellectuels excessifs, des passions vives, des excès surtout, ont ébranlé l'organisme et déprimé les forces vitales; — s'il existe quelque affection nerveuse, quelque névralgie, dans un organe plus ou moins éloigné de l'estomac;

Alors le *plexus gastrique* (43) et surtout les *nerfs* qui se distribuent dans la muqueuse de l'estomac, seront le siége de troubles fonctionnels divers, de douleurs gastriques à formes extrêmement variées et mobiles, et la Gastralgie se développera.

84. Développement de la Gastralgie. — La Gastrite est due à l'irritation, à une légère inflammation de l'Estomac; la Gastralgie est due à l'excitabilité et à l'impressionnabilité trop vives, à l'*éréthisme* de l'Estomac.

Je m'explique :

L'*éréthisme* est la susceptibilité et l'impressionnabilité morbides que contracte un organe, par suite de la privation ou de l'insuffisance de ses stimulants physiologiques ou naturels : si on maintient les yeux fermés par un bandeau pendant plusieurs jours, les yeux acquerront une susceptibilité, une impressionnabilité, un *éréthisme*, tels que, s'ils se trouvent brusquement exposés à une vive lumière, ils éprouveront une impression douloureuse.

Les stimulants naturels de l'estomac, ce sont les aliments; le stimulant naturel de tout notre organisme, c'est le sang.

Or, toutes les causes qui appauvriront le sang soit médiatement, soit immédiatement, auront pour résultat inévitable de produire l'éréthisme de l'Estomac

Quelles sont les causes principales susceptibles d'appauvrir le sang? Ce sont :

1° Des causes inhérentes à l'organisme, telles que, pour le sexe féminin : la prédominance du système nerveux, que l'éducation ne fait qu'accroître encore; la puberté, l'établissement imparfait ou difficile de la menstruation, l'irrégularité des règles, la grossesse. l'âge critique ;

2° Des causes générales, telles que l'exercice immodéré ou insuffisant de certaines fonctions, c'est-à-dire les travaux excessifs de l'esprit, les passions, les chagrins, les excès de toutes sortes, les veilles, le défaut d'aliments de bonne qualité, ou une alimentation insuffisante ;

3° Des maladies antécédentes ou actuelles, telles que la plupart des névroses, presque toutes les maladies aiguës et les fièvres, les dégénérescences tuberculeuse et cancéreuse, les cachexies paludéenne, syphilitique, saturnine, mercurielle ; les pertes de sang, soit traumatiques, soit symptomatiques d'une affection quelconque ; enfin la chlorose.

Toutes les fois que le sang aura été appauvri par une ou plusieurs des causes que je viens d'énumérer, alors seront rompus cette pondération et cet équilibre entre le sang et les nerfs, entre la force d'assimilation et les phénomènes nerveux.

Plus, en effet, le système sanguin, plus l'appareil musculaire, plus la force plastique, ont de développement et d'activité : plus le système nerveux et les actes qui en émanent sont fixes, silencieux, réguliers, coordonnés.

Plus, au contraire, le système nutritif et les phénomènes végétatifs sont pauvres et languissants, plus la quantité du sang est diminuée, plus ce liquide est dépouillé, par une des causes ci-dessus indiquées, de ses parties organisables et réparatrices, plus l'appareil musculaire est affaibli : plus aussi les phénomènes nerveux sont mobiles, exaltés et irréguliers.

Car, dans la machine humaine, la force et la puissance naissent de l'harmonie dans les fonctions; la faiblesse et l'impuissance, du défaut d'équilibre.

Prenons un exemple qui nous est suggéré par M. le professeur Trousseau.

« Rien de si commun que de voir des Femmes dont les règles sont trop abondantes, ou reviennent plusieurs fois par mois, être tourmentées de maux de nerfs. Ces accidents ne tardent pas à troubler les digestions, à suspendre l'ordre et l'activité des fonctions nutritives.

» La plasticité du sang en est encore affaiblie et les ménorrhagies augmentées; de sorte que, de cette aggravation indéfinie de la cause par les effets, résultent un délabrement et un désordre, une perversion fonctionnelle et une débilité radicale, au milieu desquels il est fort difficile de démêler les indications réelles du traitement.

» Ce qui ajoute encore à l'obscurité et à l'embarras, c'est que presque toujours quelques phénomènes morbides, symptomatiques et secondaires, semblent devoir attirer tout l'intérêt, toute l'attention, et servir de fondement au diagnostic.

» L'Estomac et ses fonctions fournissent bien souvent l'occasion de pareilles erreurs.

» L'Estomac, ou plutôt le centre épigastrique (43, 69), ce *sensorium commune* du sens vital, est en effet le foyer d'où s'élèvent le plus de spasmes, de douleurs, de troubles fonctionnels. Ce centre épigastrique est aux fonctions vitales et naturelles, ce que le cerveau est aux fonctions de relation. Il est, pour ainsi dire, chargé de résumer et d'exprimer le malaise et la souffrance des autres viscères.

» Ainsi, dans l'état de santé parfaite, c'est de lui que naît la sensation de la faim, c'est lui qui transmet au *sensorium* le sentiment de ce besoin essentiel, besoin qui n'est pourtant particulier à aucun organe spécialement, dont tous sont en souffrance, mais qu'un seul a le privilége et la mission d'exprimer.

» Voilà donc ce viscère, dont les actes devaient toujours s'accomplir à l'insu du *moi*, qui, maintenant que l'économie éprouve une disette de ses matériaux réparateurs, entre le premier en *éréthisme*. Il ressentira et réfléchira la souffrance générale, et il n'y aura pas de sensations anomales et douloureuses, de phénomènes insolites, dont il ne puisse être le siége.

» Si, parmi ces phénomènes, prédomine, comme cela est commun, la douleur à l'épigastre, augmentée par la pression, les pesanteurs, les crampes, la souffrance de ce viscère après le repas ; si surtout ces accidents sont accompagnés de palpitations, de céphalalgie, d'oppression ; à plus forte raison, si la Malade y perçoit une sensation de chaleur, d'irritation brûlante, si elle a des rapports nidoreux et alimentaires, etc., n'en doutez pas, le mot *Gastrite* sera prononcé : les mots sangsues, diète, eau de gomme, laitage, bouillon de poulet, le suivront, comme l'ombre le corps.

» Et qu'arrivera-t-il ? Que la Malade, un instant

soulagée, ne tardera pas à être tourmentée de désordres généraux et d'éréthisme local plus considérables ; que le lait lui-même passera plus difficilement ; puisque c'est la loi de l'éréthisme que plus la soustraction du stimulus normal est grande, plus la faiblesse augmente, ainsi que la susceptibilité ; la plus légère pression de l'épigastre pourra déterminer des convulsions, des pleurs, des cris, la perte de connaissance.

» Tout cela confirmera le diagnostic : on croira que la Gastrite a fait des progrès, malgré le traitement antiphlogistique, et l'on trouvera dans cette circonstance une nouvelle indication pour y insister avec plus d'activité ; ainsi de suite pendant des mois, des années, comme nous l'avons vu trop fréquemment.

» Trousseau. »

On peut apprécier par cet exemple la filiation des influences que le sang et les nerfs exercent réciproquement l'un sur l'autre.

85. Symptômes. — La Gastralgie est remarquable par la diversité, la variété des symptômes qu'elle présente.

La maladie débute presque toujours lentement, insensiblement, par des troubles divers et irréguliers de la digestion ; peu à peu ces troubles s'aggravent, les douleurs augmentent, la Gastralgie élit domicile.

1° *Symptômes digestifs.* — Appétit extrêmement variable, tantôt assez bon, tantôt nul, tantôt augmenté ; jamais de dégoût prononcé. Cette variabilité est importante à noter, car on ne la rencontre dans aucune autre maladie de l'Estomac.

On observe quelquefois une perversion d'appétit consistant en ce que les Malades mangent des substances non alimentaires, telles que du charbon, du plâtre, de la terre, des feuilles d'arbres, etc.

On voit aussi quelquefois des Malades ne pouvoir digérer un œuf à la coque ou de la purée de pommes de terre, ou une côtelette, ou même un bon potage, et digérer parfaitement des œufs durs, du pâté de foie gras, du homard, etc.

La soif n'offre rien à noter.

Langue ordinairement naturelle, humide, sans enduit; pas de mauvais goût; pas d'haleine fétide, à moins de dents cariées.

Douleur. — C'est le principal symptôme de la Gastralgie; entrons dans quelques détails.

A jeun, l'estomac éprouve une sensation de vide, de délabrement et souvent même des sensations douloureuses de nature variable et plus ou moins vives; jamais de nausées, ni de vomissements bilieux.

Quand le Malade mange, très-souvent ces sensations douloureuses se calment pour quelques instants; quand l'arrivée des aliments dans l'estomac augmente *immédiatement* la douleur, il est très-probable qu'il y a de la Gastrite.

Douleur siégeant au niveau de l'épigastre et s'irradiant, se propageant souvent dans le dos et dans les environs de l'épigastre.

Cette douleur revêt des caractères et des aspects extrêmement variables :

Corps étrangers, barre, marche d'un reptile, tortillement, crampes, pincements, morsures, constriction serrement d'un étau, cuisson, brûlure, fer rouge, etc.

Cette douleur, habituellement supportable, quoique plus ou moins vive, revêt quelquefois la forme de *crises gastralgiques*, et devient alors tellement violente, qu'elle arrache des cris et même des pleurs aux personnes les plus courageuses.

Cette douleur n'est pas continue; elle augmente habituellement pendant le travail de la digestion. Cette aggravation de la douleur ne survient pas au moment même où les aliments arrivent dans l'estomac, mais dix, quinze, vingt minutes et quelquefois même un peu plus longtemps après le repas : c'est ce qui distingue la Gastralgie de la Gastrite.

La douleur est rarement exaspérée par la pression sur la région épigastrique, à moins que ce ne soit par la pression du doigt; on la voit même souvent diminuer, quand on applique la paume de la main ou bien un gros linge, tel qu'une serviette chiffonnée, sur l'épigastre et qu'on exerce une pression lente et progressive. C'est ce qui distingue encore la Gastralgie de plusieurs autres Maux d'Estomac. — Si la pression est douloureuse, c'est que la Gastralgie se complique de Gastrite.

Cette douleur dure autant que la digestion stomacale et cesse avec elle; la digestion finie, la douleur disparue, il reste un sentiment de vague endolorissement, de fatigue.

Il arrive très-souvent qu'il se forme des gaz dans l'Estomac pendant la digestion stomacale; la région épigastrique est alors plus ou moins gonflée.

Renvois, rapports, consistant en gaz inodores; s'ils

s'accompagnent d'aigreurs, c'est qu'il y a complication.

Les vomissements s'observent bien moins souvent que dans la Gastrite et autres Maux d'Estomac ; quand ils existent, ils apparaissent à des intervalles très-irréguliers et par périodes ; en tout cas, ils ne sont pas aussi constants, aussi réguliers. Ils ont lieu plus ou moins longtemps après les repas, et se composent seulement d'aliments plus ou moins digérés, mais il ne contiennent pas de matières bilieuses.

Cependant s'il y a plusieurs vomissements coup sur coup, les efforts pourront vers la fin amener un peu de mucosités bilieuses.

Du côté du ventre, presque toujours constipation ; très-souvent flatuosités, gonflement incommode du ventre, coliques nerveuses sans diarrhée, dues à la production de gaz qui accompagne la digestion intestinale.

2° *Symptômes généraux.* — Les effets de la Gastralgie sur le reste de l'organisme s'observent surtout dans le système nerveux : tristesse, découragement, quelquefois même hypocondrie ; facultés intactes, mais inaptitude aux travaux intellectuels ; sommeil assez bon, cependant quelquefois agité ou quelquefois troublé par des douleurs gastralgiques ; quelquefois maux de tête, migraine, douleurs névralgiques passagères dans diverses parties du corps.

Face un peu pâle, offrant une expression d'abattement, de fatigue.

Peau sensible au froid ; pieds habituellement froids. Assez souvent palpitations de cœur.

ULCÈRE

86. Nature de la Maladie. — C'est à **M.** le professeur Cruveilhier que revient l'honneur d'avoir signalé le premier l'Ulcère simple de l'Estomac, d'avoir distingué et différencié cette affection du Cancer, et d'en avoir nettement indiqué les symptômes, le diagnostic et le traitement. Quelques années plus tard, M. Rokitanski en Allemagne, **M.** Bennett en Écosse et M. Luton en France, vinrent confirmer les travaux de notre illustre savant et ajoutèrent quelques traits au tableau qu'il avait tracé.

On comprend de quelle importance il est d'établir un diagnostic positif entre l'Ulcère simple et le Cancer, le Cancer étant incurable, l'Ulcère étant au contraire susceptible de guérison, surtout s'il est soumis à un traitement convenable. Aussi doit-on apporter le plus grand soin dans le diagnostic différentiel de ces deux affections.

Cette maladie consiste essentiellement en une ulcération *non cancéreuse* et susceptible de guérison. Elle est analogue, au point de vue anatomique, aux aphthes qui se forment dans la bouche, ou aux ulcérations intestinales de la fièvre typhoïde.

Elle a pour caractère spécial de s'étendre insensiblement en largeur et en profondeur, de façon à déterminer, malheureusement trop souvent, soit une érosion des nombreux vaisseaux qui se ramifient dans l'épaisseur des tuniques de l'estomac, et alors il se déclare une hémorrhagie, soit une perforation de l'organe, et alors il survient une péritonite le plus souvent mortelle.

Cependant ce travail ulcératif peut s'arrêter, et la preuve, c'est qu'on observe des cas assez nombreux de guérison, et que d'ailleurs on trouve à l'autopsie de sujets, morts d'autres maladies, des traces évidentes de cicatrisation d'anciens Ulcères.

87.· Symptômes. — L'Ulcère simple de l'Estomac est caractérisé par les symptômes suivants :

1º *Symptômes digestifs.* — La maladie débute par des troubles divers dans la digestion stomacale : d'abord gêne et douleur au niveau de l'épigastre; puis nausées et vomissements, ou régurgitations avec expulsion soit des aliments, soit seulement d'un liquide fade ou acide.

Douleur. — C'est le premier symptôme important qui apparaisse et le plus caractéristique.

Elle consiste surtout en une sensation de *brûlure* et plus tard de *rongement ;* elle existe derrière l'épigastre et retentit dans le dos entre les deux épaules; la pression, même légère, augmente cette douleur; quelquefois le Malade prend instinctivement des postures diverses pour en diminuer la vivacité.

La douleur offre ceci de caractéristique, c'est qu'elle survient de deux à dix minutes après l'ingestion des aliments, après le moment où les aliments arrivent dans l'estomac, et elle se prolonge pendant une ou deux heures, c'est-à-dire aussi longtemps que la digestion stomacale; puis elle cesse.

Et si, ce qui est d'ailleurs fréquent, il y a vomissement des aliments, la douleur cesse aussitôt que l'Estomac est débarrassé de son contenu.

A une période quelconque de la maladie, il survient parfois brusquement une perforation des membranes de l'estomac, un épanchement de matières dans l'intérieur de l'abdomen, suivi bientôt de symptômes de péritonite extrêmement graves et de mort

S'il n'y a pas de perforation, il ne tarde pas du moins à survenir des vomissements de sang, mêlés à des flocons d'un brun noirâtre, dus à l'érosion des vaisseaux sanguins de l'estomac par l'Ulcère. Quelquefois, il y a une perte soudaine et considérable de sang; le plus souvent il n'y en a qu'une petite quantité : cela dépend du calibre des vaisseaux sanguins rongés par l'Ulcère.

2° *Symptômes généraux.* — Il ne tarde pas à survenir de l'anémie, c'est-à-dire un affaiblissement général dû aux vomissements de sang et surtout au défaut de nutrition qui résulte des troubles et des perturbations de la digestion ; cet affaiblissement général détermine naturellement de la maigreur, la perte des forces, etc., et condamne le Malade à garder le lit, ou tout au moins la chambre.

Mais il ne survient jamais ce dépérissement et surtout cette teinte terreuse, cet anéantissement, ce marasme, que l'on observe dans le cas de Cancer.

CANCER

88. Nature de la Maladie. — Le Cancer de l'Estomac est, comme tous les autres cancers, une dégénérescence spécifique des parois de cet organe, dégénérescence consistant en la formation d'un tissu de nature spéciale qui, fatalement, s'étend, se ramollit et entraîne des lésions mortelles dans les organes qui lui servent de support. C'est le résultat d'un état morbide général ou diathèse, et il consiste tout à la fois dans la maladie générale et dans la maladie locale, d'où résultent des symptômes fonctionnels spéciaux.

Je n'écris pas un Traité de Médecine; qu'il me soit cependant permis de faire quelques réflexions médicales :

M. le professeur Velpeau s'exprimait ainsi en 1854 :

« Un résultat important a été obtenu; on peut admettre comme démontré dès à présent que sur *quatre cents* cas de tumeurs confondues sous le titre de Cancer, il y en a près de *cent* qui ne sont pas cancéreuses et qu'il est possible maintenant de distinguer au lit du malade. De nouvelles études, les progrès naturels de la science, permettent d'élever encore ce chiffre. Il y a lieu d'espérer que les Chirurgiens pourront un jour réduire de beaucoup encore le cercle du véritable Cancer. »

Nul doute qu'il en soit de même en Médecine, et

que l'avenir ne nous réserve à cet égard des résultats tout aussi importants que ceux auxquels est parvenue la Chirurgie.

Il arrive souvent, en effet, que l'on prend pour un Cancer de l'Estomac une autre affection de cet organe, dont les principaux symptômes offrent avec le Cancer de nombreuses analogies : je veux parler de l'Ulcère simple.

Depuis plusieurs années, on voit cette dernière maladie se multiplier de plus en plus, non pas qu'elle soit en réalité plus fréquente, mais parce qu'elle est plus fréquemment reconnue, diagnostiquée et séparée ainsi du cadre du Cancer.

C'est pourquoi le Médecin, mis en présence d'un sujet lui offrant tous les signes d'une affection cancéreuse de l'Estomac, ne doit pas encore désespérer : il doit traiter et combattre les symptômes jusqu'à la fin, sans jamais abandonner tout espoir !

Qui sait s'il n'a pas affaire à un Ulcère simple? Nos plus illustres Maîtres ne se sont-ils jamais trompés dans leurs diagnostics? La Nature valide-t-elle toujours leurs pronostics ?

89. Causes spéciales. — Outre les causes générales des Maux d'Estomac, je crois devoir signaler les suivantes :

Le Cancer de l'Estomac attaque principalement les hommes, plutôt que les femmes, de trente à soixante ans, surtout ceux qui se livrent habituellement à des excès de boissons alcooliques et dont la nourriture est de mauvaise qualité ou trop fortement épicée ;

ceux qui habitent les grandes villes et dont la vie est sédentaire. Les chagrins profonds, les émotions morales, vives et répétées, les excès de tout genre, ont une très-grande influence sur le développement de cette maladie.

90. Symptômes. — Le Cancer débute très-lentement, par une diminution plus ou moins notable de l'appétit, des douleurs vagues et des troubles divers du côté de l'Estomac, de la constipation, assez souvent de l'amaigrissement et certains changements dans l'humeur du Malade.

1° *Symptômes digestifs.* — Appétit diminué ; langue pâle et humide ; pas d'enduits ni d'haleine fétide.

Digestions plus ou moins difficiles : le laitage, les légumes, les aliments légers, se digèrent mieux que les viandes ; quelquefois sensation de pesanteur, ou gonflement et éructation.

Douleur existant par elle-même, presque toujours vive, analogue à une sensation de brûlure et siégeant au niveau de l'épigastre : la pression l'exaspère toujours.

Les vomissements constituent un symptôme constant : au début de la maladie, les matières vomies consistent en aliments plus ou moins digérés, mêlés à des liquides glaireux ou quelquefois un peu bilieux. A une époque plus avancée, ce sont des vomissements *noirâtres,* que l'on a comparés à de la suie délayée ou à du marc de café, et que l'on regarde comme caractéristiques de l'affection cancéreuse. Ces vomissements noirs sont dus à une exhalation de

sang produite par le Cancer ulcéré. Ces vomissements ont habituellement lieu un certain temps
après le repas, quelquefois une demi-heure ou une
heure, quelquefois douze, dix-huit, vingt-quatre
heures et même plus longtemps encore. C'est ce qui
distingue le Cancer de plusieurs autres Maux d'Estomac.

Ces vomissements exigent, au début de la maladie, certains efforts de la part du Malade ; plus tard,
ils se produisent très-aisément, pour la moindre
cause.

La tumeur à l'épigastre est un signe très-impor-
tant. Cette tumeur existe un peu au-dessous et un peu
à gauche du creux de l'Estomac ; sa grosseur varie
entre celle d'un œuf de pigeon et celle du poing ;
on la sent assez aisément sous la peau au point que
j'ai indiqué ; sa surface est ordinairement inégale,
bosselée, assez ferme ; elle n'est pas habituellement
extrêmement douloureuse à la pression ; enfin elle
change parfois un peu de place d'un jour à l'autre.

Le ventre est généralement un peu gonflé ; on voit
quelquefois l'Estomac plus ou moins volumineux se
dessiner visiblement sous la paroi abdominale.

Symptômes généraux. — La face n'offre au début
qu'un peu de langueur et de pâleur ; plus tard elle
devient d'un jaune pâle, terreux, parfois basanée ; le
blanc des yeux conserve sa couleur naturelle ; les
traits s'effilent et les joues se creusent de plus en
plus.

L'amaigrissement du corps fait également des progrès incessants : la peau présente la même teinte

que celle de la face. On voit quelquefois, vers la fin
de la maladie, survenir un gonflement des jambes
plus ou moins prononcé. L'état des forces est en raison directe de l'amaigrissement.

Pas de fièvre, si ce n'est vers la fin ; pas de maux
de tête ; intelligence conservée.

SABURRES

91. Signes généraux. — Les Saburres sont une maladie accidentelle et passagère, caractérisée par un
enduit blanc jaunâtre de la langue, l'amertume de la
bouche, le dégoût pour les aliments, des envies de
vomir, un mal de tête avec lourdeur frontale, un
état de malaise et d'accablement plus ou moins
grands, — et la rapidité avec laquelle tous ces symptômes disparaissent, si le Malade débarrasse son Estomac de la bile qui *l'embarrasse*.

92. Causes spéciales. — Les Saburres s'observent
surtout vers la fin de l'été et au printemps, rarement
en hiver et, le plus souvent, chez des sujets bilieux
ou bilioso-sanguins.

L'habitation dans les endroits froids et humides,
une mauvaise nourriture habituelle, un travail qui
dépasse les forces ; ou bien, au contraire, une vie
sédentaire, des travaux intellectuels excessifs, les
veilles prolongées, les passions vives, les fortes émotions morales, les excès habituels en tous genres, la

tristesse, les peines, les chagrins... etc., — prédisposent à cette affection.

93. Symptômes. — Les Saburres débutent d'une façon lente, progresssive.

1° *Symptômes digestifs.* — Perte d'appétit presque toujours complète ; souvent même dégoût pour les aliments, surtout pour les viandes et les aliments gras. Soif variable : on désire surtout des boissons acidules.

Bouche pâteuse : on a une saveur amère, désagréable, toute particulière, et on trouve ce goût à tous les aliments. Langue large, humide, chargée d'un enduit plus ou moins épais, saburral ou limoneux : cet enduit est blanc jaunâtre et occupe surtout la base de la langue ; les dents en sont quelquefois un peu couvertes ; haleine chaude, fétide, exhalant une odeur dite saburrale.

Nausées, sensation de dégoût, vague envie de vomir ; mais rarement vomissements. Rapports aigres ou nidoreux, quelquefois amers.

Région épigastrique (immédiatement au-dessous et un peu à gauche du creux de l'Estomac) ordinairement indolente à la pression : elle est le siége d'un vague sentiment de gêne, d'anxiété, de malaise.

Rien du côté du ventre, si ce n'est le plus souvent de la constipation.

2° *Symptômes généraux.* — Peau habituellement un peu sèche, sensible au froid. Légère teinte jaunâtre de la face, du pourtour des lèvres surtout et du blanc des yeux.

Mal de tête continu, consistant surtout en un sentiment de pesanteur, de lourdeur frontale. Sommeil lourd, agité.

Urine généralement peu abondante, chargée, rougeâtre, déposant dans le fond du vase un sédiment briqueté. Pas, ou fort peu de fièvre. Un peu de courbature, de malaise général; peu d'aptitude pour toute espèce de travail.

AIGREURS

94. Signes principaux. — Les Aigreurs consistent essentiellement en un état maladif de l'Estomac, en vertu duquel le suc gastrique est sécrété en trop grande abondance et le pouvoir *acidifiable* de cet organe est augmenté; il en résulte des gaz accompagnés de liquides ou de parcelles alimentaires acides, aigres, âcres, déterminant dans la gorge et dans l'estomac une sensation plus ou moins vive de chaleur, de cuisson, de brûlure.

95. Causes spéciales. — Outre les causes générales des Maux d'Estomac, je ferai remarquer que les Aigreurs s'observent chez les personnes qui mènent une vie sédentaire, chez les femmes délicates, et surtout chez les personnes qui viennent d'éprouver de violents chagrins, de grandes peines, des soucis, de très-vives préoccupations.

Le fait principal de cette affection est l'*acidité* de

toutes les humeurs digestives et la puissance avec laquelle l'appareil digestif acidifie tout ce que l'on mange, tout ce que l'on boit.

Les divers troubles qui peuvent survenir dans les fonctions de l'Estomac expliquent assez bien la production des Aigreurs.

Si le suc gastrique (45), qui est *acide*, est sécrété en trop grande abondance, il y aura trop d'*acides* dans l'Estomac ; — si le vin ou le bouillon ont été pris en trop grande quantité et que la digestion soit lente et laborieuse, le vin et le bouillon tourneront aisément à l'*aigre* en présence des deux ferments, la diastase salivaire et la pepsine, et dans un milieu chaud et humide ; — si les aliments féculents ou le sucre ont été pris en trop grande quantité, et que la digestion soit lente, il se formera dans l'Estomac du glycose, puis de l'*acide* lactique (26, 27, 28) ; — si ce sont des graisses, surtout des graisses déjà altérées par la friture, elles se décomposeront en *acides* gras et en glycérine (25), etc.

Dans tous ces cas, il y aura formation de gaz et d'*Aigreurs*.

96. Symptômes. — Selon que la maladie est plus ou moins grave, elle porte le nom d'*Aigreurs* ou de *Pyrosis*.

1° **Aigreurs.** — L'appétit est toujours plus ou moins diminué : quelquefois même il y a du dégoût pour les aliments. Le Malade a un goût sûr dans la bouche ; la salive, au lieu d'être alcaline, est neutre et quelquefois même acide : le papier de tournesol, placé dans la bouche, rougit; l'haleine a une odeur spéciale, plus ou moins acide.

La digestion est lente, pénible, laborieuse; elle offre surtout ce symptôme spécial, la production d'Aigreurs et de gaz.

Les gaz régurgités ont une odeur et une saveur désagréables, rappelant d'une manière pénible l'odeur et le goût des aliments ou des boissons ingérés, mais modifiés par leur mélange et altérés par une saveur acide, aigre, plus ou moins prononcée. Quelquefois il n'y a régurgitation que de gaz accompagnés d'une petite quantité de liquides aigres, âcres; d'autres fois ces liquides aigres renferment des parcelles d'aliments; rarement il y a vomissement.

Les Aigreurs déterminent dans la gorge une sensation plus ou moins pénible de chaleur âcre, de cuisson.

Elles déterminent également dans l'Estomac, derrière le sternum et le long de l'œsophage, cette même sensation.

Ces Aigreurs durent autant que la digestion stomacale : celle-ci terminée, les aigreurs et la gêne épigastrique disparaissent.

Les Aigreurs sont souvent plus prononcées si le repas est peu copieux et composé de gâteaux, ou de confitures, ou de fruits, ainsi que cela a lieu pour le goûter : cela tient à ce que le suc gastrique sécrété ne trouve pas d'emploi suffisant.

Les Aigreurs apparaissent plus tôt et sont plus intenses si le repas est composé d'aliments féculents, de matières grasses, de pâtisseries, de sucreries, de fromages forts, et si l'on a bu pas mal de vin et de liqueurs ; — elles apparaissent plus tard et sont moins intenses, si le repas est composé presque exclusivement de viandes rôties et de très-peu de pain et si l'on boit seulement de l'eau rougie, parce que la viande utilise tout le suc gastrique sécrété.

2° Pyrosis. — On observe exactement les mêmes symptômes, se produisant dans le même ordre et dans les mêmes conditions ; seulement ils sont plus intenses.

Les Aigreurs se produisent à propos de tout : tous les aliments, toutes les boissons donnent lieu dans l'Estomac à la production d'acides et augmentent la sécrétion du suc gastrique : ce suc gastrique devient alors réellement une véritable eau-forte animale, ainsi que je l'appelais par comparaison (45).

Les Malades éprouvent dans l'Estomac, au niveau de la région épigastrique, une sensation de chaleur, de cuisson, de brûlure, qui augmente lorsqu'ils mangent des aliments sucrés, acides, ou excitants, ou qu'ils boivent du vin et des liqueurs.

Ils sentent remonter, le long de l'œsophage jusque dans la gorge, des gaz et des liquides âcres qui déterminent sur tout leur trajet, mais surtout dans la gorge, une sensation brûlante comparée à celle d'un fer rouge promené sur ces parties : d'où le nom de *pyrosis.*

PITUITE

97. Signes principaux. — La Pituite consiste en un vomissement de matières muqueuses, plus ou moins glaireuses, qui a lieu habituellement tous les jours aux mêmes heures; elle survient à jeun, ou bien avant ou après les repas. A part ce vomissement, le Malade jouit d'une bonne santé et d'un assez bon appétit.

98. Causes spéciales. — Outre les Causes principales des Maux de l'Estomac, je crois devoir surtout signaler les suivantes :

L'habitude de prendre, à jeun, du vin blanc, ou de la bière, ou de l'absinthe, ou du vermouth, ou des liqueurs, etc. — est la cause principale et essentielle de la Pituite (44).

Nature de la Pituite. — Le liquide, rendu soit à jeun, soit avant, soit après les repas, offre les caractères suivants : il est visqueux et glaireux comme du blanc d'œuf; il est alcalin, se putréfie rapidement, ne coagule pas le lait, ne dissout pas la viande, et ne possède pas de *pepsine;* en un mot, ce n'est pas du *suc gastrique,* mais du *mucus gastrique.*

Or, si l'on veut bien relire les paragraphes relatifs à la digestion stomacale (44), on verra que cette Pituite, que ce mucus gastrique, constitue un liquide inerte, impropre à la digestion et qui ne doit exister normalement qu'en *très-minime* quantité : si ce mucus est sécrété en trop grande abondance, il gêne alors le travail digestif de l'Estomac, et celui-ci se révolte, s'insurge avec intelligence et expulse ce gêneur par le vomissement.

99. Symptômes. — *Symptômes digestifs.* — La Pituite consiste essentiellement en des vomissements de matières muqueuses.

Ces vomissements ont lieu à des heures habituellement les mêmes pour chaque Malade, mais qui ne sont pas les mêmes pour tous : les uns rendent leur Pituite tous les matins et se trouvent débarrassés pour toute la journée ; les autres rendent la leur plus ou moins longtemps *avant* leur repas ; d'autres plus ou moins longtemps *après* leur repas, et, chose singulière, il arrive alors très-souvent que l'Estomac ne vomit *que la Pituite* et ne vomit pas les aliments.

Quelquefois le Malade ne vomit qu'une fois par jour, à une heure quelconque de la journée, mais à une heure qui est habituellement régulière ; d'autres fois, il vomit deux ou trois fois : ces vomissements se répètent surtout dans le cas où, pour une cause quelconque, le vomissement du matin ne s'est pas opéré entièrement, a été troublé par quelque circonstance fortuite.

Quand le vomissement se fait quelque temps après le repas, il semble au Malade que ses aliments flottent dans son estomac comme dans un vase à moitié plein de liquide : il éprouve une sensation de ballottement.

Le vomissement se fait presque toujours sans grands efforts et sans grande douleur. Sans autres troubles digestifs ou généraux, le Malade éprouve un malaise particulier qui l'avertit qu'il va rendre sa Pituite habituelle : il a des nausées, des hauts de cœur, et le vomissement s'accomplit.

Cette opération s'accomplit plus ou moins rapidement : quelquefois il suffit de deux ou trois régurgitations pour débarrasser l'Estomac ; quelquefois, surtout si la Pituite est très-visqueuse, le Malade en a pour quinze ou trente minutes ; alors les derniers efforts sont très-pénibles et fatiguent beaucoup le Malade.

Une fois le vomissement terminé, tout rentre dans l'ordre, et le Malade semble jouir d'une excellente santé.

ATONIE

100. Signes principaux. — L'Atonie est caractérisée par la diminution plus ou moins grande de l'appétit, par la lenteur extrême de la digestion, qui est pénible, languissante, laborieuse, et s'accompagne d'un sentiment de plénitude, de pesanteur, d'embarras ; il n'y a pas cependant de douleur vive. A part cette lenteur de la digestion, la santé est assez bonne.

101. Causes spéciales. — Toutes les Causes générales des Maux d'Estomac sont applicables à l'Atonie ; mais celles qui la produisent le plus sûrement et le plus souvent sont : l'inoccupation, l'ennui, le désœuvrement du corps et de l'esprit ; les occupations sédentaires, le travail prolongé dans un bureau ; l'absence d'exercice avant et après les repas ; l'habitude de rester enfermé chez soi et de ne sortir que très-peu ; les grandes chaleurs ; une mauvaise alimentation, un mauvais régime, une mauvaise hygiène.

En outre toutes les maladies et toutes les causes diverses qui auront pour effet d'affaiblir lentement l'économie, produiront de l'Atonie, surtout si elles sévisssent sur des constitutions molles, lymphatiques ; si ces mêmes causes sévissent sur des constitutions sèches, nerveuses, elles produiront de la Gastralgie.

Il y aura de l'Atonie : 1° si les mouvements vermiculaires de la membrane musculaire (48) de l'estomac sont ralentis, car alors la transformation, la digestion des aliments sera lente et imparfaite, par suite de l'immobilité de la bouillie alimentaire : celle-ci, en effet, au lieu d'être remuée, malaxée, promenée en tous sens dans la cavité de l'estomac, y restera inerte, et le suc gastrique ne pourra agir sur elle que par une imbibition lente de la superficie au centre de la masse.

Si le suc gastrique est sécrété en quantité insuffisante ; si les aliments azotés sont surchargés d'une trop grande quantité de graisse qui empêche ce suc gastrique d'attaquer les aliments ; si l'on a pris, en mangeant, une trop grande quantité de boissons qui diluent, qui liquéfient trop le suc gastrique et l'affaiblissent par conséquent ; si les aliments n'ont pas été suffisamment mâchés, soit parce que les dents sont mauvaises ou absentes, soit parce qu'on a avalé trop précipitamment et qu'ils arrivent en gros fragments dans l'estomac, le suc gastrique les attaque et les décompose moins facilement que s'ils étaient réduits en une pâte molle ; — dans tous ces cas, il y aura encore Atonie, c'est-à-dire que la digestion sera lente, -pénible, laborieuse.

102. Symptômes. — Peu ou pas d'appétit ; les Malades mangent par raison plutôt que par besoin : ils se mettent à table parce que c'est l'heure. Ils mangent sans faim, et n'ont de goût que pour les aliments vinaigrés ou très-épicés.

Dès que le repas est fini, ils éprouvent quelque temps après un sentiment de plénitude, de pesanteur, d'embarras, de fatigue, mais pas de douleur proprement dite. Quelques-uns sentent leur estomac travailler. Ce travail de la digestion s'accompagne habituellement d'un peu de flatulence, de gonflement de l'estomac ; il y a quelquefois quelques renvois de gaz inodores, renvois qui soulagent le Malade.

Cet état de malaise dure autant que la digestion, c'est-à-dire deux, trois, quatre, cinq heures. Cette durée, qui varie selon les Malades, dépend du degré de la maladie, de la nature des aliments que l'on a mangés, etc.

D'ailleurs, à part cette lenteur de la digestion, l'état de la santé est habituellement assez satisfaisant.

Presque toujours constipation habituelle.

103. Dyspepsie des liquides. — Il est une forme spéciale d'Atonie caractérisée par la lenteur habituelle des digestions, et surtout par la dificulté qu'éprouve l'Estomac de digérer toute espèce de boisson ou d'aliment très-liquide.

Elle est due à la diminution de la force d'absorption des vaisseaux chylifères.

Le Malade a très-peu d'appétit et encore moins envie de boire; les digestions sont lentes, pénibles, laborieuses et durent plusieurs heures; il éprouve un sentiment de plénitude, de malaise, d'embarras dans l'estomac; il lui semble et il prétend que son estomac est noyé dans de l'eau.

Un signe que l'on observe quelquefois et qui est caractéristique est celui-ci: si l'on prend le Malade par les épaules, quelque temps après son repas, et qu'on le secoue brusquement, on entend et le Malade ressent parfaitement un *clapotement* dans l'estomac, comme si l'on secouait une carafe à moitié pleine.— Ne pas confondre avec les gargouillements qui se passent spontanément dans la portion transversale (87) du gros Intestin.

Moins le Malade boit, moins il fait usage d'aliments aqueux, et mieux il digère.

FLATULENCE

104. Signes principaux.—La Flatulence est caractérisée par les symptômes suivants: l'appétit est con-

servé, on mange avec plaisir ; mais une ou deux heures
après le repas, on éprouve une sensation de pesanteur,
de gêne, de gonflement vers la région épigastrique ;
on éprouve le besoin de se desserrer, et il survient
des renvois plus ou moins fréquents et abondants de
vents, de gaz inodores. Tout ceci dure une heure ou
deux, puis disparaît, et tout rentre dans l'ordre.

105. Causes spéciales. — La Flatulence est une affection très-fréquente qui s'observe surtout chez les
personnes dont la constitution est faible et molle, chez
celles surtout qui mènent une vie sédentaire, qui
passent leurs journées dans des bureaux, dans des
magasins, qui prennent très-peu d'exercice.

Elle coïncide le plus souvent avec une atonie, une
inertie des organes digestifs, inertie qui dépend elle-
même le plus souvent soit d'une débilité générale, soit
de l'inaction dans laquelle on vit. — La compression
exagérée de la taille par des corsets ou des vêtements
trop serrés, en gênant ou en entravant plus ou moins
les mouvements vermiculaires de l'estomac et des
intestins, contribue souvent à la développer ou tout
au moins à l'augmenter quand d'autres causes l'ont
déja produite.

Enfin un mauvais régime en favorise le développe-
pement : régime trop végétal, légumes venteux,
viande blanche, etc.

D'ailleurs on se rendra facilement compte de la
production de la Flatulence, si l'on veut bien se rappeler la structure et les fonctions de l'estomac. On
verra, en effet, que :

Si, par une raison quelconque, les aliments restent trop longtemps dans l'estomac, la bouillie alimentaire se trouvant soumise tout à la fois à l'action d'une température chaude et humide de 37° et à celle de deux ferments, la *diastase* salivaire et la *pepsine*, elle fermente et produit du *gaz* carbonique, pur et inodore, ou mêlé aux odeurs des aliments en fermentation.

106. Symptômes. — La Flatulence donne lieu à des troubles digestifs et à des effets secondaires ou généraux.

1° *Symptômes digestifs*. — L'appétit est presque toujours assez bon ; on mange de tout et avec plaisir, on vit comme tout le monde, et on jouit d'ailleurs d'une assez bonne santé.

Seulement, une heure ou deux heures, ou même quelquefois trois heures après avoir mangé, on éprouve une sensation de malaise, de gêne, de pesanteur, de distension, dans la région de l'estomac. Si l'on est couché, si l'on est assis, si les vêtements sont un peu serrés, la gêne est plus grande ; on a envie de bâiller, on est oppressé, on éprouve le besoin de se desserrer ; l'estomac est plus ou moins gonflé, ce qui est cause de la gêne qu'occasionnent des corsets ou des vêtements trop serrés. De temps en temps il survient des rots, des renvois de *gaz inodore*, sans aigreurs. Ces renvois, plus ou moins fréquents et abondants, sont suivis d'un soulagement momentané.

Ces divers symptômes durent aussi longtemps que la digestion stomacale, c'est-à-dire un temps très-variable selon les sujets et selon l'état de leur estomac ; la digestion finie, tout malaise disparaît.

Il est très-rare que cette Flatulence *stomacale* ne s'accompagne pas aussi de Flatulence *intestinale :* gonflement du ventre plus ou moins prononcé ; borborygmes dus au cheminement des gaz ; quelquefois coliques sèches, expulsion de gaz, volontaire ou involontaire, plus ou moins fréquente ; presque toujours Constipation.

2° *Symptômes généraux.*— L'Estomac (40), gonflé et distendu par les gaz, refoule le diaphragme, et par conséquent les poumons (12) de bas en haut ; il diminue ainsi la capacité de la cage thoracique, et y comprime d'autant plus les poumons qu'il est lui-même davantage gonflé et ballonné par les gaz. Les poumons ne pouvant plus librement se laisser distendre par l'air que chaque respiration fait pénétrer dans la poitrine, il en résulte de l'oppression, une gêne plus ou moins grande dans la respiration, et un besoin de respirer plus fréquent, puisqu'il n'entre plus assez d'air dans les poumons à chaque respiration. Envies de bâiller, engourdissement, besoin de repos, inaptitude au travail, envie de dormir, etc.

En même temps que les poumons, le cœur a été refoulé en haut ; il est devenu, par ce fait, plus horizontal qu'il ne l'est ordinairement ; il en résulte des palpitations et une certaine angoisse précordiale qui s'observent surtout dans le cas de Flatulence excessive.

Ces deux symptômes — difficulté de la respiration et palpitations, quand ils sont très-prononcés et qu'ils

ne surviennent que deux ou trois heures après avoir
mangé — font croire à quelques personnes qu'elles
sont asthmatiques, ou qu'elles ont une maladie du
cœur. Une observation un peu attentive met bien
vite sur la voie de la vérié.

VOMISSEMENTS

Nous avons vu, dans les chapitres précédents, que
plusieurs Maux d'Estomac, que plusieurs Dyspepsies
donnent lieu au Vomissement, soit au vomissement
complet, soit à un commencement de vomissement,
c'est-à-dire à des nausées, ou des vomituritions, ou
des régurgitations, ou des éructations.

Je vais exposer ici les signes à l'aide desquels on
pourra reconnaître la cause et la nature de ces vomissements, et, par conséquent, appliquer sciemment
un traitement convenable.

107. Variétés du vomissement. — Le vomissement
peut être complet : c'est alors le vomissement proprement dit ; il peut être incomplet : ce sont alors
des nausées, des régurgitations ou renvois, des éructations.

1º *Nausées.* — On donne le nom de nausée à une
sensation préalable, de nature toute spéciale, que
l'on éprouve avant de vomir. Elle s'accompagne d'un
malaise général, de vertiges, de sueur froide, d'anxiété, de gêne de la respiration, d'un afflux de salive

dans la bouche, etc. Ordinairement cette sensation pénible, qui n'est autre chose que l'envie de vomir, est suivie de vomissements : le Malade est alors soulagé; quelquefois, au contraire, cette sensation se prolonge ou reparaît à divers intervalles plus ou moins rapprochées, sans être suivie d'aucun résultat.

Nous avons vu que les *Nausées* s'observent dans l'Indigestion légère (76) ou incomplète et dans le cas de Saburres (93); elle existe aussi toutes les fois qu'il y a vomissement: elle en est le prélude obligé.

2° *Régurgitations, renvois.* — Ces renvois ou régurgitations consistent en une légère contraction de l'Estomac qui fait remonter dans la gorge et dans la bouche une petite quantité des liquides ou des aliments contenus dans cet organe.

Nous avons vu que, dans les cas d'Aigreurs (96) surtout, ainsi que dans l'Indigestion ordinaire (77), la Gastrite (81), la Gastralgie (85), l'Ulcère (87), le Cancer (90), les Saburres (93), il y a des renvois, des régurgitations,

Presque toujours ces renvois sont aigres, amers, âcres, et déterminent dans la gorge une sensation plus ou mois désagréable et pénible.

Ils ne sont pas toujours suivis de vomissements, surtout dans le cas d'Aigreurs.

3° *Eructations.* — *L'éructation* ou *rot* est l'expultion, plus ou moins bruyante, volontaire ou involontaire, de gaz contenus dans l'Estomac. Ces gaz peuvent être: 1° *inodores*, ainsi que cela a lieu dans le cas de Flatulence (106) ; — 2° *nidoreux*, c'est-à-dire exhalant soit une odeur d'œufs pourris, soit une odeur qui rappelle d'une façon désagréable celle des aliments que l'on a mangés, ce qui se voit surtout dans les cas d'Indigestion (77), de Saburres et d'Aigreurs (96) ;—3° *aigres*, c'est-à-dire entraînant avec eux des parcelles de liquides et d'aliments aigres ou amers, ainsi que cela se voit dans le cas d'Aigreurs (96).

4° *Vomissements.*— C'est un acte convulsif involontaire, dû à la contraction de l'estomac, puissamment aidé par les contractions convulsives du diaphragme et des muscles qui constituent les parois abdominales ; il en résulte l'expulsion par la bouche des matières diverses contenues dans l'estomac.

Le vomissement s'observe surtout dans l'Indigestion (77), la Gastrite (81), l'Ulcère (87), le Cancer (90) et la Pituite (99) ; il est moins fréquent dans la Gastralgie, les Saburres, les Aigreurs ; il est très-rare dans l'Atonie et la Flatulence.

108 Matières vomies.—L'aspect des matières vomies donne d'utiles indications pour aider à reconnaître la nature de la maladie qui a déterminé le vomissement.

1° *Aliments, boissons.* — Les matières alimentaires vomies consistent en une bouillie molle, grisâtre ou rosée, exhalant une odeur acide et nauséeuse, et dans laquelle on a peine à reconnaître les aliments que l'on a mangés ; le degré d'altération des aliments est en rapport avec le temps qui s'est écoulé depuis la fin du repas.

Ces vomissements *alimentaires* s'observent dans toutes les espèces de Maux d'Estomac, si ce n'est dans 'Atonie et la Flatulence.

2° *Matières muqueuses.* — Ces matières sont plus ou moins visqueuses et filantes, et ressemblent à du blanc d'œuf cru ou aux mucosités que secrète le nez atteint d'un rhume de cerveau; elles sont ordinairement vomies sans grands efforts, mais l'acte du vomissement s'accompagne de crachottements qui sont très-désagréables; il faut aussi constater que ce vomissement a · lieu périodiquement, à des heures assez régulières.

Ces vomissements *muqueux* s'observent presque exclusivement dans la Pituite (99).

3° *Liquides aigres, acides.* — Ces liquides, formés par du suc gastrique ainsi que par des aliments et des boissons qui ont tourné à l'aigre dans l'estomac, remontent dans la gorge ou dans la bouche, et y déterminent une sensation de chaleur, d'ardeur et même de cuisson quelquefois très-pénible.

Ces vomissements *aigres* constituent les Aigreurs (96).

4° *Matières bilieuses.* — Les matières alimentaires sont souvent teintes en vert ou en jaune verdâtre par une certaine quantité de bile; ces matières laissent dans la bouche du Malade un goût amer et âcre très-désagréable.

Quand elles sont abondantes et qu'on les voit dans les matières qui constituent le commencement du vomissement, elles indiquent qu'il y a des Saburres (93) dans l'estomac.—Si elles apparaissent vers la fin du vomissement, alors que l'estomac s'est complétement débarrassé de toutes les matières qu'il contenait et qu'il continue à vomir à vide, à se contracter spasmodiquement et à n'amener que quelques matières bilieuses, — alors, dis-je, cette bile n'est amenée que mécaniquement et · ne signifie rien : il ne faut pas s'en préoccuper.

5° *Matières noirâtres.* — Ces matières ne sont autre chose que du *sang* fourni par la membrane muqueuse de l'estomac ou par l'ulcération d'une Artère ou d'une Veine. Ces matières, quoique formées par du sang, sont noirâtres et ressemblent à du marc de café, à de la suie, parceque le sang s'est altéré dans l'estomac au contact du suc gastrique.

Ces vomissements noirâtres ne s'observent que dans l'Ulcère simple (87) et le Cancer (90) de l'Estomac.

6° *Sang.* — Quand un Malade vomit du *sang* pur, rouge écarlate, vermeil, mousseux, ce sang ne vient pas de l'estomac, il vient des poumons; c'est le signe de la rupture d'une Artère ou d'une Veine soit des poumons, soit du cœur.

DOULEURS D'ESTOMAC

La douleur est un symptôme que j'ai signalé dans presque toutes les espèces de Maux d'Estomac dont j'ai fait la description. Je crois qu'il ne sera pas sans intérêt de résumer ce que j'en ai dit, et surtout de montrer qu'elle peut aider à reconnaître quelle est la nature de la maladie, dont elle n'est elle-même qu'un écho.

109. Causes. — Les diverses sensations douloureuses

dont l'estomac peut être le siége peuvent être dues :

1° A des maladies de l'estomac avec altération de sa membrane muqueuse : Gastrite, Ulcère simple, Cancer ;

2° A des maladies ou à des troubles fonctionnels des organes qui concourent à l'acte complexe et multiple de la Nutrition (3). Ce retentissement douloureux des souffrances de ces divers organes sur l'estomac est dû à la *sympathie* (69) qui les unit tous entre eux. C'est pourquoi il est si fréquent de voir survenir des douleurs d'estomac en même temps que les maladies du foie, des reins, des intestins, de la matrice, etc. ;

3° A un état spécial du système nerveux en général et des nerfs de l'estomac en particulier, état auquel on donne le nom d'état nerveux quand il est généralisé, et de Gastralgie quand il est localisé dans l'estomac.

110. Douleurs diverses. — Elles revêtent différents caractères selon la nature de la cause à laquelle elles sont dues.

1° *Pesanteur.* — La sensation de pesanteur, d'oppression, de poids, etc., ressentie au creux de l'estomac après avoir mangé, s'observe assez souvent. Elle dépend, en général, de la faiblesse et de l'inertie de l'estomac ; elle est d'autant plus grande que le repas a été plus copieux et qu'il consistait en des aliments peu digestibles. Elle apparaît généralement quelques minutes après la fin du repas et dure presque aussi longtemps que le travail digestif. A mesure qu'une partie des aliments se digère et passe de l'estomac dans les intestins, ce sentiment de pesanteur disparaît.

On l'observe surtout dans l'Atonie (102), la Gastralgie (85) et l'Indigestion incomplète (76).

2° *Gonflement.* — Le gonflement de l'estomac dépend de la production de gaz dans l'intérieur de cet organe, gaz occasionnés par une digestion défectueuse. Il constitue un état maladif auquel on donne le nom de Flatulence et que j'ai décrit séparément à cause de son importance (106). Il apparaît de une à deux heures après avoir mangé.

3° *Chaleur* et *Cuisson.* — Cette sensation plus ou moins douloureuse est due au contact de la nourriture avec la muqueuse, qui est plus ou moins irritée ou enflammée.

La muqueuse de l'estomac est dans un état analogue à celui que nous offre la peau quand elle a eu un coup de soleil, ou qu'elle a été en contact avec un sinapisme pendant un peu trop longtemps : alors le contact des aliments détermine une sensation de chaleur, et même de brûlure, d'autant plus vive que l'irritation est plus prononcée, ou que les aliments et les boissons sont doués de propriétés plus excitantes. Cette sensation douloureuse apparaît au moment même où les aliments arrivent dans l'estomac.

Cette douleur existe aussi, quoique bien moins vive, en dehors des heures des repas. La pression exercée sur la région épigastrique l'augmente toujours plus ou moins.

Elle s'observe dans la Gastrite (81) et l'Ulcère simplé (87).

4° *Crampes*. — Ces crampes consistent en des douleurs de nature très-variée et de formes très-diverses, mais qui sont toujours dues à une excitabilité maladive des nerfs de l'estomac.

Ces douleurs ont des caractères très-variés; les Malades les comparent à des pincements, à des morsures, à des élancements; il semble à quelques-uns qu'un reptile remue dans leur estomac; à d'autres, qu'il y a une pierre ou un corps étranger dans cet organe; à d'autres, qu'une barre de fer pèse sur leur estomac, ou qu'un cercle de fer les étreint; à d'autres, que leur estomac est serré comme dans un étau, etc.

Ces sensations douloureuses si variées offrent une vivacité et une violence extrêmement variables : elles sont quelquefois assez supportables, mais il arrive trop souvent qu'elles apparaissent sous la forme de *crises* (85) extrêmement violentes, qui arrachent des cris et des pleurs, même aux plus courageux.

Ces crampes existent en général alors que l'estomac est à jeun, ou qu'il ne contient pas d'aliments; le fait de manger les calme momentanément, du moins habituellement; elles reparaissent vers la fin de la digestion.

Elles s'irradient presque toujours du côté de l'ombilic, vers le milieu de la poitrine et surtout dans le dos, entre les deux épaules; quelquefois l'épigastre ne peut endurer le moindre vêtement : c'est lorsque la douleur de l'estomac s'irradie à la peau de l'épigastre; mais le plus souvent une pression lente et progressive, exercée par la paume de la main ou par une serviette chiffonnée, la diminue notablement

Ces crampes ne s'observent que dans la Gastralgie (85).

• 5° *Pyrosis*.—Quelquefois les liquides aigres sonttrès-
abondants, très-concentrés, et s'accompagnent d'irritation de la muqueuse gastrique : il en résulte alors
une sensation très-doulourense que le Malade ressent
au niveau de l'épigastre, sensation qu'il compare à
la brûlure d'un fer rouge (d'où le nom de *pyrosis*);
en même temps il se produit des renvois acides,
aigres, amers, qui déterminent également dans la
gorge une sensation de chaleur âcre, de brûlure
extrêmement pénible.

La Pyrosis s'observe habituellement chez les personnes très-nerveuses sujettes aux Aigreurs (96, 2°).

COLIQUES

111. Caractères généraux. — On désigne sous le
nom de *Coliques*, des douleurs qui ont leur siége
dans l'intestin, ainsi que dans les autres viscères de
l'abdomen. Ces douleurs sont générales ou locales;
mais, même dans ce dernier cas, elles présentent
souvent des irradiations particulières qui aident à en
déterminer le point de départ. Elles sont sourdes,
aiguës ou lancinantes; elles reviennent par accès et
s'accompagnent soit d'une espèce de pincement, soit
d'un tortillement faible d'abord, mais graduellement
croissant.

112. Causes. — Les Coliques peuvent se manifester sous les influences suivantes :

1° L'affection rhumatismale; — 2° la névralgie gastro-intestinale; — 3° l'indigestion intestinale; — 4° l'inflammation du gros intestin;—5° la dyssenterie; — 6° la présence de graviers ou de calculs dans les voies urinaires; — 7° la présence de graviers ou de calculs dans les canaux biliaires; — 8° la présence de certains vers dans l'intestin grêle.

113. Symptômes.—Ces huit causes principales constituent huit variétés de Coliques dont je vais indiquer les caractères différentiels.

1° *Colique rhumatismale.* — L'affection rhumatismale peut se localiser dans les parois abdominales, ou dans l'intestin lui-même. Ces douleurs sont générales, presque continues; elles s'exaspèrent par la pression, par le moindre mouvement. Au reste, la détermination des causes ordinaires du rhumatisme sert à faire reconnaître la nature de cette variété de Coliques.

2° *Coliques nerveuses.* — Ces Coliques sont caractérisées par des tiraillements, des crampes dans la région abdominale, principalement pendant l'acte de la digestion; très-souvent, ces douleurs prennent le caractère d'une constriction violente, d'une sorte de déchirement ou de brûlure; la partie correspondante du dos est également douloureuse, ainsi que la région antérieure de la poitrine. Ces douleurs se manifestent par accès plus ou moins longs, comme dans la *Gastralgie* (85).

6° *Coliques dans l'Indigestion intestinale.* — Au début

de l'Indigestion intestinale, il existe un sentiment de gêne, de pesanteur, de chaleur dans l'abdomen. La douleur proprement dite ne se manifeste que lorsque les matières non digérées sont arrivées dans le gros intestin; les Coliques sont alors accompagnées de Diarrhée.

4° *Coliques dans l'inflammation du Gros Intestin.* — Les Coliques sont un symptôme constant de l'inflammation du gros intestin; elles suivent, en général, le trajet du colon; elles s'accompagnent d'un sentiment de tortillement, de déplacement de gaz et de liquides dans l'abdomen et d'un pressant besoin d'évacuer. Ces Coliques cessent après une évacuation, pour revenir au bout d'un temps plus ou moins long; elles reviennent presque immédiatement après l'ingestion des aliments; le plus souvent la pression les exaspère.

5° *Coliques dans la Dyssenterie.* — Dans la Dyssenterie, qui est une forme particulière d'inflammation du gros intestin, des douleurs plus sourdes se font sentir sur le trajet du gros Intestin et viennent aboutir au rectum, où les Malades éprouvent un sentiment de pesanteur très-incommode. Un besoin extrêmement fréquent de défécation amène des épreintes très-douloureuses, du ténesme, et les Malades rendent de temps en temps une matière glaireuse, sanguinolente, toujours aboupendante.

6° *Coliques néphrétiques.* — Elles sont dues à la présence de graviers, de concrétions pierreuses dans les voies urinaires; on les observe surtout chez les goutteux. L'accès débute brusquement, par une douleur déchirante, dans un côté de la région lombaire:

cette douleur se propage dans l'abdomen, et, en particulier, le long du trajet de l'uretère, et quelquefois
jusqu'à l'extrémité du canal de l'urètre. En général,
ces douleurs sont apaisées par la pression sur la région rénale ou sur l'abdomen. Pendant le cours de
l'accès, l'urine est claire et peu abondante; quand
l'accès est passé, elle est plus abondante, elle est
rouge, elle dépose un sédiment épais d'acide urique
ainsi que les graviers qui ont été la cause de la Colique.

7° *Coliques hépatiques*. — La présence de calculs
ou de graviers dans les canaux excréteurs du foie,
provoque des accidents analogues aux précédents. Cependant l'accès de Colique hépatique se distingue par
les caractères suivants : douleur très-vive dans le
flanc droit, se propageant dans le sein, le cou
et l'épaule du même côté. Cette douleur, d'abord de
courte durée et ne venant qu'à de longs intervalles,
devient de plus en plus continue et peut se prolonger
plusieurs jours, en laissant de bien courts moments
de repos; elle est atroce et elle s'irradie surtout vers
l'ombilic; la moindre pression, le simple poids des
couvertures, suffisent souvent pour l'exaspérer. Le Malade est dans une agitation excessive; il survient des vomissements; un ictère léger se déclare quelquefois. L'attaque de Colique hépatique se termine généralement par
la cessation brusque des accidents et par l'expulsion
dans les selles de calculs ou de gravelles biliaires.

8 *Coliques vermineuses*. — Elles sont le résultat
de la présence de certains vers (tænias) dans l'Intestin grêle. Ces douleurs siégent ordinairement au niveau

de l'ombilic; elles sont intermittentes, souvent suivies de diarrhée avec expulsion de fragments de ver; la douleur est bien des fois accompagnée d'une sensation d'ondulation, d'un corps qui remonte vers l'estomac.

RÉGIME

114. Son importance. — Dans toutes les maladies, le Régime a une très-grande importance ; mais il n'en est pas où il en ait autant que dans les deux maladies qui font l'objet de ce livre : les Maux d'Estomac et la Constipation habituelle ; et cela se comprend aisément.

Les écarts du régime, les fautes dans l'alimentation et surtout dans le choix des aliments, sont des causes très-fréquentes de l'une ou l'autre de ces deux affections ; en outre, les fonctions de l'estomac sont altérées, le travail digestif ne s'opère plus qu'avec lenteur ; l'ingestion et l'élaboration des aliments éveillent des douleurs ou des troubles fonctionnels divers ; l'expulsion du résidu de la digestion ne se fait plus régulièrement, quotidiennement.

En présence de ces perturbations des fonctions digestives, quoi de plus rationnel que de se préoccuper du Régime, c'est-à-dire de connaître les qualités nutritives et digestibles des divers aliments ; de faire usage de ceux dont la digestion s'opérera le plus aisément, ou conviendra le mieux aux troubles particuliers de l'estomac ou des intestins ; de proportionner enfin leur qualité et leur quantité aux forces, aux aptitudes et à l'état maladif des organes ?

Quant à moi, je suis intimement convaincu qu'il est de première nécessité de modifier la façon dont vit le Dyspeptique (je donne ce nom au Malade dont les fonctions digestives s'accomplissent mal), de s'occuper de ses aliments, de ses boissons, de leur qualité, de leur mode de préparation, de leur digestibilité, de les approprier à la puissance digestive de son estomac, ou à l'état de ses fonctions intestinales, de les modifier selon les troubles survenus dans les fonctions de ces organes.

Je crois que, sans vouloir amoindrir la valeur incontestable de bons médicaments, le Régime doit être la base d'un Traitement sérieux : c'est un modificateur de tous les jours, dont l'action est incessante, car elle est journellement renouvelée ; ses effets, pour ne pas être immédiatement appréciables, comme ceux d'un médicament très-actif, n'en sont pas moins réels et surtout durables ; ils modifient insensiblement notre organisme tout entier.

L'importance très-grande que j'attache au Régime explique :

1° Les développements que j'ai cru devoir donner à l'étude de la nature et de la destination des Aliments et à l'histoire de la Digestion ; j'ai voulu faire comprendre au Dyspeptique comment fonctionne son appareil digestif, afin qu'il puisse plus aisément en surveiller et en régler la marche ;

2° Les détails quelquefois minutieux dans lesquels j'entrerai souvent à propos des aliments et surtout de leur préparation : c'est que les Malades se dégoû-

tant promptement de tout, il faut qu'ils puissent varier souvent leur nourriture et les diverses préparations de leurs aliments, tout en évitant les mets
indigestes. — Ces détails côtoieront parfois la vulga-
rité; mais je pense que le Médecin peut, sans déroger, entretenir son Malade des choses les plus humbles
et les plus prosaïques, quand ces choses sont utiles à
la réussite du Traitement.

BOISSONS

115. Eau. — L'eau dont les Dyspeptiques feront
usage devra être parfaitement pure, limpide, claire,
bien aérée, légère, sans odeur, d'une saveur fraîche
et agréable.

L'eau est la boisson par excellence de l'homme bien
portant, celle qui lui convient le mieux, car elle ne
stimule ni ne ralentit aucune fonction et elle facilite
l'accomplissement de toutes. Elle doit entrer en une
large proportion dans le régime des sujets doués
d'un tempérament sanguin ou nerveux, de ceux
chez qui prédomine l'appareil hépatique, des hémor-
rhoïdaires, des goutteux ; il en est de même des
Dyspeptiques atteints de Gastrite et de ceux dont les
digestions s'accompagnent de renvois acides ou nidoreux.

Cependant, ainsi que je l'ai déjà dit, l'eau, bue
avec excès, distend l'estomac, atténue le degré de
stimulation dont cet organe a besoin, délaye et affai-

blit le suc gastrique, et ralentit ainsi le travail de la digestion.

Les sujets dont l'organisme est affaibli par une cause quelconque, physiologique ou morbide, les anémiques, les chlorotiques, les Dyspeptiques dont les digestions sont lentes ou pénibles, ont besoin d'une certaine stimulation pour que leurs fonctions puissent s'accomplir régulièrement ; c'est pourquoi ils devront faire usage de vin, qu'ils couperont d'eau dans des proportions qui varieront selon leur âge, leur sexe, leurs habitudes et leurs besoins.

116. Eaux minérales de table. — Au point de vue du goût, de l'hygiène et de la santé, l'usage des Eaux minérales naturelles tend de plus en plus à se généraliser. C'est la conséquence naturelle de l'augmentation des centres de population, dont les eaux deviennent de moins en moins potables, hygiéniquement et gastronomiquement parlant ; chacun sait, en effet, que les filtres publics et domestiques sont insuffisants pour retirer des eaux de rivières ou de sources toutes les matières insalubres qu'y mélangent constamment l'industrie et les usages domestiques ; on peut même ajouter que les filtres mal entretenus sont eux-mêmes une nouvelle cause d'altération.

Pour obvier à ces inconvénients, quelques personnes se servent d'Eaux minérales factices ; or, ce sont les eaux dont je viens de parler qui servent à la fabrication de ces boissons.

Il est donc tout simple que l'usage des Eaux minérales naturelles à titre d'Eaux de table, comme

Condillac, Saint-Galmier, Chateldon, Saint-Alban, Schwalheim, Seltz, Soultzmatt, Vichy, Vals, tende de plus en plus à se généraliser.

Le gaz acide carbonique y existe à l'état de dissolution, fait corps avec elle, s'y conserve mieux quand on débouche la bouteille ; elles moussent et pétillent, flattent agréablement le palais et sont essentiellement digestives._

Ce sont d'excellentes boissons dont je ne saurais trop recommander l'usage aux personnes atteintes d'Atonie ou de Gastralgie ; elles conviennent moins dans le cas où l'estomac est le siége d'une irritation plus ou moins vive ; on doit complétement s'en abstenir dans le cas de Flatulence.

117. Vin. — De toutes les boissons fermentées dont l'homme fait usage, le vin est la meilleure.

Le vin est un liquide composé d'éléments très-divers ; il contient : une très-grande quantité d'*eau*, 90 pour 100 en moyenne ; — de l'*alcool*, dont la proportion varie de 7 à 25 pour 100 ; — des substances *sucrées* ; — quelques *acides* végétaux (acétique, tartrique, malique, etc.) ; — des *sels* ou crème de tartre (acétates, tartrates) ; — du *tanin* ; — de la matière *colorante* ; — des *éthers* de diverse nature qui constituent le bouquet.

La composition chimique, la nature et les qualités du vin dépendent de l'espèce et de la provenance du raisin, de son cru, de son mode de fabrication, et des soins ultérieurs qu'il a reçus, etc. Mais je ne veux m'occuper ici que de ses qualités hygiéniques.

Le bon vin doit ses qualités hygiéniques aux heureuses proportions dans lesquelles sont groupés ses divers éléments constitutifs : l'alcool, dans la proportion de 10 à 12 pour 100, exerce une action stimulante immédiate sur l'estomac, et secondaire sur le système nerveux ; mais les acides et le tanin agissent comme tempérants, et modèrent l'action de l'alcool ; — le tanin et les matières colorantes constituent un excellent tonique amer, très-favorable à l'estomac ; — l'arome et le bouquet flattent agréablement le goût et stimulent l'estomac.

Le vin favorise notablement la digestion, excite le cerveau, active toutes les facultés, relève les forces, donne du ton et de l'énergie à tout l'organisme, et y fait naître un sentiment général de bien-être et d'expansion.

La première qualité des vins, de ceux destinés à des Malades surtout, est d'être purs, naturels ; malheureusement, ils sont souvent altérés par la sophistication, cet oïdium industriel. On devra donc prendre toutes les précautions nécessaires pour se les procurer aussi naturels qu'il sera possible.

Les vins nouveaux, outre qu'ils sont moins agréables à boire, sont lourds et laissent dégager dans l'estomac des gaz qui donnent lieu à des renvois acides, ou à des coliques. Les vins vieux sont plus digestibles, plus moelleux, moins spiritueux et doués d'un arome plus fin qui stimule doucement toute l'économie.

Quant au choix à faire entre les différents crus pour les Dyspeptiques, il s'agit bien moins de flatter leur palais, que de tonifier leur estomac, et de mesurer le degré d'excitation qu'il réclame. Or, les crus de Bordeaux et de Bourgogne sont les mieux adaptés aux besoins de la généralité des Dyspeptiques.

118. Diverses espèces de vin. — Le *Bordeaux* est un vin qui contient moins d'alcool, plus de tanin et moins de tartrates acides que le Bourgogne ; c'est pourquoi il est moins excitant, moins capiteux, mais un peu plus astringent sans être âpre, et un peu plus froid à l'estomac. Il a un bouquet très-prononcé, dont les nuances de saveur et de délicatesse varient selon les différents cépages, mais qui est généralement fin et agréable. Il convient très-bien aux Dyspeptiques, à ceux surtout qui ont besoin d'être tonifiés, mais chez qui on ne doit pas déterminer une stimulation trop vive.

Le *Bourgogne* est plus chaud, plus stimulant, plus capiteux que le Bordeaux ; il se distingue par l'éclat de sa couleur, la finesse de son arome, la suavité, la délicatesse et le velouté de sa saveur. Il convient aux Dyspeptiques dont la constitution est molle, lymphatique, atone, et dont les digestions sont lentes et laborieuses ; il ne conviendrait pas à ceux qui sont atteints d'Aigreurs, de Pyrosis ou de Gastralgie.

Les *vins blancs* ne sont pas toniques et stimulent très-vivement le système nerveux ; leur usage serait nuisible aux sujets faibles et délicats, atteints de Gastralgie, ou même d'une forme quelconque de Dyspepsie.

Le *vin* mousseux de *Champagne*, exerçant une

action bien plus vive encore à cause du gaz acide carbonique dont il est saturé, doit être interdit aux Dyspeptiques ; cependant, frappé de glace, il convient parfaitement pour arrêter les vomissements, à condition toutefois qu'il n'y aura aucun signe d'irritation gastrique ou d'état saburral.

Les *vins alcooliques* de Marsala, de Madère, ont une saveur et un parfum des plus délicats, et sont doués de propriétés stimulantes et digestives qui les font utiliser, à la fin des repas, dans les cas de Dyspepsie atonique, chez les sujets mous, lymphatiques et chez les chlorotiques.

Les *vins sucrés* de Malaga, de Lunel, de Malvoisie, sont très-utiles dans les mêmes cas ; ils communiquent à l'estomac une douce chaleur, qui s'irradie dans toute l'économie ; cependant leur usage ne convient pas aux Dyspeptiques atteints d'Aigreurs ou de Gastralgie, non plus qu'aux Diabétiques.

119.- Bière, Cidre. — La bière est la seule boisson habituelle dont plusieurs peuples de l'Europe fassent usage ; en outre, on en fait aujourd'hui, même dans les pays où le vin existe en abondance, une très-grande consommation.

La bière exerce sur l'estomac, sur le tube digestif et sur tout l'organisme, une action extrêmement variable selon les individus, différence d'action qui varie surtout selon qu'ils en font leur boisson habituelle, ou qu'ils en boivent accidentellement : les premiers digèrent parfaitement, en buvant de la bière pendant leurs repas ; les autres verraient leur digestion plus ou moins troublée, s'ils buvaient de la bière en mangeant.

C'est pourquoi les appréciations que je pourrais faire ici de la bière paraîtraient fausses et inexactes aux uns ou aux autres.

Cependant, on est forcé d'admettre qu'il existe une très-grande différence entre le vin et les autres boissons fermentées : une personne habituée à boire du vin ne s'habitue qu'à la longue à boire de la bière, du cidre, du poiré, etc., surtout en mangeant ; au contraire, une personne habituée à boire de la bière, du cidre, du poiré, etc., s'habitue immédiatement à boire du vin.— Donc on peut conclure, sans dépasser les bornes de la logique, que le vin est préférable et qu'il est mieux supporté par l'estomac.

En tous cas, les personnes habituées à boire de la bière savent parfaitement à quoi s'en tenir sur les effets que produit cette boisson sur leur estomac, sur leurs digestions ; — celles qui n'en boivent qu'accidentellement devront le plus souvent lui préférer l'usage du vin.

Je pourrais en dire autant du *cidre*, du *poiré*, etc.

120. Liqueurs. — Le cognac, le rhum, le kirsch, exclus habituellement du régime des Dyspeptiques, peuvent cependant rendre accidentellement quelques services quand il s'agit de déterminer une vive stimulation de l'estomac.

Les liqueurs sont quelquefois utiles à la fin d'un repas un peu copieux, pour en faciliter la digestion ; mais les sujets atteints, à un degré quelonque, d'Irritation de l'estomac ou d'Aigreurs, devront s'en interdire l'usage d'une façon absolue.

L'*anisette* peut être employée pour combattre cette disposition flatulente, si commune aux Dyspepsies atoniques.

Le *curaçao*, bien préparé, est une liqueur tout à la fois amère, aromatique et spiritueuse, qui doit ses propriétés stomachiques à la macération de zestes d'écorces d'oranges amères qui en fait la base.

Je range à côté l'*Élixir de Garus*, dont les qualités toniques et digestives sont depuis longtemps consacrées.

La *Liqueur de la grande Chartreuse*, dont les trois teintes permettent de doser la force, est la meilleure liqueur de dessert pour les Dyspeptiques. — L'*Élixir de la grande Chartreuse* est doué d'une grande puissance de calorification et de stimulation diffusibles, qui s'exercent d'abord sur l'estomac, et qui, de là, s'irradient presque aussitôt dans toute l'économie, dont elles réveillent les forces vives ; on l'emploiera avec succès dans les cas de maux de tête, de défaillances, et dans tous les cas où la vie semble menacée dans sa source.

L'*Eau de mélisse des Carmes* possède des propriétés stimulantes analogues, mais à un degré bien inférieur.

121. Excès des Alcooliques. — Prises en quantité *modérée*, les boissons alcooliques augmentent la sécrétion du suc gastrique, occasionnent une douce chaleur et une stimulation légère dans la muqueuse de l'estomac, et favorisent ainsi la digestion, en même temps qu'elles exercent une heureuse influence sur l'ensemble de notre organisme.

Prises *en excès*, les boissons alcooliques provoquent une irritation plus ou moins vive de la muqueuse gastrique ; le *suc gastrique* est sécrété en plus grande abondance, ainsi que le *mucus* qui lubrifie l'intérieur de l'estomac ; une grande partie des boissons s'acidifie ; enfin, une portion de l'alcool absorbé s'évapore en nature par nos poumons.

De là résultent plusieurs troubles fonctionnels :

1° L'irritation fréquemment répétée de la muqueuse de l'estomac détermine en elle une congestion, une rougeur habituelles et une crispation de ses tuniques ; puis surviennent des épaississements, des indurations, siégeant surtout dans le voisinage du pylore, altérations qui entretiennent des troubles digestifs divers, et qui peuvent même se transformer en cancer.

2° L'excitation du système nerveux de l'estomac occasionne également des douleurs gastriques, des crampes d'estomac, et quelquefois des vomissements nerveux.

3° L'augmentation du *mucus* gastrique constitue un amas de mucosités, de glaires, qui surchargent l'estomac, entravent la digestion : elles sont souvent rejetées tous les matins sous forme de vomissements muqueux ou pituiteux.

4° L'augmentation du *suc* gastrique et l'acidification plus abondante des boissons ingérées provoquent des aigreurs, des renvois acides, de la chaleur à l'estomac et même du pyrosis.

5° Enfin surviennent des troubles généraux de l'intelligence, qu'il suffit de signaler.

Ces troubles divers seront encore plus prononcés, et apparaîtront plus rapidement, si les boissons alcooliques sont prises *à jeun* : c'est ce que l'on observe souvent chez les buveurs d'absinthe.

122. Thé. — Le thé est une boisson aromatique dont trop de peuples font un trop grand usage pour qu'il ne réponde pas à un besoin réel; pour eux, en effet, il supplée à l'absence du vin dans leur régime et, par la stimulation qu'il imprime aux fonctions de l'estomac, il rend les digestions plus faciles. En France, le thé est resté une tisane pour les classes inférieures, et pour les classes supérieures, une boisson de luxe et de convenance, un accompagnement obligé des soirées.

Les nombreuses espèces de thé peuvent se réduire à deux principales : le thé noir et le thé vert.

Le thé noir doit être exclusivement choisi pour les Dyspeptiques, car ses effets se réduisent à une légère stimulation cérébrale, à une sensation de douce chaleur à l'estomac.

Le thé vert possède une action stimulante beaucoup plus énergique, et produit de l'agitation, de l'insomnie, une excitation générale de tout le système nerveux.

Une infusion de thé, bien chaude, bien préparée, flatte singulièrement le goût par la finesse de sa saveur et la délicatesse de son arome; ingérée, elle produit des effets immédiats et secondaires : les premiers, dus en partie au calorique, s'exercent sur la muqueuse de l'estomac, et consistent en une sensation de chaleur, une stimulation, une augmentation de la puissance digestive de ce viscère ; à cette action locale succède bientôt un sentiment de bien-être, une diffusion de chaleur, une augmentation d'énergie vitale.

Le thé convient donc, après le dîner, aux personnes âgées et à toutes celles dont les digestions sont lentes et laborieuses. On le prescrira surtout dans le cas d'inertie digestive de l'estomac, succédant soit aux excès de table, soit aux excès de veilles : il ranimera alors le système nerveux, redonnera à l'estomac sa puissance digestive, et favorisera l'élaçoration des aliments.

123. Café. — Le café est d'un usage universel, et la consommation qui s'en fait dans toutes les parties du monde est immense. Cette boisson, douée d'une saveur très-agréable, possède en effet de précieuses qualités, qui sont d'ailleurs modifiées par le mode de préparation, la température du liquide, par l'état de vacuité ou de plénitude de l'estomac, par l'âge ou le tempérament, par l'habitude, etc.

C'est pour n'avoir pas suffisamment tenu compte de toutes ces circonstances, que l'on a tant déclamé pour et contre le café. Or, le café est bon en lui-même, comme le vin et comme tant d'autres choses ; l'abus seul, et l'abus commence à un degré qui n'est pas le même pour tout le monde, est préjudiciable.

La préparation du café exige des soins minutieux, sur lesquels la Gastronomie s'est étendue avec une complaisance que légitimait l'importance du sujet. Préparé selon les règles de l'art, le café exhale une suave vapeur que le gourmet hume avec délices.

Ingéré, il fait naître une douce chaleur dans l'estomac; il en rehausse l'énergie, surtout lorsque cet organe est aux prises avec une grande quantité d'aliments divers, et il rend la chymification plus prompte et plus facile : cette action, à la fois tonique et stimulante, est très-favorable à la digestion.

Les centres nerveux, et toute l'économie, participent bientôt à la douce stimulation exercée sur l'estomac. Il excite, en effet, tout le système nerveux, mais sans produire les troubles et les perturbations qu'occasionnent les alcooliques, dont il abat, au contraire, les fumées stupéfiantes. Il donne comme un coup de fouet à l'intelligence engourdie.

Aussi est-ce la liqueur favorite des savants, des artistes, des vieillards : les uns lui ont fait hommage de leur génie; les autres lui ont demandé l'inspiration, ou une plus grande activité intellectuelle; les vieillards le savourent avec délices, car il réveille leur sensibilité émoussée et il restaure en eux la conscience de la vie.

Pris à jeun, ou bien le soir, plusieurs heures après avoir mangé, le café ne détermine plus qu'une excitation sans fond, suivie de tiraillements et d'une sensation de malaise analogue à celui de la faim : c'est alors aussi qu'il émeut le plus fortement le système nerveux, qu'il stimule le plus l'intelligence, en même temps qu'il détermine de l'insomnie; cette action se prolonge même assez longtemps chez les personnes qui n'en font pas habituellement usage à ces heures insolites.

Le café convient surtout aux Dyspeptiques dont les digestions sont longues, pénibles; à ceux dont les fonctions s'accomplissent mollement, sans énergie ni ressort; c'est également l'excitant fonctionnel par excellence des personnes âgées, dont il stimule l'estomac paresseux.

Mais les Dyspeptiques atteints de Gastralgie ou de Gastrite à un degré quelconque, ainsi que ceux qui sont sujets aux Aigreurs, devront s'abstenir de café.

LAITAGE, BEURRE, ŒUFS

124. Lait. — Le *lait*, dont la Nature a indiqué à l'homme toute la puissance nutritive, est spécialement approprié aux besoins du premier âge, pour lequel il n'est pas de meilleur aliment; mais à mesure que l'organisme se développe, il perd son aptitude primordiale à le digérer aisément.

Le lait, en effet, n'est pas un aliment aussi digestible qu'on le pense généralement : soit qu'il n'exerce plus sur la muqueuse stomacale, émoussée par des aliments de haut goût, une stimulation suffisante, soit pour d'autres raisons, beaucoup de Dyspeptiques ne le digèrent que très-difficilement.

Le lait est une émulsion mucilagineuse de matière

caséeuse et albumineuse, de matière sucrée et de sels, dans laquelle nagent des globules de matière grasse.

Lorsqu'on l'abandonne à lui-même, il se sépare bientôt en trois parties : — l'une vient à la surface former la crème, laquelle résulte de l'agglomération des globules de matière grasse (beurre) entre lesquelles s'interpose une certaine quantité de sérum, tenant en dissolution du caséum; — l'autre, d'abord dissoute dans le lait, se concrète et constitue le caséum (fromage) sous forme de grumeaux blanchâtres; — l'autre, enfin, est le sérum (petit-lait), liquide limpide, d'un blanc jaunâtre ou opalin, constitué par de l'eau tenant en dissolution des matières salines et une substance particulière, du sucre de lait.

Le lait est d'une digestion qui n'est pas toujours facile; d'ailleurs, pour cet aliment, plus encore que pour les autres, il faut tenir compte des goûts du Dyspeptique, des susceptibilités, des caprices, de la tolérance de son estomac. Quoique le lait soit parfaitement et aisément digéré par certaines personnes, on voit certains estomacs qui ne peuvent le supporter et se révoltent obstinément contre lui.

Le lait qui vient d'être trait est habituellement le mieux digéré; bouilli, il est plus lourd, car l'ébullition lui a enlevé une grande partie de l'air qu'il contenait et altéré légèrement sa constitution chimique. Bu chaud, il est peu digestible, pour les Gastralgiques surtout, chez lesquels il détermine de la pesanteur d'estomac, du ballonnement et des borborygmes; bu froid, il se tolère mieux, mais il détermine de la diarrhée chez quelques Dyspeptiques.

Pour rendre sa digestion plus facile, on devra le
relever par du sucre, ou par du sel, ou bien en faire
quelque potage au pain ou aux fécules exotiques,
que l'on additionnera d'une liaison de jaunes d'œuf.

En résumé, le lait est diversement supporté par
les divers estomacs, sans qu'on puisse toujours parfaitement s'expliquer ces différences. Chacun exami-
nera avec soin la tolérance de son estomac à cet
égard, et il restera seul juge de savoir s'il doit ou
ne doit pas faire usage de lait.

125. Diverses espèces de Lait. — Les mêmes éléments constitutifs existent dans le lait de tous les
animaux, mais ils y sont en des proportions variables : c'est ce qui explique pourquoi le lait est
doué de propriétés diverses, selon qu'il provient de
tel ou tel animal.

Le lait de *vache*, le plus usuel de tous, contient en
moyenne : 80,50 pour 100 d'eau, 3,20 de substances
azotées (fromage), 3,34 de beurre et 3,71 de sucre.

Le lait d'*ânesse* offre l'odeur, la saveur et les propriétés du lait de femme ; il est plus faible, surtout
en fromage et en beurre, que le lait de vache, mais
il est plus sucré (6,40 au lieu de 3,71) ; sa crème
est peu abondante ; son beurre est mou, blanc, peu
sapide, se rancissant vite ; il est adoucissant et laxatif ; il est peu nourrissant, mais c'est celui qui est le
mieux digéré par la plupart des Dyspeptiques.

Le lait de *chèvre* est plus riche que celui de vache
en substances grasses et azotées et en sucre : il contient 4,50 de fromage au lieu de 3,20 ; 4,10 de

beurre au lieu de 3,34, et 5,80 de sucre au lieu de 3,71; c'est le plus épais de tous; il a une odeur et une saveur hircines caractéristiques; sa crème est d'un blanc mat, épaisse, d'une saveur agréable; son beurre est blanc, ferme, très-abondant et d'une bonne conservation; il est astringent et tonique.

Le lait de *brebis* est le plus riche de tous, car il contient 8 pour 100 de fromage au lieu de 3,20, et 6,50 de beurre au lieu de 3,34; il est moins sucré que celui de vache et surtout que celui d'ânesse; son beurre est abondant; son fromage est gras, visqueux et d'une odeur spéciale; il est très-nourrissant.

Le *petit-lait* est d'une digestion plus facile que le lait.

126. Café au lait. — Dans toutes les grandes villes, presque toutes les femmes, à quelque classe de la société qu'elles appartiennent, ne sauraient se dispenser de prendre chaque matin, à leur lever, un bol de café au lait; c'est un aliment peu coûteux, -très-promptement et très-facilement préparé. Si, dans un ménage, la femme en prend, les enfants et le mari lui-même ne sauraient avoir un goût différent, et, chaque matin, la cuisinière fait sa provison de lait au laitier du coin.

Or, c'est pour n'avoir pas voulu remarquer que c'est avec ce lait qu'est préparé le café au lait dans toutes les grandes villes, qu'un très-grand nombre de Médecins ont déclaré que c'était là un détestable aliment et qu'ils lui ont imputé maintes maladies.

Je ne partage pas cette façon de voir; car je ne puis

m'empêcher de remarquer qu'un très-grand nombre de personnes font un usage journalier de café au lait depuis un grand nombre d'années, tout en conservant une très-bonne santé.

Il est cependant également vrai que, pour beaucoup de personnes, le café au lait est un véritable purgatif, et que quelques-unes même n'en usent que dans ce but.

La véritable raison de cette action si différente et de ces opinions contradictoires est que le lait, ainsi que je l'ai fait remarquer, n'est pas également bien digéré par tous les estomacs et que quelques-uns ne peuvent le supporter; qu'il a, chez quelques personnes, une action analogue à celle d'un laxatif; enfin que, dans les grandes villes, le lait est généralement mauvais, parce qu'il est altéré par son transport, pendant lequel il est secoué plusieurs heures durant, et par mille falsifications que la surveillance la plus active a peine à prévenir et à réprimer.

Si donc on veut bien réfléchir à cette intolérance d'un grand nombre d'estomacs pour le lait pur et parfaitement naturel, ainsi qu'aux nombreuses altérations que le lait peut subir, soit par des modifications dans le régime ou même dans la santé de la vache qui le produit, soit surtout par les falsifications des nombreux industriels entre les mains desquels il passe avant d'arriver dans le bol du consommateur, on comprendra facilement comment le café au lait devient, pour quelques Dyspeptiques, un mauvais déjeuner, produisant une satiété factice, trompant l'estomac sur ses véritables besoins et déterminant souvent des dérangements dans les fonctions intestinales.

127. Chocolat. — Il existe aussi beaucoup de dissidences sur la valeur hygiénique du chocolat ; cela tient aux très-grandes différences de qualité qui existent entre les nombreuses espèces de chocolat que produit l'Industrie et aux nombreuses sophistications dont cet aliment est l'objet chez certains fabricants ; cela dépend aussi de ce que le chocolat est très-souvent préparé au lait, auquel il emprunte par conséquent son indigestibilité.

Je conseille donc : d'acheter le chocolat dans une bonne maison ; de choisir celui qui est aromatisé à la vanille, car le chocolat, étant un aliment gras, a besoin d'aromates qui stimulent l'estomac, afin d'en faciliter la digestion ; enfin de le préparer à l'eau, car il devient alors plus léger, surtout pour les Dyspeptiques qui supportent mal le laitage.

Le chocolat constitue un *premier déjeuner* agréable et assez hygiénique ; cependant il est un peu échauffant.

128. Fromages. — Les *fromages* constituent un mets d'un usage très-répandu ; les nombreuses variétés de cet odorant produit dépendent de la nature du lait employé, de la proportion de crème qu'ils contiennent et du mode de fabrication.

1° La *crème* fouettée est un aliment doux, rafraîchissant, léger et qui constitue un très-bon dessert pour un estomac maladif.

2º Les fromages frais à la crème, à la pie, de Neuf-châtel, ont une saveur douce et agréable ; ils sont nourrissants et, convenablement assaisonnés de sucre ou de sel, d'une digestion assez facile ; cependant les Gastralgiques et les personnes qui ne peuvent digérer le lait les supportent difficilement.

3º Les fromages salés de Brie, de Marolles, de Li-varot, de Camember, ont subi un commencement de fermentation qui a développé en eux des acides gras auxquels ils doivent une saveur et une odeur spé-ciales ; ils sont plus digestibles et plus excitants que les précédents.

4º Les fromages de Gruyère, de Hollande, de Chester, sont plus stimulants et d'une digestion plus difficile.

5º Les fromages de Sassenage, de Roquefort, qui doivent leur haut goût à divers assaisonnements et surtout au caséate d'ammoniaque qu'un commence-ment de putréfaction y développe, sont les plus exci-tants de toutes ces préparations ; ils stimulent vive-ment la muqueuse de l'estomac, et leur usage habituel peut, chez les Dyspeptiques, avoir des inconvénients.

Les fromages sont, en général, d'une digestion dif-ficile pour la plupart des Dyspeptiques ; cela tient à ce que les diverses espèces de fromages contiennent trop de matière grasse, et à ce que la décomposition de la caséine et du beurre produit divers acides gras qui stimulent trop vivement la muqueuse gastrique. En outre, les fromages de haut goût produisent sou-vent de la chaleur et même du pyrosis, ainsi que de la flatulence.

Cependant ces fromages excitent et rendent plus abondante la sécrétion de la salive, du suc gastrique, de la bile et du suc pancréatique : aussi peut-on les considérer, malgré la difficulté qu'ils ont eux-mêmes à être digérés, comme de très-bons moyens de faciliter la digestion. C'est pourquoi j'en conseille l'usage aux Dyspeptiques dont la digestion est lente et pénible, à condition toutefois qu'ils en useront modérément.

129. Beurre. — Le *beurre* est séparé de la crème du lait par le barattage. Sa composition est très-mobile : très-frais, il a une saveur franche, un arome de noisette ; il constitue alors un aliment, un hors-d'œuvre agréable, sain, adoucissant et assez **digestible** ; mais au bout de peu de jours, le lait de beurre, dont la fabrication ne peut le purger entièrement, fermente et lui communique peu à peu une odeur et une saveur particulières.

Comme aliment, il participe aux propriétés des graisses ; mais sa finesse et son arome, qui dépendent à la fois de la race de l'animal qui l'a produit, de la nature du pâturage et de la perfection du travail de fabrication, le rendent plus digestible ; néanmoins, mangé seul avec du pain, en trop grande proportion, il ne convient pas aux Dyspeptiques.

Associé, au contraire, à certaines préparations culinaires, à la cuisson des légumes et des poissons, par exemple, non-seulement il n'a pas les inconvénients que j'ai assignés aux corps gras, mais il est même indispensable à la facile digestion de ces aliments ;

il en est de même de l'huile dans la salade, laquelle serait, sans elle, d'une digestion difficile. En tout cas, il faut faire du beurre, sous quelque forme que ce soit, un usage très-modéré.

130. Excès de graisse. — L'*excès* des matières grasses dans notre régime détermine des troubles divers :

1° La graisse, le beurre, l'huile, n'étant pas digérés dans l'estomac, où ils sont comme des étrangers de passage, les aliments trop gras pris en excès sont lourds, indigestes, gênants ;

2° La salive et le suc gastrique étant sans action sur les matières grasses, si nos aliments en sont trop imprégnés, trop surchargés, elles empêcheront le suc gastrique de l'estomac d'attaquer librement et de digérer ces aliments, qui se seraient laissé faire sans elles : la digestion sera donc lente, pénible, laborieuse ;

3° Les matières grasses étant une combinaison d'*acides gras* et de glycérine, il arrive assez souvent que cette combinaison chimique se modifie, se dédouble dans l'estomac, et que la glycérine et les acides gras se séparent : il en résulte alors des renvois acides, des Aigreurs, et souvent même une sensation de chaleur à l'épigastre.

131. Œufs. — Les œufs constituent, par leur très-grand pouvoir nutritif sous un petit volume et par la facilité de leur digestion quand ils sont bien apprêtés, l'aliment le plus important dans le régime des Dyspeptiques.

Il est peu d'aliment aussi nourrissant, aussi sain, aussi digestible que l'œuf.

L'œuf est, comme le lait, un type d'aliment complet ; sa composition chimique explique aussi sa grande puissance nutritive.

Il consiste dans la réunion du blanc et du jaune renfermés dans une coquille calcaire : le blanc offre une solution concentrée d'albumine, additionnée de quelques sels ; le jaune est formé d'une dissolution aqueuse de vitelline, tenant en suspension des globules d'une huile qui contient du phosphore, du soufre, des acides gras et des sels.

Les différents modes de préparation influent beaucoup sur la digestibilité des œufs : moins ils sont cuits, mieux ils se digèrent.

Les œufs *à la coque*, *très-peu* cuits, constituent un mets agréable, très-nutritif et d'une très-facile digestion. Un ou deux œufs à la coque, aussi faciles à préparer, même par un Célibataire, qu'une tasse de café au lait, constituent un excellent premier déjeuner, que je recommande beaucoup aux Dyspeptiques.

Les œufs *sur le plat* doivent être préparés avec beaucoup de soin et servis à temps ; car, trop cuit, le blanc devient très-indigeste.

Les œufs *brouillés*, peu cuits, convenablement assaisonnés et additionnés de bon jus ou de *glace* (175) de viande, constituent un excellent aliment, extrêmement digestible, puisqu'il réunit associés ensemble des principes très-nourrissants, l'œuf et les sucs nutritifs de la viande. Je ne saurais trop le recommander aux Malades qui supportent difficilement toute espèce de nourriture et dont il est cependant absolument nécessaire de soutenir les forces.

Les *omelettes* doivent être légères, bien homogènes, de consistance molle et préparées au naturel ; celles aú lard, au jambon, aux rognons, devront être réservées à de bons estomacs.

Les œufs *au beurre noir* sont généralement trop cuits ; ils doivent en outre aux principes empyreumatiques du beurre brûlé et du vinaigre dont on les assaisonne, d'être moins digestibles.

Je le répète encore, les œufs ne sont un aliment nourrissant et surtout *digestible*, qu'à la condition expresse d'être *très-peu cuits*.

POTAGES

132. Bouillon. — Le *bouillon* n'est autre chose qu'une décoction, suffisamment prolongée et convenablement conduite, qui enlève à la viande la plupart de ses principes sapides et nutritifs. Les légumes dont la viande a été additionnée cèdent également des principes mucilagineux, sucrés et aromatiques, qui rendent le bouillon plus nourrissant et lui donnent de la couleur, de l'onctuosité et du goût.

Les meilleurs bouillons se préparent avec du bœuf et une poule : ils sont alors plus nourrissants, plus délicats, plus savoureux, plus *corsés*.

Si le pot-au-feu a été bien préparé, bien conduit, s'il a cuit *très-longtemps* et surtout *très-doucement*, il contient le plus grand nombre des principes utilisables de la viande, c'est-à-dire : une notable quantité des sucs nutritifs de la viande employée ; de la matière grasse, sous forme d'yeux, qui donne au bouillon de la saveur et une certaine onctuosité ; de la gélatine ; des substances mucilagineuses dues aux légumes ; enfin certains principes aromatiques, empruntés à la viande, aux os, à la *garniture* du pot-au-feu, lesquels rendent le bouillon plus sapide, plus savoureux et plus facile à digérer.

Le bouillon est un excellent aliment, d'autant plus nutritif et même d'autant plus digestif qu'il a été préparé avec une plus grande proportion de viande, qu'il est plus consommé.

Il n'exige, pour être assimilé, qu'un faible travail de la part de l'estomac. Trop léger, il est lourd, moins digestible, en raison de sa fadeur et de la trop grande proportion d'eau.

Quelques Dyspeptiques ne digèrent même convenablement un bon consommé que s'il est relevé par quelques épices : sinon, il provoque chez eux de la pesanteur d'estomac et de la flatulence ; d'autres ne le digèrent aisément que s'ils le prennent très-froid, bien dégraissé, et en petite quantité à la fois. En tous cas, on doit toujours prendre le bouillon ou bien très-chaud, ou bien très-froid, jamais tiède.

133. Bouillon instantané. — Voici une méthode fort commode pour obtenir, en un quart d'heure seulement, un excellent bouillon, aussi nutritif que celui fourni par le pot-au-feu, d'une saveur et d'une odeur aussi agréables; tout le monde, un Célibataire lui-même, peut aisément le préparer.

On prend une demi-livre de bœuf, un bifteck par exemple, sans os ni graisse;

On fait chauffer, dans une cafetière devant le feu ou sur un réchaud à alcool, deux grands verres d'eau ordinaire;

Pendant que l'eau chauffe, on hache la viande aussi menu que chair à saucisses et on la saupoudre de sel; on place ce hachis dans une soupière;

Quand l'eau bout, on la verse dans la soupière sur le hachis en ayant soin de bien délayer le tout; on recouvre et on laisse infuser *dix* minutes;

On passe alors le contenu de la soupière à travers un petit tamis de soie ou tout simplement à travers un linge;

Et l'on a ainsi un *excellent* bouillon, un peu pâle, mais savoureux et nourrissant.

134. **Potages.** — Les *potages* constituent pour quelques Malades le seul mets que leur estomac puisse supporter; pour les Dyspeptiques, ils doivent être le prélude obligé de leur principal repas.

La *soupe* grasse *au pain* est un excellent potage: on la rend encore meilleure en faisant, au préalable, griller les tranches de pain, la torréfaction légère développant dans le pain des principes aromatiques qui se communiquent au bouillon et lui donnent une saveur plus agréable. Les *biscottes* font aussi une très-bonne soupe au pain.

Le *vermicelle*, les *lasagnes*, les *pâtes d'Italie* diversement découpées, le *macaroni*, sont des pâtes sèches, dures, s'imprégnant difficilement de bouillon malgré une cuisson prolongée, et forment, par conséquent, des potages moins digestibles que la soupe au pain ; si on en fait usage, il faut tout au moins qu'elles soient *très-cuites*.

Il n'en est pas de même du *tapioca*, du *sagou*, du *salep*, de *l'arow-root*, lorsqu'ils sont d'origine véritable ; ces fécules exotiques, d'une saveur délicate, se dissolvent aisément dans le bouillon, lui donnent un aspect gélatiniforme, augmentent ses propriétés nutritives, et constituent des potages légers, agréables et très-nourrissants. Je recommande surtout le *tapioca*.

Les *purées de légumes* farineux n'ont ni la saveur délicate, ni la puissance nutritive, ni surtout la digestibilité des potages précédents.

Les *juliennes*, constituées par plusieurs légumes verts, d'épaisseur, de dureté, de résistance à la cuisson diverses, doivent être réservées aux personnes douées d'un bon estomac.

VIANDES

135. Propriétés générales. — Les viandes représentent la partie la plus nutritive et la plus réparatrice des nombreux aliments qui servent à notre nourriture. Leurs propriétés substantielles sous un petit volume ; leur richesse en principes réparateurs ou azotés (22) ; la *conformité de leur nature* avec nos chairs et nos tissus organiques ; leur *identité* absolue avec l'albumine, la fibrine et les globules rouges de notre sang , — expliquent leur puissance essentiellement tonique et réparatrice : c'est pourquoi la viande nous nourrit davantage qu'une quantité triple ou quadruple de légumes, et surtout de fruits, sans imposer à l'estomac une digestion trop laborieuse.

Toutes les viandes, de quelque animal qu'elles proviennent, offrent une composition organique et chimique, ainsi que des principes réparateurs et nutritifs, identiques : les proportions seules diffèrent.

Le *pouvoir nutritif* et la *digestibilité* des diverses viandes varient selon l'état sauvage de l'animal dont elles proviennent, ou son état de domesticité, son âge, son sexe, sa castration, son mode d'élevage, sa nourriture habituelle et selon le mode de préparation culinaire auquel ces viandes auront été soumises.

Les viandes *noires* du gibier et les viandes *rouges* du bœuf, du mouton, etc., sont les plus riches en principes azotés, et fournissent à la nutrition les éléments réparateurs les plus abondants et les plus puissants. Le degré de coloration des viandes, qui est en raison directe des sucs nutritifs qu'elles contiennent, indique assez bien leur pouvoir nutritif proportionnel et relatif.

Les viandes *blanches* sont gélatineuses, albumineuses, et fournissent au sang peu de matériaux réparateurs : elles sont donc moins nutritives que les viandes rouges; la gélatine et l'albumine dont elles sont imprégnées les rendent moins digestibles pour certains estomacs, et leur communiquent en outre quelques propriétés rafraîchissantes ou laxatives.

La viande des animaux *très-jeunes* est tendre, mais également peu nourrissante, sans arome capable d'éveiller l'action de l'estomac, souvent peu digestible et douée également de propriétés laxatives; — celle des animaux *vieux* est fibrineuse, sèche, coriace, très nutritive, en général échauffante, mais peu digestible; — celle des animaux *adultes*, suffisamment engraissés et surtout castrés, est la meilleure.

Les parties de la viande, de quelque animal que ce soit, qui conviennent le mieux aux Dyspeptiques, se réduisent à la chair proprement dite, soigneusement dépourvue de toute espèce de graisse, peaux, membranes, nerfs ou tendons, croquants, qui la rendraient lourde et indigeste en fatiguant notablement et inutilement l'estomac.

136. Insuffisance de viandes. — L'Insuffisance habituelle des viandes dans notre régime produit plus ou moins rapidement la diminution du chiffre des globules, l'appauvrissement du sang et, comme conséquence naturelle :

1° La chlorose ou les pâles couleurs, parce que les globules rouges du sang, qui résultent de la transformation ultime des aliments réparateurs (22), ne sont pas suffisamment renouvelés : le sang ne tarde pas alors à s'appauvrir;

2° L'anémie ou l'affaiblissement général, l'atonie, la langueur de toutes les fonctions et de tout l'organisme, parce que les pertes et les dépenses de notre corps (1) ne sont pas complétement réparées par une assimilation suffisante et que les recettes ne balancent pas les dépenses : dépensant plus qu'il ne gagne, notre organisme finit par s'appauvrir ;

3° La perte des forces musculaires ;

4° Une faiblesse progressive chez l'Homme, et la stérilité chez la Femme ;

5° La langueur des fonctions digestives, dont les sécrétions ne trouvent pas un emploi utile et régulier ;

6° Enfin et surtout la rupture d'équilibre entre l'appareil musculaire, qui s'affaiblit, et le système nerveux, qui ne tarde pas, par cela même, à acquérir une excitabilité et une impressionnabilité excessives.

137. Excès de viandes. — L'Excès habituel des viandes, dans notre régime, détermine des troubles fonctionnels et même des maladies.

1° Ces aliments laissant très peu de résidu, car ils renferment très peu de parties inutiles, leur usage *exclusif* produit un résidu peu abondant, dur et foncé en couleur, et tend ainsi à provoquer et à entretenir la Constipation.

2° Les matières azotées du sang (albumine et globules), étant trop abondamment réparées, renouvelées, il survient de la *pléthore*, et tous les inconvénients du *tempérament sanguin* exagéré : sang riche et abondant, pouls fort et fréquent, veines apparentes, peau chaude, face colorée, œil brillant, tête lourde, quelquefois étourdissements, constipation habituelle, etc.

3° Enfin, la quantité d'urée et d'acide urique, ou bien de cholestérine, transformations dernière des aliments azotés, devient trop abondante : alors, ces

sels minéraux ne pouvant se dissoudre entièrement
dans l'eau des urines ou de la bile, le surplus forme
des graviers ou des calculs, soit dans les reins (coliques néphrétiques, calculs urinaires), soit dans le
foie (coliques hépatiques), et même constitue des dé-
pôts autour des articulations (accès de goutte, tophus
goutteux).

138. Viandes de boucherie. — Les animaux de boucherie ont en général une chair plus tendre et plus
digestible que celle du gibier : cela dépend de leur
nourriture habituelle, de leur régime dans les étables,
de leur castration, toutes choses qui provoquent l'en-
graissement et déterminent l'infiltration de la graisse
entre les fibres de leur masse musculaire.

Le *bœuf*, quand il est jeune et suffisamment en-
graissé, a la chair la plus savoureuse, la plus nutritive et peut-être la plus digestible. Je recommande
surtout le *filet*, rôti ou grillé, à cause de sa saveur,
de la délicatesse de ses fibres charnues, de sa mollesse succulente, de sa richesse en sucs nutritifs et
de sa facile digestion : c'est le mets auquel les Dyspeptiques doivent donner la préférence.

Le *mouton* est une viande très-savoureuse, très-
saine, très-nourrissante et d'une assez facile digestion quand elle est tendre; les côtelettes sont excellentes; le gigot, rassis et cuit à point, présente des
tranches centrales molles, tendres, savoureuses, imbibées de sucs nutritifs et très-digestibles.

Le *veau* est peu nourrissant : c'est une chair plate,
fade, albumineuse et gélatineuse. Les Dyspeptiques ne

peuvent ordinairement le digérer, que si sa saveur un peu fade est relevée par quelque sauce ou quelque assaisonnement. Sa richesse en albumine et surtout en gélatine lui donne quelques propriétés rafraîchissantes ou laxatives.

L'agneau, moins bon que le mouton, convient aux personnes qui ont besoin d'nne nourriture peu substantielle, mais qui ont un bon estomac : sa chair humide, molle, gélatineuse, peu sapide et peu digestible, est également laxative, ainsi que *toutes* les viandes d'animaux trop jeunes.

Le *porc frais* a une chair abreuvée de graisse, qui est nourrissante, mais qui est compacte, lourde et indigeste, et ne convient qu'à ceux qui ont un bon estomac; le porc *salé,* ainsi que tous les produits de la Charcuterie, excellents d'ailleurs et suffisamment digestibles pour des personnes bien portantes, doivent être formellement interdits aux Dyspeptiques.

Le *cochon de lait* est un aliment fade, gélatineux, indigeste et un peu laxatif.

139. Volaille. — La Volaille occupe une place importante dans l'alimentation en France : la chair en est plus ou moins grasse, légèrement gélatineuse, généralement tendre, délicate et d'une facile digestion ; mais ces qualités ne sont applicables qu'à la *jeune* volaille, car la vieille a une chair ferme et coriace.

La *poularde* et le *chapon,* s'ils ne sont pas trop gras, et les jeunes *poulets,* ont une chair tendre, délicate, d'un goût agréable, de très-facile digestion : ce sont des aliments qui conviennent aux estomacs faibles, énervés, paresseux, aux personnes âgées, aux gens sédentaires.

Les jeunes *pigeons* sont un très-bon aliment, tendre, savoureux, plus nourrissant que le poulet, et assez digestible.

Le *dindonneau*, le *caneton*, ont une fibre plus condensée, plus ferme, une saveur plus prononcée, des qualités nutritives plus grandes; mais ils sont d'une digestion moins facile.

La *dinde*, même truffée, le *canard* aux navets et aux olives, l'*oie*, sont des mets très-recherchés des gourmets; mais ils ne sont digestibles que pour de bons estomacs.

140. Gibier. — Le gibier a, le plus souvent, une chair ferme, compacte, habituellement sèche, dépourvue en général de graisse et de gélatine, douée d'un fumet spécial pour chaque espèce; elle est plus stimulante, plus azotée, plus nutritive que la volaille ou la viande de boucherie, mais par cela même plus échauffante et d'une digestion plus ou moins difficile.

Les chasseurs ont l'habitude de laisser le gibier se faisander : ces viandes, qu'estiment certains gourmets, sont une cause d'irritation pour des estomacs peu robustes; il faut laisser le gibier s'attendrir, mais non se décomposer.

Les *cailles*, les *mauviettes* (alouettes), les jeunes *perdreaux*, les *grives*, les *bécassines*, les jeunes *faisans*, ainsi que plusieurs autres oiseaux, quand ils sont *jeunes*, ont une chair tendre, délicate et succulente, d'une saveur et d'un fumet fort agréables, très-nourrissante : les Dyspeptiques pourront parfaitement en manger, mais avec une certaine modération.

Les *canards* sauvages, les *perdreaux*, les *sarcelles*, les *poules d'eau*, les *coqs de bruyère*, le *lapin* de garenne, le *lièvre*, le *chevreuil*, etc., sont des mets excellents, fort recherchés des chasseurs et des gourmets ; mais un estomac maladif ne pourrait les digérer.

POISSONS, COQUILLAGES

141. Propriétés générales. — Les poissons établissent, pour les Malades, une transition graduelle, un moyen terme, entre les aliments légers fournis par les légumes et les fruits, et la nourriture tonique et substantielle fournie par les viandes. Ils diversifient en outre le régime, grâce à la grande variété d'aspect et de goût qu'ils présentent.

Les poissons sont moins nourrissants que la viande, ce qui dépend de la faible quantité de sucs nutritifs ou de myosine qu'ils contiennent et de leur richesse en gélatine.

Quant à leur digestibilité, ceux qui sont de petite taille et dont la chair est blanche, fine et délicate, sont les plus digestibles ; ceux qui ont une chair ferme, lamelleuse, colorée, imbibée de gélatine ou infiltrée d'huile, sont d'une digestion plus ou moins difficile.

En général, les poissons sans écailles, les poissons de lacs ou d'étangs, sont plus gélatineux, plus froids et plus lourds que ceux qui vivent dans une eau limpide et courante; les poissons de mer sont ordinairement plus nourrissants et quelques-uns plus digestibles que les poissons d'eau douce. Les poissons salés sont tous très-indigestes, ce qui est dû à la condensation de leurs fibres, ainsi qu'au sel et à certains principes âcres dont ils sont imprégnés.

142. Poissons. — Les goujons, les jeunes truites de torrent, les jeunes brochets et barbeaux, la perche, la carpe, l'éperlan, le merlan, le rouget, l'alose, la limande, la sole, la barbue, le turbot, etc., sont autant de mets fort délicats et très-recherchés, d'une digestion plus ou moins facile, mais dont il faut toujours user avec modération, quand on n'a pas un bon estomac.

La tanche, l'anguille, l'esturgeon, le saumon, le mulet, le maquereau, la raie, le thon, la morue, etc., sont des poissons que les Dyspeptiques doivent s'interdire.

143. Coquillages. — 1° Les *Huîtres*, préalablement parquées et telles que nous les livre habituellement le commerce, constituent un mets excellent, très-sain, très-délicat et très-digestible. Il faut qu'elles soient mangées fraîches, *petites* plutôt que grosses (celles d'Ostende et de Marennes sont les meilleures) et du mois d'octobre au mois d'avril.

Elles doivent être mangées crues, telles quelles, avec

l'*eau* (mélange d'eau de mer et du sang de l'huître) qu'elles renferment entre leurs valves; cuites, elles sont bien moins digestibles.

Je ne saurais trop les recommander (une demi-douzaine de *petites*) aux personnes faibles et délicates, dont l'estomac est paresseux, dont les digestions sont lentes, pénibles, laborieuses.

2° Les *Moules* ne devront jamais figurer sur la table d'un Dyspeptique, car elles sont lourdes et indigestes : elles donnent même lieu quelquefois à de graves accidents digestifs.

3° Les *Écrevisses* et les *Homards* ont une chair ferme, sucrée, d'une saveur fort agréable, augmentée encore par les assaisonnements de haut goût avec lesquels on les accommode : mais ce sont des mets lourds et indigestes.

LÉGUMES

144. Propriétés générales. — Les légumes diffèrent des viandes, au point de vue de leur constitution chimique, en ce que, à volume égal, ils contiennent une proportion infiniment moindre de principes azotés, c'est-à-dire de ces principes essentiellement réparateurs, aptes à se transformer en chair.

C'est pourquoi l'usage exclusif de ces aliments finit par appauvrir le sang, en abaissant le chiffre de ses globules et en augmentant la proportion d'eau, et par déterminer une langueur de toutes les fonctions de l'économie et un affaiblissement progressif des forces.

Les légumes stimulent très-peu l'estomac; ils le fatiguent quelquefois par la surcharge d'une ration journalière, habituellement volumineuse; ils déterminent assez fréquemment de la Gastralgie et surtout de la Flatulence; enfin ils traversent assez promptement le canal digestif et fournissent un résidu mou et abondant.

Mais autant l'usage exclusif et prolongé des légumes est contraire à une bonne hygiène, autant l'usage de ces aliments, unis en une sage proportion à celui des viandes, est nécessaire et même indispensable au maintien de la santé. Ils ont, en effet, l'avantage de varier la nourriture, de modifier la forme, la consistance et la saveur de beaucoup d'aliments auxquels on les associe, de mêler aux viandes des substances riches en eau, en sels alcalins et magnésiens, et de tempérer ainsi l'action trop tonique et trop stimulante qui résulterait de l'usage exclusif de ces mets.

Les légumes sont doués de propriétés nutritives et digestibles diverses et qui varient pour la plupart, selon qu'ils sont frais ou secs, selon qu'ils sont accommodés de telle ou telle façon.

145. Légumes farineux frais. — Je désigne sous ce nom divers légumes que l'on cueille avant qu'ils soient parvenus à leur maturité. Ces légumes ont alors une trame celluleuse, molle, imbibée de sucs mucilageux et une enveloppe corticale très-tendre:

ils sont moins nourrissants, mais bien plus digestibles qu'ils ne le seraient plus tard.

Les *pois verts*, quand ils sont fins, jeunes, fraîchement cueillis, sont des légumes très-savoureux : leur épiderme est très-mince et très-tendre ; ils sont imprégnés de sucs végétaux et chargés d'une certaine quantité de sucre ; ils sont alors d'une digestion facile.

Les *haricots verts*, en cosse, quand ils sont très-jeunes, constituent également un mets très-délicat, très-digestible.

Les *haricots verts*, en grains, sont d'une digestion moins facile que les précédents et que les pois verts ; on ne devra en manger que modérément.

146. Parmentière. — La pomme de terre, qu'on devrait appeler *Parmentière* par reconnaissance pour Parmentier qui l'acclimata en France vers 1780, est à mes yeux une des plus précieuses et des plus utiles découvertes des temps modernes ; elle contribue pour une très-large part à l'alimentation publique, surtout dans les campagnes et chez les classes ouvrières ; elle rend moins considérable la consommation du blé, supplée à l'insuffisance du pain et de la viande chez les classes pauvres, et diminue ainsi la fréquence des disettes, qui jadis désolaient si souvent l'Europe. — C'est une moisson souterraine qui germe et mûrit à l'abri des orages.

La parmentière peut être considérée comme une éponge constituée par des cellules ligneuses molles, qu'une cuisson, même peu prolongée, attendrit encore ; dans ces loges est déposée une grande quantité de fécule, un peu de substances azotées, dé matière grasse et de sucre, quelques principes salins et beaucoup d'eau.

La parmentière est un aliment agréable dont on se lasse difficilement ; trop nouvelle, elle n'est pas assez mûre, elle n'est pas encore pourvue d'une quantité suffisante de fécule et se digère avec quelque difficulté ; bien mûre, bien farineuse, cuite sous la cendre ou à la vapeur d'une marmite, ou apprêtée en purée, elle constitue à elle seule un mets agréable et facilement digestible ; elle s'associe aussi très-heureusement, et même avec utilité, aux viandes, dont elle facilite la digestion et dont elle modère les qualités nutritives et stimulantes.

Les Dyspeptiques devront s'abstenir des parmentières frites ; car, malgré leur aspect et leur odeur appétissante, elles ont tous les inconvénients que j'ai assignés aux fritures et ne conviennent qu'à de bons estomacs.

Je recommande tout spécialement aux Dyspeptiques la *purée de parmentière*, accommodée au jus de viande, ou à la glace de viande, comme étant un aliment très-léger, très-digestible, très-nourrissant.

147. Légumes farineux secs. — Les *pois*, les *haricots*, les *lentilles*, et les *fèves*, quand ces légumes sont secs, constituent des aliments d'une digestion plus ou moins difficile, à cause de l'épaisseur de leur épiderme et de la dessiccation de leur trame celluleuse ; ils ont surtout l'inconvénient de développer

des gaz, provenant de la décomposition de leur épiderme, de leurs pellicules.

Les *haricots rouges* et les *lentilles* ont, moins que
les autres légumes secs, cet inconvénient et sont en
outre plus nourrissants.

Les légumes secs, lorsqu'ils sont réduits en purée
et complétement débarrassés de leurs pellicules, sont
bien plus digestibles, quoique moins savoureux,
et n'ont pas les mêmes inconvénients. Ces purées,
apprêtées au jus ou à la glace de viande, constituent
un aliment assez digestible et dont les Dyspeptiques (excepté ceux qui sont atteints de *Flatulence*)
pourront quelquefois faire usage, avec modération
cependant.

Je crois devoir recommander la *purée de lentilles*
comme un aliment digestible et nourrissant, surtout
si elle est accommodée au jus, et douée de propriétés
rafraîchissantes et légèrement laxatives, utile par conséquent dans le cas de Constipation habituelle.

Le *riz* est considéré à tort comme très-nourrissant :
de toutes les céréales, c'est le plus riche en fécule,
mais c'est le plus pauvre en principes azotés ou nutritifs et en principes salins. La Statistique prétend
que le chiffre de la consommation du riz est beaucoup plus élevé que celui de toutes les autres céréales
réunies et qu'à lui seul il nourrit la moitié du genre
humain ; chez nous ce n'est qu'un aliment accessoire.
— Le riz, quand il est *très-cuit* et accommodé au jus,
est d'une digestion facile. C'est alors une très-bonne
nourriture, saine, émolliente, adoucissante, assez nourrissante.

148. Légumes mucilagineux. — Ces légumes ne sont pas tous également digestibles: il faut toujours les choisir *très-jeunes* et *très-frais*,

Les *asperges* sont d'excellents légumes, qui stimulent l'appétit et se digèrent aisément: elles sont douées de quelques propriétés sédatives. — Si on veut faire disparaître l'odeur fétide qu'elles communiquent aux urines, on n'a qu'à verser dans le vase une demi-cuillerée à café d'essence de térébenthine, et l'on obtient une agréable odeur de violettes.

L'*artichaut cru* est lourd, indigeste, à cause de la densité de ses fibres; *cuit*, c'est au contraire un aliment doux, d'une facile digestion et assez nourrissant.

La *carotte* a des fibres denses et serrées; elle est riche en albumine, en gomme et surtout en sucre; elle ne doit être permise aux Dyspeptiques que lorsqu'elle est jeune et tendre et qu'elle est bien cuite; réduite en purée, elle est d'une digestion facile.

149. Légumes flatulents. — Le *navet* est peu digestible; il contient même une huile essentielle, à laquelle est due sa saveur, qui peut fatiguer un estomac délicat.

Le *chou* est riche en principes savoureux et nutritifs, surtout quand on lui associe une perdrix ou seulement quelques tranches de porc; mais l'abondance de ses fibres ligneuses, la difficulté de sa digestion et le développement de gaz qu'il provoque, devront le faire éviter par les Dyspeptiques, par ceux surtout qui sont sujets à la Flatulence.

La *choucroute* est aussi un mauvais aliment pour

les Dyspeptiques, car elle est indigeste, excitante ; et son emploi peut déterminer chez eux de l'embarras gastrique.

Le *chou-fleur* est moins nourrissant, mais plus digestible que le chou, mais il a les mêmes inconvénients.

Le *chou de Bruxelles* est tendre, d'une saveur plus délicate que le chou ordinaire et d'une digestion plus facile ; il faut cependant en user avec modération.

150. Champignons, truffes. — Les *champignons* sont un aliment nourrissant, mais d'une digestion difficile et dont on doit faire un usage très-modéré. Il n'est pas nécessaire de rappeler les nombreux empoisonnements auxquels ils donnent lieu tous les ans, pour faire comprendre quelle prudence il faut apporter dans leur choix, quand on préfère aux champignons de couche ceux que l'on cueille dans les bois.

Les *truffes* sont essentiellement indigestes par elles-mêmes ; mais leur arome si fin et si délicat communique aux viandes auxquelles elles sont associées un parfum qui rend leur digestion plus facile, en stimulant l'appétit et en sollicitant un orgasme vital qui augmente la puissance des facultés digestives.

151. Légumes herbacés. — Ils sont constitués par un tissu spongieux, emprisonné dans les mailles d'un réseau de fibres ligneuses plus ou moins consistantes et presque absolument indigestes ; la masse spongieuse, facilement digestible au contraire, est imbibée d'un suc composé d'albumine, de fibrine et de caséine vé-

gétales, de matières gommeuses et sucrées et de beaucoup d'eau. Bien cuits, bien préparés, ce sont de
très-bons aliments, nourrissant très-peu, mais se digé-
rant, en général, très-bien.

Les légumes herbacés contiennent infiniment peu
d'éléments réparateurs, peu de fécule, quelques acides
végétaux, beaucoup de sels minéraux et surtout beaucoup d'eau.

Ils sont donc très-peu nourrissants ; mais ils aident,
par les acides végétaux qu'ils contiennent, à la dissolution des éléments réparateurs de la viande, en
même temps qu'ils en tempèrent l'action trop nutritive ;
et leurs sels minéraux contribuent largement à l'entretien des éléments minéraux (34) dont notre sang
et notre corps ont besoin.

Les *salades* de laitue, de chicorée, de cresson, etc.,
constituent des mets fort peu nourrissants, mais très-
agréables ; elles sont toutes d'une digestion plus ou
moins difficile, même pour de bons estomacs. J'engage les Dyspeptiques à s'en abstenir.

Les diverses variétés de *laitues* sont surtout employées en salades : la culture, en accélérant leur développement et en soustrayant leur partie centrale à
la lumière, diminue le goût vireux qui est propre à
ces plantes, en même temps qu'elle blanchit et attendrit leurs feuilles.

La laitue *cuite*, surtout avec du jus de viandes, est
beaucoup plus digestible et constitue un mets agréable, doué de quelques propriétés calmantes, qui convient très-bien aux Gastralgiques.

L'amertume des diverses espèces de *chicorée* et la

mollesse de leur tissu en font une des meilleures salades; hachée, cuite et apprêtée au jus, c'est également un mets digestible et refraîchissant.

Le *cresson* est d'une digestion beaucoup moins facile : d'ailleurs, il est loin d'avoir les propriétés dépuratives et surtout la spécialité d'action contre la phthisie qu'on lui a jadis attribuées.

Les *épinards* sont très-aqueux, très-peu riches en albumine et fibrine végétales, et très-peu nourrissants ; mais ils ont une saveur agréable, et grâce à leur mode habituel de préparation, ils sont très-digestibles.

Les épinards traversent rapidement l'estomac et les intestins : ils *balaient* le tube digestif.

Je ne saurais trop en recommander l'usage aux personnes sujettes à la Constipation.

L'*oseille*, d'un aspect analogue, contient une notable quantité d'oxalate de potasse : ce principe, qui la rend plus excitante, la fait mal supporter par beaucoup d'estomacs, et produirait, en outre, par un usage abondant et prolongé de ce légume, la gravelle *jaune* d'oxalate de chaux.

FRUITS

152. Propriétés générales. — Les fruits plaisent en général à tout le monde : leur fraîcheur, leur suavité, leur coloris, leur aspect agréable; l'abondance et la saveur des sucs dont ils sont imprégnés, leurs qualités rafraîchissantes, expliquent parfaitement cette prédilection.

Les fruits sont très-riches en sucs aqueux, gélatineux et mucilagineux, unis à des principes sucrés, aromatiques et odorants et à divers acides végétaux ; ils sont très-pauvres en fécule, en graisse, et les substances nutritives y sont en proportion extrêmement faibles ; les substances inutiles à la nutrition, réfractaires à l'action de l'appareil digestif, y sont plus ou moins abondantes.

Les fruits séjournent peu dans l'estomac, et cela d'autant moins que leur pulpe est plus molle, plus aqueuse, plus mucilagineuse, et qu'ils sont surtout bien mûrs. Les fruits qui ne sont pas arrivés à leur complete maturité sont très-indigestes.

Les fruits *bien mûrs* et choisis parmi ceux que je recommande, ne peuvent être qu'avantageux à la santé, quand on en fait un usage modéré, intelligent : ils sont très-utiles, surtout pendant les chaleurs de l'été, pour combattre et neutraliser en partie l'action trop stimulante de la viande, du vin et des liqueurs.

Mais, comme pour les meilleures choses de ce monde, il ne faut pas en abuser, car on provoquerait facilement la diarrhée.

153. Fruits acides. — Ces fruits renferment un acide (tartrique, malique ou citrique) dilué dans un liquide mucilagineux et sucré.

Le *citron* ne sert qu'à préparer des limonades, des glaces, des sorbets, ou à assaisonner certains aliments, certaines sauces.

L'*orange* est le fruit par excellence des Malades, auxquels elle plaît, en même temps qu'elle convient, par sa légère et agréable acidité, ainsi que par l'abondance de son suc rafraîchissant : seulement il faut avoir bien soin de ne pas avaler la pulpe, qui est tout à fait indigeste.

La *grenade* a une saveur fraîche, acidule, très-agréable; on peut, sans inconvénient, en sucer les grains saupoudrés de sucre.

Les *groseilles* en grappes ne conviennent guère aux Dyspeptiques, à cause des pellicules et des graines.

154. Fruits acidules. — Ils ont une saveur aigrelette et sucrée, un arome agréable, qui les rend très-appétissants; mais la chair de quelques-uns, froide et un peu lourde, ne se digère bien que lorsqu'on en relève le goût par du sucre et même un peu de bon vin ou de liqueur.

L'usage des fruits acidules a pour effet de rendre plus alcalins le sang et toutes les sécrétions (urine, bile) et humeurs de l'économie, ainsi que le ferait un traitement par les Eaux de Vichy. Cet effet, qui avait échappé à l'observation des anciens Médecins, et que les admirables et récents progrès de la Chimie ont permis de constater et surtout d'expliquer, se produit de la façon suivante : les acides, quand ils entrent en *minime* proportion dans nos aliments ou nos boissons, éprouvent une oxydation progressive au contact de l'oxygène du sang, qui les transforme en acide carbonique; ce gaz acide carbonique est exhalé par les poumons, tandis que la base alcaline (soude, potasse ou chaux) à laquelle ils étaient combinés dans le fruit, reste dans le sang, qui la transporte dans toute l'économie. Dans le foie, elle rend la bile plus alcaline, plus fluide; dans les reins, l'urine devient moins acide et peut même offrir une réaction alcaline.

Il est facile de tirer de ce fait des déductions pratiques.

Les *cerises* ont une pulpe molle, abreuvée de sucs plus ou moins acidules, mucilagineux et sucrés, qui se digère assez bien.

Les *framboises* et les *fraises* ont une saveur des plus délicates, un parfum délicieux; mais les Dyspeptiques ne devront en user que très-modérément : ils en choisiront de bien mûres et les assaisonneront de sucre et de vin généreux.

Il en est de même de la *pêche*, le plus beau et le plus savoureux des fruits, mais qui, quoique bien mûre, est froide, lourde, indigeste pour un estomac délicat. Si l'on en mange, il faut la saupoudrer de sucre et boire ensuite un peu de vin généreux.

L'*abricot* a une chair plus pâteuse, moins parfumée, mais d'une digestion plus facile.

Les *pommes*, quand elles sont bien mûres et de bonne qualité, sont de très-bons fruits, d'un goût délicat, et dont les Dyspeptiques peuvent faire usage, avec modération cependant.

Les *poires*, par l'abondance de leurs sucs, leur saveur sucrée et légèrement acidule, leur parfum, la mollesse succulente et le fondant de leur chair, ainsi que par la facilité de leur digestion, méritent d'être placées au premier rang de nos fruits, de ceux surtout que l'on peut permettre aux Malades. Bien entendu, je ne parle que des meilleures, et tout spécialement des poires fondantes.

155. Fruits sucrés. — Dans ces fruits, la proportion des sucs acides est beaucoup moindre, et se trouve d'ailleurs masquée et atténuée par une proportion plus ou moins grande de principes sucrés, mucilagineux ou féculents.

Le *raisin* de treille, à pellicule mince, est un excellent fruit; sa pulpe a une saveur douce et sucrée, avec une légère acidité qui tempère cette saveur; il est essentiellement rafraîchissant et peut même devenir purgatif quand on en mange une trop grande quantité. Le raisin est facilement digestible; seulement les pellicules et les grains étant complétement réfractaires à la digestion et fatiguant inutilement l'estomac, il faut avoir soin de ne pas les avaler.

Les raisins *secs* sont lourds et indigestes, à cause de la trop grande quantité de sucre dont ils sont imprégnés, et de la difficulté qu'il y a de séparer les graines et surtout les pellicules durcies par la dessiccation.

Les *figues* fraîches, bien mûres, sont un peu froides, mais se digèrent assez bien; les figues *sèches* sont presque le seul fruit sec qui soit d'une digestion assez facile.

Les *prunes*, les reines-Claude et les mirabelles surtout, ont une chair molle, pulpeuse, chargée de sucs mucilagineux et sucrés, d'une facile digestion; il faut, cependant, les peler.

Les *pruneaux* secs sont indigestes; cuits, ils se digèrent bien plus facilement; ils doivent à leur pellicule une faible propriété laxative.

156. Fruits féculents. — Ce que j'ai dit des aliments féculents s'applique en grande partie à cette classe de fruits, d'ailleurs peu nombreuse.

La *châtaigne* et le *marron* sont très-riches en fécule : ils ont une saveur douce, légèrement sucrée, assez agréable : on peut les manger bouillis, ou glacés, ou en purée comme garniture de viandes, mais en très-petite quantité : rôtis, ils sont très-indigestes.

157. Fruits huileux. — Ces fruits renferment dans leur amande, ou dans leur péricarpe, un principe huileux ; ils sont tous d'une digestion plus ou moins difficile.

Les *amandes* fraîches ont une chair tendre, cassante, d'un goût fin et délicat, qui se digère assez bien ; *sèches,* elles sont lourdes et indigestes, et communiquent cette propriété aux pithiviers, nougats et autres pâtisseries de ce genre.

Les *noix* fraîches, ou *cerneaux*, peuvent, comme les amandes, être à la rigueur tolérées ; mais les noix *sèches* sont tout à fait indigestes.

Les *noisettes* ont une saveur plus agréable, mais ne se digèrent pas mieux.

Les *olives* sont très-indigestes et ne sauraient convenir aux Dyspeptiques.

PAIN, PATISSERIES

158. Pain. — Le *pain* est l'aliment le plus universellement répandu, celui dont tous les hommes font tous les jours usage, sans jamais s'en lasser.

Ses qualités dépendent du choix du froment employé, de la pureté de la farine, de l'eau qui a servi
à l'hydratation, de la perfection du pétrissage, de
l'espèce de ferment qui a déterminé la fermentation
de la pâte et de la façon dont elle a été dirigée,
enfin de l'habileté qui a présidé à la cuisson.

Le pain, pour être bon, doit être suffisamment
blanc, bien levé, relativement léger; il faut qu'il
exhale l'odeur agréable qui lui est spéciale; que la
mie soit homogène, élastique, pourvue d'yeux assez
grands dans toutes ses parties; que la croûte soit
d'un jaune doré, sonore à la percussion, partout
adhérente à la mie; enfin il doit être bien cuit, car
le pain qui ne l'est pas assez est très-indigeste; il
vaut mieux trop que pas assez.

Le pain encore chaud est essentiellement lourd et
indigeste, parce que la mie est trop compacte; le
pain frais est d'une assez facile digestion, surtout
lorsqu'on enlève la mie du centre; le pain un peu
rassis est celui qui se digère le mieux; trop rassis,
il devient indigeste, parce que la croûte trop dure
échappe à la mastication

La mie est beaucoup plus difficile à digérer et
nourrit bien moins que la croûte.

Le pain se digère d'autant mieux qu'il a été longtemps mâché, car il a eu alors le temps de s'imbiber
de salive, laquelle transforme sa fécule en glycose,
et de subir ainsi un commencement de digestion.

Le pain de seigle et le pain de son, ce dernier
surtout, ont des qualités rafraîchissantes très-notables,
et conviennent parfaitement aux Dyspeptiques sujets

à une Constipation habituelle. Je ferai remarquer, toutefois, que ce pain a l'inconvénient d'être d'une digestion moins facile que le pain blanc.

159. Pâtisseries. — Les *pâtisseries*, quelque appétissantes qu'elles soient, doivent être généralement interdites aux Dyspeptiques, car presque toutes sont lourdes, d'une digestion plus ou moins difficile et fatiguent l'estomac sans lui fournir, comme compensation, une quantité suffisante de principes nutritifs. Leur usage, même modéré, détermine chez les Dyspeptiques de la pesanteur d'estomac, des renvois acides ou nidoreux, et surtout l'amoindrissement de l'appétit pour les aliments substantiels et vraiment réparateurs.

Cependant, malgré cette proscription générale, et même pour la motiver, tâchons de classer les principaux produits de la pâtisserie en catégories de plus en plus indigestes.

Les *biscuits* à la cuiller, les *bons* biscuits de Reims, le biscuit de Savoie bien préparé, mais au naturel et dépourvu de raisins et de pistaches, sont des pâtisseries assez digestibles et qui, trempées surtout dans un vin généreux, conviennent assez aux Dyspeptiques.

Les *biscottes*, quand on a soin de les mâcher longuement, sont encore assez convenables.

Il en est de même de toutes ces petites pâtisseries sèches, à peine sucrées, de formes très-variées, et que l'on prend d'habitude avec le thé.

Le *baba*, le *savarin*, peuvent encore être permis, mais à la condition d'en manger très-peu.

Les pâtisseries *feuilletées*, de forme et d'aspect si divers, ne sont pas toujours bien supportées par un estomac délicat.

Les *brioches*, surtout quand elles sont chaudes et peu cuites, déterminent souvent de la pesanteur d'estomac et des aigreurs.

Les *tartes* aux fruits ou à la crème sont des mets que tout Dyspeptique doit s'interdire.

Les *beignets* de fruits, véritables éponges imbibées de friture, sont lourds et indigestes.

Les *pâtés* enfin doivent être sévèrement proscrits : leur pâte ferme, compacte, incomplétement cuite en dedans, imprégnée de graisse, et leur viande surchargée d'épices et bardée de lard, constituent un mets essentiellement indigeste pour un estomac malade.

PRÉPARATION DES ALIMENTS

160. Considérations préliminaires. — Les Médecins dédaignent habituellement de donner à leurs Malades les détails nécessaires sur l'alimentation et le régime qu'ils doivent suivre, et de leur indiquer les préparations culinaires les mieux appropriées à l'état de leurs fonctions digestives : ils croiraient déroger en descendant dans ces prosaïques détails.

Cependant, les divers modes de préparations auxquels un aliment peut être soumis, influent bien plus qu'on ne le croit sur son pouvoir nutritif, et surtout sur la facilité plus ou moins grande avec laquelle il sera digéré.

Aussi l'expérience m'a appris que beaucoup d'ordonnances, très-convenablement et même très-savamment formulées, ont échoué, parce que le Médecin avait négligé d'y ajouter les détails nécessaires sur l'alimentation, les formules culinaires.

Quant à moi, voué spécialement au traitement des maladies des organes digestifs, maladies dans le traitement desquelles l'Alimentation joue un si grand rôle, je crois pouvoir et même *devoir* suivre l'exemple du Maître de la Médecine, d'Hippocrate, qui a consacré un livre tout entier de ses immortels ouvrages à ce que j'appellerai la *Cuisine hygiénique.*

Rôle de la Cuisine. — Il est peu d'aliments que nous mangions tels que la Nature nous les offre : le plus souvent ils doivent subir une préparation préalable qui est du ressort de la Cuisine.

Entre les mains d'un Cuisinier habile, les substances alimentaires changent presque entièrement de nature : forme, consistance, odeur, saveur, couleur, composition chimique, etc., tout est tellement modifié, qu'il est quelquefois impossible de reconnaître l'aliment qui fait la base de certains mets.

Alors la Cuisine devient un art, l'Art culinaire, qui a ses Maîtres tels que Vatel, Carême, et de nos jours MM. Dubois et Bernard, qui en ont formulé les préceptes dans de remarquables ouvrages.

La Cuisine a pour mission de transformer, par

des préparations diverses, les aliments que nous fournit la Nature en mets qui soient plus agréables au goût et à la vue, qui excitent l'appétit, qui stimulent la sécrétion des divers sucs digestifs, qui soient enfin plus digestibles.

Tel est le but raisonnable et pratique de cet art : malheureusement pour beaucoup de gens, devenus dyspeptiques par sa faute, les raffinements de la sensualité gastronomique l'en font bien souvent dévier.

PRÉPARATION DES VIANDES

161. Bonnes préparations. — *1° Rôtissage.* — C'est le meilleur mode de cuisson : il doit, autant que possible, être fait *à la broche.*

Les viandes rouges et le gibier rôti doivent être *peu* cuits et conserver une teinte rosée ; ces viandes sont ainsi plus tendres, plus savoureuses, plus nourrissantes et surtout plus digestibles. — Les viandes blanches et la volaille doivent être au contraire *bien* cuites.

Les viandes se placent devant un feu vif, et subissent pendant quelques instants un *coup de feu* ; puis on les éloigne un peu du foyer et on en surveille la cuisson. Ce coup de feu a pour but de saisir la surface de la viande, d'en coaguler l'albumine et de la rissoler, d'y produire une sorte de caramélisation qui forme une croûte peu perméable aux sucs nutritifs ; c'est sous cette croûte dorée, d'une odeur si appétissante, que cuisent sans y être décom-

posés les sucs et les fibres charnues de la viande;
les parties centrales, baignées dans leur jus, subissent
une cuisson lente et régulière qui les ramollit et les
attendrit, en même temps que se développe un arome
qui en imprègne toutes les parties.

Les viandes blanches, et surtout la volaille, s'ar-
rosent de temps en temps avec leur jus, mêlé à un
peu de très-bon beurre.

Il ne faut *jamais* ajouter ni eau ni bouillon au jus
que rend naturellement le rôti : c'est là un usage
déplorable qui en altère les qualités savoureuses et
nutritives.

Les viandes rôties au *four* sont moins bonnes, parce que la viande, étant enfermée et privée d'air, s'imprègne d'une odeur de graisse surchauffée ; en outre,
les qualités du rôti sont atténuées par la vapeur brûlante au milieu de laquelle il cuit. Toutefois, on peut
diminuer ces inconvénients en laissant entr'ouverte
la porte du four.

2º *Grillage.* — C'est un excellent mode de cuisson,
qui se rapproche beaucoup du rôtissage : bien conduit, il conserve aux viandes toutes leurs propriétés
nutritives et leur communique une saveur très-
agréable.

Le grillage doit toujours être fait à feu vif : quand la
viande est cuite d'un côté, on la retourne de l'autre
côté ; mais il ne faut *jamais* la retourner de nouveau, car on perdrait alors le jus qui s'est accumulé
sur le côté supérieur de la viande.

Comme pour les rôtis, les viandes rouges doivent
être peu cuites, les viandes blanches bien cuites.

3° *Braisage.*— Les viandes braisées, ou cuites dans leur jus, constituent encore une bonne préparation, à condition toutefois de faire marcher la cuisson *longtemps* et *lentement,* à petit feu. La viande, imbibée de vapeur ou de jus, cuite doucement, s'attendrit et conserve toute sa succulence et ses principes nutritifs; mais il faut qu'elle soit *très-cuite* : alors seulement elle est tendre et digestible.

162. Mauvaises préparations pour des Dyspeptiques. — 1° *Bouillis.* — Les viandes bouillies ont abandonné à l'eau, dans laquelle elles ont cuit, une très-grande partie de leur saveur et de leurs propriétés nutritives; le bouilli vaut en moins tout ce que vaut le bouillon.

Le bouilli constitue une maigre et pauvre nourriture, très-peu nourrissante, et dont la fadeur n'est masquée que par divers assaisonnements ou par des sauces. Le goût peut parfois être satisfait, mais l'estomac n'y trouve pas une compensation suffisante pour le travail long et pénible qui lui est imposé.

2° *Hachis.* — Les hachis de viandes sont des mets lourds et indigestes. Leur composition est souvent complexe; ils sont habituellement imprégnés de beaucoup de graisse; ne demandant pas à être broyés par les dents, ils sont avalés sans être préalablement mâchés et imbibés de salive : ces raisons suffisent amplement pour en défendre l'usage aux Dyspeptiques.

Cependant les personnes âgées, dépourvues de dents, pourront se permettre des *hachis de rôtis* bien préparés, ou bien des *quenelles* de poulet faites avec soin, mais sans adjonction de chair à saucisse; toutefois, il faudra les manger très-lentement, de manière à les bien imprégner de salive.

6° *Ragoûts*. — Ils doivent être presque tous formellement interdits aux Dyspeptiques, excepté peut-être les blanquettes et les fricassées; le haricot de mouton, les salmis, les civets, les gibelottes, les viandes sauce piquante, les viandes farcies, les viandes au gratin, etc., sont autant de préparations hétéroclites, où se trouvent mélangées et confondues les substances les plus disparates; les viandes, noyées dans des sauces plus ou moins compliquées et toujours très-grasses, perdent leur véritable goût et ne constituent plus qu'un mets indigeste, capable, il est vrai, de stimuler l'appétit et même de flatter le goût, mais qui ne peut convenir qu'à de bons estomacs.

7° *Fritures*. — *Très-mauvaises préparations*. — Les viandes, en cuisant dans un bain d'huile ou de graisse très-chaude, s'imbibent de corps gras et surtout de principes âcres qu'une température très-élevé a développés dans la friture : aussi ne conviennent-elles pas à des estomacs maladifs, surtout s'ils sont atteints d'Aigreurs.

PRÉPARATION DES POISSONS

163. Bonnes préparations. — Les meilleures préparations, ou plutôt les plus saines et les plus hygiéniques pour les Dyspeptiques, sont les suivantes :

1° *Cuisson à l'eau de sel.* — On fait cuire le poisson dans de l'eau à laquelle on ajoute une quantité suffisante de sel, des carottes, du cerfeuil et quelques oignons. On sert ensuite ce poisson accompagné soit d'une sauce *blanche*, soit d'une sauce *à la crème*, soit d'une sauce *maître d'hôtel*.

2° *Court bouillon*. — C'est encore une très-bonne préparation : le poisson se mange également avec une des sauces indiquées précédemment.

Le poisson cuit à l'eau ou au court-bouillon peut se manger froid avec de l'huile et *un peu* de vinaigre; en cas d'Aigreurs, il faudra cependant s'en abstenir.

3° *Grillage*. — Ce mode de préparation convient surtout à certains poissons : la *maître d'hôtel* est alors la meilleure sauce.

164. Mauvaises préparations. — Il est plusieurs façons d'apprêter les poissons qui, bien certainement, sont excellentes pour des personnes douées d'un bon estomac, mais qui, malheureusement, ne conviennent pas à la plupart des Dyspeptiques; telles sont :

1° *Fritures*. — Après avoir cuit dans un bain de graisse ou d'huile bouillantes, d'où se dégage une fumée rousse, empyreumatique, résultant de la décomposition des corps gras, le poisson conserve un léger goût âcre dont s'accommode peu un estomac maladif; en outre, le poisson frit est imprégné de graisse, ce qui rend encore sa digestion plus difficile.

2° Les *matelotes*, les *gratins*, les sauces *normande*

et *mayonnaise*, le *beurre noir*, les *brandades* et toutes les préparations analogues, avec addition de champignons, d'huîtres ou de moules cuites, de truffes, etc., doivent être réservés aux personnes bien portantes.

PRÉPARATION DES LÉGUMES

165. Bonnes préparations. — Les meilleures préparations à employer pour les légumes sont les suivantes :

1° *Cuisson à l'eau.* — La plupart des légumes se cuisent à l'eau : ce mode de cuisson est excellent, mais il faut qu'il soit fait *à grande eau* : l'eau bouillante brise les cellules fibreuses dans lesquelles est renfermée la fécule des légumes farineux, dissout les mucilages, dilate et ramollit les fibres végétales, dissipe le principe âcre de quelques espèces, et rend assimilables les herbes les plus sèches et les plus réfractaires aux forces digestives.

Mais cette cuisson à l'eau, si elle ramollit la trame des légumes et rend leur digestion plus facile, leur enlève en même temps une partie de leur arome et de leurs sucs sapides. C'est pour compenser cet inconvénient qu'on relève le goût des légumes bouillis par divers condiments, par du beurre ou par des sauces.

Les parmentières gagnent, au lieu d'être cuites dans l'eau, à être placées dans un seau à légume suspendu dans une marmite où une petite quantité d'eau bouillante entretient un bain de vapeur; cuites ainsi, elles sont meilleures, plus farineuses.

Les meilleures sauces à ajouter aux légumes ainsi préparés sont : du bon beurre très-frais, de la crème, la sauce blanche, la maître d'hôtel, le jus de viande qui les rend beaucoup plus nutritifs, puisqu'il leur communique les principes nutritifs de la viande.

2° *Purées.* — J'ai déjà indiqué la purée comme étant la manière la plus sûre et la plus facile de rendre tout à la fois très-digestibles et très-nourrissants plusieurs légumes qui, accommodés autrement, seraient lourds, flatulents et indigestes.

Je le répète encore : faites préparer sous forme de purée, avec addition de jus ou de glace de viande (175), les épinards, la chicorée, les lentilles, les parmentières et les carottes.

Ce sont là des aliments qui, accommodés ainsi, sont d'une digestion très-facile en même temps que nourrissants, et qui conviennent surtout aux personnes sujettes à la Constipation.

3° *Sautés* au beurre, les légumes constituent encore un mets facilement digestible, et qui convient aux Dyspeptiques.

166. Mauvaises préparations. — Pour les Dyspeptiques, je signale comme moins bonnes les préparations suivantes :

1° *Crudités.* — Quelques-uns des légumes que je viens de passer en revue se mangent crus : les uns au naturel, ou aiguisés de sel, comme les radis, les artichauts, le melon, etc.; les autres en salades, comme la laitue, la chicorée, le cresson, etc. Ces aliments, les salades surtout, tentent habituellement les estomacs sans appétit par leur fraîcheur et leur saveur aigrelette, mais ne se digèrent qu'avec une grande difficulté.

Je conseille donc aux Dyspeptiques de s'abstenir complétement de toute espèce de crudités.

2° *Fritures.* — Les légumes *frits*, quoiqu'ayant un aspect et surtout un arome très-appétissants, n'en sont pas moins des éponges imbibées d'huile chaude et âcre, éponges que la cuisson a souvent rendues sèches, cassantes, croustillantes, et par conséquent extrêmement indigestes.

Les *beignets* de légumes réunissent les inconvénients des fritures à ceux de la pâtisserie chaude : ce sont donc des mets à interdire aux Dyspeptiques.

PRÉPARATION DES FRUITS

167. Bonnes préparations. — 1° *Fruits crus, naturels.* — Quand les fruits sont de bonne qualité, qu'ils sont *bien mûrs*, et qu'ils ont tout leur arome et toute leur succulence, ils sont alors d'une digestion facile et peuvent être mangés tels qu'on les cueille.

Je ferai cependant remarquer que quelques-uns, tels que les pêches, les fraises, les framboises, sont bien plus digestibles si on les apprête avec du sucre et un peu de bon vin, ou de liqueur.

2° *Fruits bouillis.* — Les *pruneaux* sont presque les seuls que l'on apprête ainsi : ils jouissent de l'antique réputation, bien méritée d'ailleurs, d'entretenir la liberté du ventre, — à condition toutefois de ne pas en faire un usage trop fréquent, car alors le tube digestif s'habituerait à leur action laxative et n'en éprouverait plus aucun effet.

3° *Fruits rôtis.* — Les *pommes cuites*, rôties devant le feu ou dans un four, constituent un mets très-simple, peu coûteux, facile à préparer et cependant très-agréable ; on peut le rendre encore plus délicat en y ajoutant un peu de confitures.

Les pommes cuites sont d'une digestion très-facile ; les estomacs les plus faibles les supportent très-bien. Je les recommande tout particulièrement aux personnes sujettes à la Constipation.

4° *Marmelades.* — Les principales espèces sont celles de pommes, de poires, de prunes, d'abricots, etc. Ce sont *d'excellentes* préparations, celles de pommes surtout, car la pulpe du fruit a été ramollie par la cuisson et ses acides ont été neutralisées par le sucre dont on se sert pour les apprêter.

5° *Compotes.* — Les meilleures sont celles de prunes et d'abricots : il faut cependant en manger modérément, car le sirop dans lequel baignent ces fruits les rend moins digestibles. Les compotes de poires, de pêches, de framboises, sont froides et lourdes ; celles de groseilles et cerises un peu acides.

6° *Confitures.* — Ce sont des mets très-délicats, digestibles, mais dont il faut savoir user avec modération : si on en mange trop, elles affadissent le goût, rendent la bouche acide et pâteuse, la gorge sèche, et déterminent des aigreurs chez les personnes qui y sont sujettes.

Je recommande surtout les confitures de mirabelles

et d'abricots: on les rend plus facilement digestibles et plus délicates en enlevant leur peau au moment de faire la confiture.

Les *gelées* de pommes, de coings, de groseilles, sont également d'une facile digestion.

168. Mauvaises préparations. — 1° *Fruits secs.* — J'ai déjà dit, en parlant des prunes, des raisins, des amandes, des noix et des noisettes, que les fruits secs sont des aliments essentiellement indigestes.

2° *Fruits en beignets.* — Les beignets de pommes, de poires, de pêches, d'oranges, d'ananas, etc., sont des mets fort agréables, mais d'une digestion très-difficile, car le fruit est imbibé d'une graisse âcre, lourde et indigeste.

3° *Fruits confits.* — Ces fruits doivent à l'excès du sucre qui les imprègne et à la consistance un peu ferme que leur donne la dessiccation, d'être d'une digestion généralement difficile.

ASSAISONNEMENTS

169. Propriétés générales. — Les assaisonnements constituent une série d'agents divers destinés à augmenter ou à corriger la saveur des aliments, à exciter l'appétit, à stimuler les organes et les fonctions de l'odorat, du goût, de l'insalivation et de la chymification stomacale, à faciliter enfin le travail de la digestion.

Mais cette stimulation doit être limitée avec une

sage mesure, et il faut rejeter, comme incendiaires, les assaisonnements de haut goût qui provoquent une excitation trop vive.

Les assaisonnements sont utiles et même nécessaires, parce qu'ils facilitent la digestion des aliments; depuis longtemps d'ailleurs l'expérience a démontré à l'homme que : 1° le sel facilite la digestion de la viande ; 2° le sel et le beurre ou l'huile, celle des légumes, surtout des farineux, et des poissons; 3° le vinaigre, celle des aliments gras, huileux, gélatineux; 4° le sucre, celle de la plupart des fruits; etc.

Le grand art de la Cuisine est de savoir user des assaisonnements dans de sages proportions, ni trop ni trop peu, et de les combiner ensemble sans que l'un d'eux domine, masque et atténue les autres.

Je crois devoir faire remarquer que :

1° Les assaisonnements un peu relevés ne conviennent pas aux sujets nerveux, aux gens bilieux, à ceux qui sont atteints soit de Gastrite, soit d'Irritation, soit de Gastralgie, soit d'Aigreurs.

2° Ces assaisonnements conviennent au contraire aux sujets un peu lymphatiques, à ceux dont la constitution est molle et les fonctions digestives languissantes, à ceux enfin qui sont atteints, soit d'Atonie, soit de Flatulence sans complication de Gastralgie ou d'Aigreurs.

3° Le sucre et un peu de sel conviennent seuls aux enfants; leurs jeunes organes supportent mal les autres assaisonnements et en éprouvent même de l'irritation.

4° Les jeunes femmes devront être sobres d'assaisonnements : les épices excitent il est vrai leur appétit, mais ils les échauffent, et ils projettent souvent vers la peau des poussées de rougeurs.

5° Les personnes un peu âgées feront bien d'user, avec modération cependant, de la plupart des assaisonnements : elles ont besoin de stimuler doucement leurs fonctions un peu paresseuses.

170. Assaisonnements naturels. — Je donne ce nom au sucre et au sel, qui existent naturellement dans plusieurs de nos aliments.

1° *Sel.* Le sel n'est pas une affaire de fantaisie : le goût universel dont il est l'objet est en effet l'expression d'un instinct, car il joue un rôle considérable dans la Digestion et la Nutrition.

Il est, en effet, d'une indispensable nécessité : à la composition du sang, dans laquelle il entre pour 4/1000 ; à celle du suc gastrique, dont il fournit l'acide chlorhydrique ; à la composition de la bile, à laquelle il donne son alcalinité.

Le sel donne de la saveur à des mets qui, sans lui, seraient fades : les substances grasses et les féculents ont même besoin de son secours pour être facilement digérés ; il facilite beaucoup la digestion des viandes.

Il convient très-bien dans les cas d'Atonie, car il stimule l'appétit et augmente la sécrétion des fluides digestifs ; dans les cas d'Aigreurs, au contraire, il doit être pris en aussi petite quantité que possible, car il augmente l'afflux du suc gastrique, déjà trop abondant.

2° *Sucre.* — Le sucre est très-employé en cuisine ; après le sel, c'est le plus utile des assaisonnements. Il sert de correctif aux aliments âcres, amers, acides, mucilagineux, fades ; outre son goût agréable et le plaisir avec lequel il nous fait accepter beaucoup d'aliments qui n'auraient aucune saveur sans lui, il détermine dans la bouche et dans l'estomac une utile stimulation.

En effet, le sucre excite dans la bouche une douce sensation et une sécrétion assez abondante de salive ; arrivé dans l'estomac, il y détermine la sécrétion d'une assez grande quantité de suc gastrique, afin de se transformer en glycose, seule forme sous laquelle il puisse être absorbé (27).

Cette hypersécrétion de suc gastrique contribue à la digestion et à l'assimilation des aliments auxquels le sucre est incorporé, aliments qui ne seraient pas si bien digérés sans cette addition. C'est pourquoi les fruits mûrs et sucrés, ou bien ceux que l'on saupoudre de sucre, se digèrent bien plus facilement.

Mais l'abus du sucre est aussi nuisible que l'usage modéré en est utile. Pris en trop grande quantité, il affadit le goût, charge la langue, rend la bouche acide et pâteuse, détermine de la sécheresse de la gorge et une soif plus ou moins vive ; il oblige l'estomac à un travail trop pénible, à une sécrétion trop abondante de suc gastrique : alors ce viscère devient le siége d'une stimulation, d'une irritation plus ou moins vives, et il en résulte soit des Aigreurs, soit une Gastralgie.

171. Assaisonnements gras. — Le *beurre* frais est un excellent assaisonnement pour beaucoup d'aliments, pour les poissons et les légumes surtout. Il sert principalement à la confection des meilleures sauces, de la sauce blanche, de la maître-d'hôtel, de la hollandaise.

Les *graisses* de volaille et les graisses de rôtis sont plus délicates que les autres, pour accommoder les lé-, gumes surtout.

Parmi les *huiles*, l'huile d'olive est la meilleure à employer pour accommoder certains aliments : je la recommande pour faire les fritures, de préférence aux graisses dont on se sert d'ordinaire.

Il faut avoir soin que la cuisinière emploie toujours du beurre très-frais : les corps gras se rancissent très-vite et, en rancissant, donnent naissance à des acides gras, sans action appréciable sur l'estomac de gens bien portants, mais qui, chez les Dyspeptiques, produisent des Aigreurs.

172. Assaisonnements acides. — *Vinaigre, Citron.* — La Nature a répandu les acides, dilués et affaiblis il est vrai, dans quelques légumes et dans presque tous les fruits avec une telle profusion, que c'est une preuve de la nécessité de leur présence dans l'alimentation.

En effet, mêlés avec discernement aux aliments, ils en relèvent le goût et la saveur, les rendent plus frais, plus apéritifs et plus digestibles, surtout si les mets sont gras ou mucilagineux, et facilitent leur dissolution dans le suc gastrique ; ils excitent et favorisent aussi la sécrétion urinaire.

Mais l'abus, auquel se laissent si facilement aller les Malades, leur rend cette intempérance très-préjudiciable : pris en excès, le vinaigre et les autres acides interrompent et retardent la digestion des autres aliments, en diminuant la sécrétion du suc gastrique, affaiblissent l'activité de l'Absorption et de l'Assimilation ; à la longue il survient de la Gastralgie ; puis la Nutrition générale s'altère progressivement et détermine un amaigrissement, que quelques jeunes filles ont quelquefois la coupable folie de provoquer elles-mêmes.

173. Assaisonnements aromatiques. — Ils ne doivent être employés que dans le cas d'Atonie et de Flatulence.

L'*ail* imprime une stimulation énergique à l'estomac et facilite la digestion des aliments les plus grossiers et les plus indigestes ; aussi les Méridionaux en font-ils un grand usage : seulement l'ail communique à l'haleine une odeur désagréable.

L'*oignon*, l'*échalote*, le *poireau*, la *ciboule*, la *civette*, jouissent de propriétés analogues à celles de l'ail.

La *cannelle*, le *laurier*, le *thym*, le *persil*, le *cerfeuil*, l'*estragon*, le *céleri*, etc., communiquent aux aliments un arome agréable ; employés avec modération, ils stimulent doucement l'estomac et facilitent la digestion,

La *vanille*, le *laurier-amande*, les *écorces d'orange* ou de *citron*, etc., sont très-convenables pour aromatiser les entremets sucrés.

174. Assaisonnements âcres. — La *muscade*, le *macis*,

le *girofle,* stimulent l'estomac et activent les fonctions digestives ; mais il faut être très-réservé dans leur emploi, car ils échauffent et déterminent aisément de l'irritation.

Le *poivre,* pris en très-minime quantité, stimule les forces digestives de l'estomac et rend moins lourds les aliments indigestes ; c'est surtout dans les cas d'Atonie que quelques parcelles de poivre sont réellement avantageuses ; les personnes âgées, dont les digestions sont lentes, pénibles, laborieuses, feront également bien d'en user *un peu.*

Le fantôme, si menaçant jadis, de la Gastrite, ne saurait être évoqué contre cet usage ; car la muqueuse gastrique a une tolérance beaucoup plus grande qu'on ne le croit généralement pour les condiments âcres.

La *moutarde* doit son activité à une huile volatile d'une très-grande âcreté, et qui détermine sur la muqueuse de l'estomac la même irritation, la même rougeur qu'un sinapisme sur la peau ; si donc les Dyspeptiques doués d'un estomac paresseux usent quelquefois et pour quelques mets de ce condiment, ce ne sera qu'avec une très-grande modération.

Il faudra user avec une très-grande prudence de ces assaisonnements, car, plus que tous les autres, ils échauffent, et leur abus peut aisément déterminer de l'irritation et de la Constipation.

Bien entendu, les Dyspeptiques atteints de Gastrite, d'Irritation, de Gastralgie, ou d'Aigreurs, s'en abstiendront complétement.

175. Jus et glace de viande. — Les *jus* de viande

sont obtenus soit par expression de la viande rôtie, soit par une coction à l'étouffée, lente et prolongée. Le jus qui s'échappe des rôtis de viandes rouges et surtout du gibier, au moment où on les découpe, constitue un aliment très-savoureux, extrêmement riche en principes nutritifs et d'une digestion très-facile.

Je ne saurais trop recommander ces jus de rôtis aux Dyspeptiques dont l'estomac refuse obstinément toute espèce de nourriture : dans ce cas, on choisit une belle pièce de viande, charnue et volumineuse; le rôtissage est conduit de manière à saisir brusquement la croûte, afin de ne pas permettre l'évaporation des sucs; le jus s'écoule alors en abondance au moment du découpage, et est reçu sur une assiette préalablement chauffée. Enfin, on épuise la viande de tous ses sucs, en la soumettant à l'action d'une presse analogue aux copie-lettres. On peut conserver ce jus un ou deux jours.

La *glace* de viande constitue une matière extrêmement nutritive, que l'on emploie avec un très-grand avantage pour rendre les légumes très-nourrissants et les sauces plus savoureuses, plus *corsées*.

Je la considère comme tellement utile pour les Malades et pour les Enfants qu'il s'agit de fortifier et de reconforter sans fatiguer leur estomac, que je crois devoir indiquer en détail la manière de la faire préparer par sa cuisinière.

On se procure 1 kilogramme de viande de bœuf choisie parmi les morceaux de catégorie inférieure; on y ajoute 1 kilogramme de viande de veau, de catégorie inférieure, et 1 kilogramme d'abats de volaille : pas de mouton; on dégraisse toute cette viande le mieux possible.

On met tous ces débris dans une grande casserole et on y ajoute un bouquet garni (persil, le quart d'une feuille de laurier, une très-petite branche de thym) et 3 litres d'eau : *pas de sel.*

On place la casserole sur un grand réchaud bien allumé et l'on fait bouillir pendant deux ou trois heures, jusqu'à ce que le liquide soit réduit à peu près des deux tiers et commence à se transformer en *demi-glace.* On transvase alors ce liquide dans une casserole plus petite.

Comme la viande qui reste dans la grande casserole est imprégnée de demi-glace, on verse sur elle un demi-litre d'eau et on fait bouillir pendant une demi-heure; on ajoute ce nouveau liquide à celui qui est déjà dans la petite casserole.

On place alors celle-ci sur un feu doux et on réduit le liquide jusqu'à ce qu'il ait la consistance d'un sirop. — On le clarifie ensuite avec un blanc d'œuf que l'on verse dedans et qui, en se coagulant, emprisonne dans ses mailles toutes les impuretés.

On peut conserver cette glace, soit dans des petites boîtes en fer-blanc bien soudées, soit dans des boyaux, soit plutôt dans plusieurs petits pots bien bouchés. —Cette glace est, comme la viande, susceptible de se gâter à l'air : un pot entamé ne se conserve pas plus de cinq à six jours en été, et sept à huit en hiver.

Cette *glace* est un véritable extrait de viande, dont

elle contient tous les principes nourriciers et réparateurs réduits à l'état liquide, sous un petit volume et sous une forme très-appétissante et très-digestible : la *glace* est donc de la *viande liquide* et l'on comprend aisément combien elle doit être nutritive.

C'est pourquoi je n'ai pas hésité à entrer dans des détails un peu prosaïques pour en donner la recette.

176. Sauces. — L'Art culinaire, pour réveiller les palais affadis, a singulièrement multiplié le nombre des sauces. Je crois devoir, dans l'intérêt des Maux d'Estomac, reléguer dans le domaine de la cuisine sensuelle et indigeste la plupart de ces préparations succulentes.

Les sauces les plus simples sont les meilleures pour tous les estomacs, surtout pour ceux des Dyspeptiques. Je conseille donc instamment à mes Malades de s'en tenir habituellement aux rôtis, et si, pour varier un peu leur régime, ils veulent additionner leurs mets de quelques sauces, je leur recommande les jus, les coulis, la sauce blanche, la sauce à la crème, la maître-d'hôtel, la poulette, la hollandaise, la sauce à l'huile.

Les autres sauces, excellentes il est vrai, ne conviennent pas aux Dyspeptiques.

RÉGIMES DIVERS

177. Considérations générales. — Je viens d'examiner successivement les qualités hygiéniques et nutritives des divers aliments dont nous faisons habituellement usage ; j'en ai indiqué les qualités nutritives et digestibles, en ayant soin de faire remarquer quelle influence les diverses manières de les apprêter et de les accommoder exercent sur leur digestibilité.

Il me reste maintenant à résumer ce que j'ai longuement indiqué dans les chapitres précédents, afin de guider le Malade d'une façon plus claire, plus précise, plus explicite, dans le Régime qu'il doit observer.

Le Régime des Malades se compose essentiellement de deux parties :

1° Ce qu'il faut faire;

2° Ce qu'il faut éviter.

Le bon sens et la logique démontrent qu'il doit en être ainsi. En effet, si les prescriptions semblent, au premier abord, être les plus importantes, on comprend cependant que les interdictions ont une puissance presque égale : si l'on admet qu'une certaine alimentation et que certaines boissons fassent du bien, dans tel genre de Dyspepsie ou de Constipation, on se rend également parfaitement compte que, dans le même cas, une autre alimentation et d'autres boissons fassent du mal.

Or, c'est précisément dans le choix, l'opportunité et le maniement convenable de ces indications et de ces interdictions que repose la réussite du Traitement et la guérison de la maladie.

DIÈTE

178. Diète absolue. — Quand il est nécessaire que le Malade se soumette à la diète pendant quelques jours, voici l'indication des boissons dont il doit faire usage; il ne doit pas prendre autre chose.

Tisane d'orge. — C'est une boisson assez agréable, que je prescris fréquemment à mes Malades et dont ceux-ci se trouvent très-bien.

Voici comment elle se prépare :

On prend une poignée d'*orge perlé* (25 grammes environ); — on lave cette orge avec de l'eau bouillante; — puis, on place cette orge, lavée et égouttée, dans une cafetière de la contenance d'un litre, qu'on remplit ensuite d'eau filtrée; — on fait bouillir, à petit feu, pendant deux heures; — puis on passe le contenu de la cafetière à travers un tamis de soie, ou un simple linge.

Les Malades auxquels l'orge déplaît peuvent la remplacer par le *gruau d'avoine*, qui s'emploie aux mêmes doses et se prépare de la même façon.

On rend la Tisane d'orge ou de gruau plus adoucissante, en y ajoutant un quart de lait.

Elle se prend par petites tasses à café, froide ou chaude, selon le goût des Malades, mais jamais tiède. On la sucre avec du Sirop de gomme ordinaire.

On en boit deux ou trois tasses le matin, autant le tantôt, et autant le soir avant de se coucher. Pour ne pas fatiguer l'estomac, on met toujours une demi-heure d'intervalle entre chaque tasse à café.

Aux heures habituelles des repas, les Malades pourront prendre quelques tasses de Bouillon ordinaire, froid ou chaud, selon les goûts : ce bouillon pourra, sans inconvénient, être remplacé par le *Bouillon instantané* (133), qui se prépare en un quart d'heure et qui est aussi nutritif et aussi agréable que celui obtenu par le pot-au-feu.

179. Diète modérée. — Les Malades qu'il est nécessaire de soumettre à la Diète modérée, feront usage des aliments ci-après indiqués pour leur Déjeuner de dix heures ou de onze heures. Le soir, au Dîner de six heures, ils pourront se permettre les aliments qui constituent le Régime adoucissant, ou bien, s'ils sont sujets à la Constipation, le Régime relâchant; seulement ils mangeront *très-peu*.

Voici les aliments que le Malade prendra à son déjeuner :

1° *Potage* au tapioca, préparé avec du lait, ou avec du bouillon ordinaire, ou avec du bouillon instantané.

2° *Purée* de parmentière (146) ou purée de lentilles (147), ou épinards (154), accommodés au gras ou au maigre. On mangera ces purées ou ces épinards avec *très-peu de pain*.

4° *Pomme cuite* au four ou devant le feu, ou bien quelques *pruneaux* avec un biscuit de Reims ou une biscotte, ou quelques *fruits* de la saison.

Un peu d'eau rougie en mangeant.

On prendra ce potage et une de ces purées aux heures habituelles des repas. — Rien de plus.

RÉGIME ADOUCISSANT

181. Boissons.—1° *Boissons recommandées :* Vin de Bordeaux (118), coupé avec deux tiers au moins d'eau ordinaire, ou d'eau de Vichy (Source de l'Hôpital), de Schwalheim, de Saint-Galmier, de Condillac, etc.

Boire peu à la fois, mais souvent, en mangeant : boire environ deux verres de boisson à chaque repas.

2° *Boissons défendues.* — Pas de vin pur, pas de vin blanc, ni de champagne, ni de vins alcooliques ; pas de liqueurs, si ce n'est *un peu* de liqueur *très-douce* au dessert ; pas de café noir, pas de thé (122), à moins qu'il ne soit coupé avec une quantité suffisante de bon lait.

Ne jamais boire dans l'intervalle des repas, surtout de la bière ; pas de glaces.

182. Aliments recommandés. — Potages (134) au tapioca, au salep, au vermicelle ; soupe au pain ; potages maigres à la purée de parmentière, à la purée de carottes, à la purée de lentilles, à la farine de maïs ; soupe au lait, soupe au potiron, si on les aime.

Œufs à la coque, œufs brouillés au jus, mais peu cuits (131).

Jeunes poulets ; un peu de bœuf, de mouton, de veau ; un peu de menu gibier à plumes ; le tout rôti ou grillé (139).

Les poissons (142) conviennent parfaitement, surtout les jeunes truites, les jeunes brochets, l'éperlan, le merlan, la limande, la sole, etc., ainsi que les huîtres.

Les légumes sont les meilleurs aliments. Je citerai surtout la parmentière (146) apprêtée en purée ou de toute autre manière, si ce n'est frite; les pois verts, les haricots verts (147), la purée de lentilles, le riz au gras ou au maigre, les asperges, les artichauts, les carottes nouvelles (148), la laitue et la chicorée cuites, les épinards (151).

Les fruits, quand on n'en mange pas avec excès, sont également très-bons; je recommande principalement : les cerises, les abricots, les pommes, les poires fondantes, les raisins, les figues fraîches, les prunes, les pruneaux bien cuits; les fraises saupoudrées de sucre. Bien entendu, tous ces fruits seront choisis de bonne qualité et surtout *très-mûrs*.

Crème fouettée, fromage blanc à la crème; crèmes, charlottes, soufflés; compotes, marmelades, un peu de confitures (167).

Préparation. — Viandes rôties, ou grillées, ou braisées; blanquettes, fricassées (161).—Poissons cuits à l'eau de sel, ou au court-bouillon, ou accommodés à la sauce blanche (163). — Légumes cuits à l'eau et accommodés à la sauce blanche ou sautés au beurre; les purées sont les meilleures (165). — Fruits bouillis, ou rôtis, ou en marmelade, ou en compote (167).

Cuisine très-douce, très-peu épicée; s'en tenir au sel, au sucre, au beurre frais, à l'huile, au citron ou au vinaigre en petite quantité; s'en tenir également aux sauces les plus douces, à la sauce blanche, à la sauce à la crème, à la maître-d'hôtel, à la hollandaise.

183. Aliments défendus. — Pas trop de viandes rouges (bœuf, mouton, pigeon, dinde, canard) et de gibier, surtout de gibier à chair noire ; pas de charcuterie.

Pas de poissons salés, ni de moules, ni de homard (143).

Pas de légumes secs, à moins qu'ils ne soient en purée ; pas de légumes flatulents (149), ni de champignons, ni de truffes ; pas de crudités, pas de salades.

Pas de fruits secs ou confits, pas de fruits verts ou peu mûrs, pas de marrons, pas de noix, pas d'olives.

Pas de fromages de haut goût (128).

Pas de pâtisserie (159), si ce n'est quelques biscuits à la cuiller ou de bons biscuits de Reims.

Préparation. — Pas de ragoûts, pas de gratins, pas de fritures, pas de beignets, pas de crudités.

Pas de cuisine de haut goût et trop épicée ; pas trop de vinaigre, pas de poivre ni de moutarde, pas d'assaisonnements âcres ou aromatiques.

Pas de sauces trop composées, trop relevées.

RÉGIME FORTIFIANT

184. Boissons. — 1° *Boissons recommandées.* — Vin de Bourgogne ou de Bordeaux (118), selon les goûts, coupé par moitié avec de l'eau ordinaire ou de l'Eau de Vichy (Source d'Hauterive), ou de Bussang ou de Spa, etc.

Un peu de vin pur, et même de vin alcoolique ou de vin sucré (118) pendant le dessert.

Une tasse de café noir (123), ou de thé (122), bien chaud, après chaque repas ; on peut y ajouter, si on l'aime, un peu de bonne liqueur (120).

2° *Boissons défendues.*—Ne pas trop boire en mangeant. Pas de vin blanc, ni de champagne. Ne pas boire dans l'intervalle des repas, si ce n'est un peu d'eau sucrée ou, mieux encore, une tasse de *bouillon instantané* (133), froid ou chaud.

185. Aliments recommandés. — Potages (134) au tapioca, au salep, à l'arow-root ; soupes au pain : les préparer avec du bon bouillon (132) bien consommé ou avec du *bouillon instantané* (133).

OEufs à la coque ; œufs brouillés au jus, mais très-peu cuits (131), avec du jus ou de la glace (175).

Manger de la viande (135) souvent et dans une large proportion : bœuf, mouton, poulet, pigeons, caneton, gibier ; le tout rôti, grillé ou braisé (161). Jus de viande dans lequel on trempe un peu de pain.

Un peu de poisson, pour varier la nourriture : les huîtres sont excellentes.

Légumes farineux frais (145), parmentière, légumes farineux secs en purée (147), accommodés avec du bon jus et surtout de la *glace* de viande.

Un peu de fruits, bien mûrs, choisis parmi ceux qui sont les plus digestibles.

Un peu de fromage au dessert (128).

Pain bien cuit; manger surtout la croûte (158).

Préparation. — Viandes rôties, ou grillées, ou braisées (161). -- Poissons cuits à l'eau de sel, ou au court-bouillon, ou grillés, et accommodés à la sauce blanche, ou à la maître-d'hôtel, ou à la hollandaise (163). — Légumes cuits à l'eau et apprêtés à la sauce blanche, ou sautés au beurre; purées, accommodées avec une notable proportion de bon jus de viande (165). — Fruits en marmelades, ou en compotes, ou en confitures.

Cuisine un peu assaisonnée (169); ne pas craindre d'ajouter suffisamment de sel (170), et même quelques assaisonnements aromatiques (173), et quelques parcelles de poivre.

186. Aliments défendus. — Pas de potages maigres, ou du moins très-rarement.

Pas de viandes blanches; pas de veau, d'agneau, de cochon de lait; pas de charcuterie.

Pas ou très-peu de légumes herbacés (151), pas de légumes flatulents.

Ne pas faire un usage immodéré de fruits, surtout de fruits acides.

Pas de pâtisserie (159), si ce n'est un peu de petits gâteaux secs.

Préparation. — Pas de bouillis, ni de hachis, ni de ragoûts, ni de gratins, ni de fritures, ni de beignets.

Pas trop de sucre, car il affadit l'estomac; ni de vinaigre, car il irrite la muqueuse gastrique; ni d'huile ou de graisse, car elles entravent la digestion.

Pas de sauces trop compliquées.

HYGIÈNE

187. But de l'Hygiène. — L'Hygiène est la Science de se bien porter ; c'est l'Art de conserver la santé et de prévenir les maladies, de faire que l'homme ne meure que de vieillesse ; — c'est par l'Hygiène que l'homme apprend quels sont ses vrais besoins et dans quelle mesure il doit les satisfaire ; c'est par elle qu'il conserve sa santé, perfectionne ses facultés, apprend à user et à jouir de tout ce qui l'entoure, et à éviter les dangers attachés à l'abus et à l'excès.

La Médecine, ainsi que le dit l'Auteur d'un ouvrage devenu populaire, n'est qu'une Hygiène après coup ; l'Hygiène nous protége contre le mal, la Médecine le chasse ; l'une nous en garantit, l'autre nous en délivre. Les soins de l'une sont des précautions, ceux de l'autre des secours et des médications.

Toutes les règles de l'Hygiène, tous les préceptes à suivre pour *se bien porter*, peuvent se résumer en la mise en pratique des six maximes suivantes :

1° Conserver l'intégrité de ses facultés vitales, intellectuelles et morales, en évitant tout ce qui peut leur porter atteinte, et surtout les excès de tout genre qui activent le foyer de la vie, qui font éprouver des impressions trop vives et trop violentes, qui font vivre trop vite ;

2° Endurcir le corps; le rendre fort, vigoureux et capable de résister à la fatigue et aux diverses causes d'indispositions ou de maladies;

3° Respirer habituellement un air pur, vivre dans un climat tempéré;

4° Faire un usage habituel d'aliments simplement préparés et appropriés à l'état des organes digestifs;

5° Etre sobre; entretenir constamment une juste proportion entre la quantité d'aliments que l'on consomme et l'exercice que l'on prend;

6° Être sage; modérer ses passions; conserver en son âme la paix, le calme et le contentement, état qui contribue puissamment à la santé du corps.

La nature de cet ouvrage ne me permet pas de traiter les nombreuses questions que comporte ce vaste sujet : je me contenterai seulement de traiter en quelques mots celles qui sont les plus importantes et qui se rattachent davantage à l'Hygiène des Maux d'Estomac et de la Constipation.

HYGIÈNE ALIMENTAIRE

188. Exercice. — Dans l'état de santé, l'appétit s'éveille à des intervalles qui varient suivant la quantité et la nature des aliments qui composaient le dernier repas, suivant les dépenses auxquelles l'organisme s'est livré, et surtout suivant les habitudes individuelles. Mais chez les Dyspeptiques, l'appétit fait souvent défaut, et il est nécessaire de le stimuler par divers moyens.

L'absence d'un *exercice* journalier est une des causes les plus fréquentes du manque d'appétit et des mauvaises digestions; l'exercice est, tout à la fois, le meilleur apéritif et le meilleur digestif. C'est en effet par un exercice habituel, régulier, c'est par la dépense des forces qu'il occasionne, que se préparent une bonne digestion des aliments et une absorption plus complète de leurs sucs nutritifs. On digère avec ses jambes, disait Chomel, presque autant qu'avec son estomac.

Quel est l'homme, d'ailleurs, qui n'a pas remarqué sur lui-même les effets d'une promenade au grand air, à la campagne surtout? Ce jour-là, il a meilleur appétit et il digère mieux. Il n'est pas de Dyspeptique qui ne convienne de ce fait, mais il n'en est malheureusement que très-peu qui se déterminent à consacrer, chaque jour, à une petite promenade un temps suffisant.

L'exercice est donc d'une très-grande importance; mais il ne doit pas être pris d'une façon inconsidérée : il doit être en rapport avec l'âge, les forces et les aptitudes personnelles de chaque sujet. Le moment où l'on doit s'y livrer n'est pas non plus indifférent.

Les simples promenades à pied pourront avoir lieu soit avant le repas pour éveiller l'appétit, soit presque immédiatement après pour faciliter la digestion; et même alors fera-t-on encore mieux d'attendre quelques moments, de rester en repos quelques instants, avant de commencer la promenade; ce n'est peut-être pas sans raison que nos pères restaient longtemps à table et chantaient au dessert !

Quant aux longues courses à pied, aux promenades à cheval, aux jeux un peu animés, aux exercices gymnastiques, on fera beaucoup mieux de s'y livrer avant le repas, pour lequel ils serviront même d'apéritif. Mais ils seraient nuisibles *immédiatement après;* ils troubleraient alors la digestion au lieu de la favoriser, et cela d'autant plus sûrement que l'estomac serait plus faible et le repas plus copieux. Un exercice un peu vif, pris immédiatement après le repas, affaiblit en effet le travail digestif, en appelant sur d'autres organes le sang et le fluide nerveux nécessaires à son accomplissement; en outre, les secousses brusques et réitérées du diaphragme pressent l'estomac, le compriment et l'exposent à se débarrasser des aliments qu'il contient.

Il est même des Dyspeptiques chez lesquels tout mouvement, même une simple promenade, en se levant de table, augmente les souffrances dont l'estomac est le siége; il faut respecter cet état, laisser le Malade dans un repos absolu pendant une heure au moins, puis lui faire faire une petite promenade.

189. Régularité des Repas. — La mauvaise distribution des repas, sous le rapport de leur importance réciproque, des intervalles qui les séparent, et de leur nombre, est une cause très-fréquente de dérangements et de perturbations dans les fonctions de l'estomac.

Les heures des repas varient selon les conditions sociales des Malades, leur genre de vie et leurs occupations, leur âge et leur sexe, et souvent aussi selon les habitudes locales ou nationales. Le Médecin doit, pour l'institution du régime des Dyspeptiques, tenir compte des habitudes acquises depuis longtemps, ou du moins n'y apporter que les modifications strictement nécessaires.

Mais si l'organisme peut se ployer aux habitudes de certaines heures, il ne saurait, sans en souffrir, s'accoutumer à l'irrégularité des repas.

La *régularité* des heures de repas est, en effet, une condition *indispensable*, essentielle, de bon fonctionnement de l'estomac : c'est la première et la plus importante des précautions auxquelles doit s'astreindre un Dyspeptique.

Si, avant l'heure du repas, il éprouve de ces tiraillements épigastriques que l'on prend souvent pour la sensation de la faim, il devra résister à cet appétit de mauvais aloi, et si les tiraillements augmentent, il les calmera en prenant une cuillerée à café de *Sirop calmant*.

S'il cède, au contraire, à ce faux appétit, il calmera pour le moment la fausse sensation de faim qu'il éprouvait ; mais en continuant quelque temps à manger ainsi à toute heure, il affolera en quelque sorte son estomac, et les troubles nerveux de cet organe despotique ne feront qu'augmenter de jour en jour.

190. Intervalle entre les Repas. — Cette condition hygiénique est d'une très-grande importance : souvent les Maux d'Estomac ne dépendent pas d'une autre cause, et il suffit de mieux calculer les intervalles entre chaque repas, pour diminuer et même pour faire disparaître les troubles de la digestion.

L'intervalle entre chaque repas doit être assez grand pour que la digestion ait le temps de se faire, pour que les digestions n'empiètent pas l'une sur l'autre, et même pour que, outre le temps suffisant à la complète digestion du déjeuner, l'estomac ait encore le temps de *se reposer* un peu.

Cet intervalle doit nécessairement varier selon la quantité et la nature des aliments qui composaient le premier repas, selon l'activité fonctionnelle de l'estomac, selon l'âge et l'état de santé, etc.

L'absence d'un intervalle suffisant est surtout nuisible aux Dyspeptiques dont la vie est sédentaire, à ceux surtout qui se livrent à des occupations intellectuelles ; il en est de même pour les personnes âgées, dont l'estomac paresseux, mais patient, demande un espace de six à huit heures pour accomplir entièrement la digestion d'un repas ordinaire.

L'intervalle ne doit pas être non plus trop long ; car la faim devenant alors très-vive, on la satisfait outre mesure et avec trop de précipitation ; on mange trop et trop vite, et la digestion en souffre.

191. **Heures.** — Toutes les fonctions de Nutrition sont, jusqu'à un certain point, sous la dépendance de la volonté : c'est ainsi, pour n'en citer qu'un seul exemple, que beaucoup de personnes vont, par suite d'habitude, à la garde-robe tous les jours à la même heure. Il en est de même de la faim ; elle revient aux heures fixes auxquelles on a l'habitude de la satisfaire. L'estomac se plie si bien à cette habitude et se dispose de telle façon que, lorsqu'il n'est pas

satisfait au moment habituel, la sensation de la faim, après avoir été plus ou moins pénible, finit par disparaître. Il arrive également que si l'on vient à intervertir l'ordre des repas, à manger dans leur intervalle, l'appétit est moins franc et la digestion plus laborieuse.

Aussi, si les jeunes gens jouissent d'une impunité presque complète quant à l'ordre plus ou moins grand qu'ils mettent dans leurs repas, une pareille manière d'agir serait souvent fatale aux personnes âgées et aux Dyspeptiques.

L'heure la plus favorable au principal repas est donc six heures de l'après-midi. En fixant ce repas à cette heure, on laisse à la digestion le temps de se faire avant que l'on se mette au lit.

Pour la plupart des Dyspeptiques c'est une mauvaise habitude que de souper. En effet, pendant le sommeil qui suit immédiatement ce repas superflu, toutes les fonctions de l'organisme sont ralenties ; la température du corps s'abaisse, la respiration est moins fréquente ; le travail de la digestion s'opère péniblement et lentement et réagit lui-même sur le sommeil, qui est lourd ou agité. Le manque d'appétit que l'on éprouve le lendemain indique bien l'inopportunité de ce repas.

Le premier repas de la journée ne doit être pris qu'environ trois ou quatre heures après le réveil. On réduit ainsi à deux le nombre des repas de la journée, ce qui est largement et amplement suffisant pour des personnes qui ne se livrent pas à des travaux manuels fatigants.

Cependant, lorsque l'on est obligé de sortir de chez soi de bonne heure, il vaut mieux faire une collation légère à sept ou huit heures du matin, et faire un léger repas trois ou quatre heures après, à onze heures. On attend, dans ce cas, le repas du soir pour satisfaire complétement son appétit.

En général, il ne faut ingérer de nouveaux aliments qu'alors que ceux du précédent repas sont déjà hors de l'estomac; celui-ci exige ordinairement quatre à six heures pour se débarrasser *complétement* des matières alimentaires qu'il contient.

Il faudra donc, autant que possible, mettre cet intervalle entre deux repas. Cependant cela n'est pas absolu, car la durée de la digestion varie suivant la nature des aliments ingérés, suivant la constitution individuelle, etc.

192. **Nombre**. — Dans les circonstances ordinaires, deux repas par jour suffisent à l'homme adulte en état de santé. Cependant l'habitude intervient encore ici. Ainsi dans les départements du nord de la France, on déjeune à huit heures, on dîne à midi, on goûte entre quatre et cinq heures, et l'on soupe entre huit et neuf heures.

Ce serait une manière de vivre très-pernicieuse que de ne faire qu'un seul repas par jour. En effet, si on laisse trop longtemps l'estomac dans l'état de vacuité et si on l'habitue pour ainsi dire à cet état, il se comporte comme tous les organes qui entrent peu souvent en exercice : il devient paresseux, et la digestion est laborieuse.

                    HYGIÈNE.

D'un autre côté, il est évident que la personne qui ne fait qu'un seul repas par jour, doit prendre une grande quantité d'aliments pour se soutenir jusqu'au lendemain. Or, l'estomac sécrète un liquide particulier, le suc gastrique, destiné à l'élaboration des aliments, et cette sécrétion n'a lieu qu'au moment où la substance ingérée arrive dans l'intérieur du viscère ; elle est d'autant plus abondante que la quantité d'aliments est plus considérable. On réveille donc là brusquement une fonction assoupie et on l'exagère. Dans de pareilles conditions, l'estomac s'épuise : de là des Gastrites rebelles.

Le nombre des repas doit varier suivant diverses conditions. Le convalescent, par exemple, qui a besoin de réparer les pertes que lui a fait subir la maladie, doit manger plus souvent que l'homme qui est en état de santé. Dans ce cas, si les repas doivent être fréquents, ils ne doivent pas être non plus trop abondants, pour éviter de fatiguer l'estomac.

Le nombre des repas ne peut pas être le même pour l'homme de cabinet que pour le manœuvre. Celui-ci, en effet, se livre à de violents exercices musculaires ; toutes ses sécrétions naturelles sont activées, et elles ne se font qu'aux dépens des éléments du sang ; il aura donc besoin d'une réparation plus énergique que l'homme de profession sédentaire. Aussi voit-on les individus qui se livrent habituellement à des exercices violents, digérer facilement leurs quatre repas par jour.

Les Anglais font cinq repas par jour : le déjeuner à neuf heures, le lunch à une heure, le dîner à sept heures, le thé à neuf heures et le souper à onze heures ou minuit. Les Français auraient de la peine à manger autant et aussi souvent. Les Arabes et tous les habitants des pays chauds ne le pourraient pas.

En résumé, et pour conclure, dans nos régions tempérées, deux ou trois repas par jour sont, en général, suffisants, et le principal de ces repas doit toujours se faire le soir à 6 heures ou 6 heures et demie.

193. Distribution des repas. — En France, on fait en général trois repas :

1º *Premier déjeuner.* — Ce *Premier déjeuner* se fait tout en se levant : il consiste le plus souvent en une tasse de café au lait ou de chocolat.

Je me suis déjà expliqué sur les qualités digestibles et nutritives du café au lait (126) et du chocolat (127). Je conseille aux Dyspeptiques de remplacer ces deux aliments par une des préparations suivantes :

Une assiettée de potage, ou de soupe grasse, ou même de soupe maigre ; une tasse de *bouillon instantané* (138) avec un peu de pain ou une biscotte ; une tasse de thé, pur ou avec un nuage de crème, accompagnée d'un peu de pain et de beurre frais, ou d'une biscotte ; une infusion de camomille, de tilleul, de feuilles d'oranger, etc.

Un peu de vin de Bordeaux sucré, chaud ou froid et avec un peu d'eau, dans lequel on trempera du pain grillé ou une biscotte.

Un ou deux œufs à la coque, suivis d'un peu de vin de Bordeaux.

2° *Déjeuner à la fourchette.* — Le *Déjeuner à la fourchette* doit avoir lieu à dix heures ; si on en recule l'heure, l'intervalle entre le dîner et le déjeuner se trouve réduit à cinq ou six heures, espace de temps insuffisant pour un estomac paresseux ou maladif.

Ce déjeuner ne doit pas être, comme quantité d'aliments, le plus important de la journée. Outre que l'élaboration de la digestion alourdit l'esprit et le rend impropre à tout travail intellectuel sérieux, elle n'a quelquefois pas le temps de s'accomplir entièrement dans l'espace de cinq à six heures.

Les inconvénients d'un déjeuner trop copieux deviennent plus manifestes lorsque c'est par exception qu'il a lieu. Quel est en effet le Dyspeptique, quelle est même la personne bien portante, qui n'aient observé que, à la suite d'un déjeuner en ville, toujours plus abondant et plus tardif que d'ordinaire, ils se sentent lourds et moins aptes à leurs occupations habituelles et ne se mettent à table pour le dîner qu'avec un mauvais appétit ?

3° *Goûter.* — Le *Goûter*, consistant habituellement en pâtisseries, très-appétissantes, mais souvent indigestes, est un repas intermédiaire dont les Dames sont très friandes et auquel la plupart cependant doivent des maux d'estomac. Je crois que les Dyspeptiques qui peuvent déjeuner, goûter et dîner font exception, et je conseille de s'en tenir à deux bons repas par jour, précédés, à la rigueur, d'un premier déjeuner.

4° *Dîner.* — Le *Dîner* doit avoir lieu à six heures ou six heures et demie. La plupart des Dyspeptiques se plaignent que c'est au dîner qu'ils ont moins d'appétit, qu'ils mangent le moins, et que c'est ce repas dont la digestion est la plus pénible. Cela est dû, le plus souvent, soit à ce que le déjeuner a été trop copieux, soit à ce qu'il n'a pas été suivi d'un exercice suffisant pour en faciliter le digestion, soit à ce qu'il a été pris à une heure trop tardive.

Je leur conseille donc de déjeuner de bonne heure, à dix heures ou dix heures et demie, de manger modérément et de prendre ensuite de l'exercice. Ils verront alors qu'ils auront faim à six heures et demie, qu'ils mangeront avec plaisir et que leur digestion se fera bien.

194. Quantité des Aliments. — La *quantité* des aliments que les Dyspeptiques doivent prendre à chacun de leur repas, varie suivant une foule de circonstances ; elle dépend de l'âge, du genre de vie, de la disposition journalière et des conditions particulières du Malade ; de la tolérance et du degré d'énergie de son estomac ; de la nature des aliments qui composent le repas, etc.

L'appétit ne doit pas toujours être pris pour guide dans la mesure de la quantité des aliments que l'on doit permettre aux Dyspeptiques ; car, chez eux, il est loin d'être toujours en rapport exact avec les aptitudes et la puissance digestive de l'estomac. Cette simple remarque est d'une très-grande importance.

En général, on mange *beaucoup plus qu'il ne le faut*, ce qui est une source de maladies et d'incommodités. Je ne saurais donc trop recommander d'être *très-sobre*, de manger *peu* d'aliments, mais des aliments nourrissants et surtout très-digestibles.

195. Quantité des Boissons. — La quantité des boissons doit être proportionnée à l'aptitude fonctionnelle de l'estomac, à l'état des sécrétions stomacales, et aux habitudes des Malades.

Les boissons sont en presque totalité absorbées par l'estomac ; l'abondance des boissons impose donc à cet organe une suractivité qui le fatigue. De plus, si la quantité des liquides ingérés dépasse celle que l'estomac peut absorber, il se produit une sorte d'indigestion aqueuse ; le surplus du liquide passe dans l'intestin et y produit de la diarrhée.

Prises en quantité *modérée*, au moment des repas, les boissons suffisamment aqueuses constituent d'utiles auxiliaires de la digestion : elles se mélangent dans l'estomac avec les aliments, elles pénètrent et imbibent la bouillie alimentaire et en dissolvent certaines parties. Elles contribuent ainsi, de concert avec les sucs digestifs, à l'élaboration du chyme, en même temps qu'elles favorisent les phénomènes de l'absorption.

Prises en *excès* pendant les repas, les boissons aqueuses déterminent un affaiblissement dans l'action du suc gastrique, qui, trop dilué, trop étendu d'eau, ne peut digérer les aliments ingérés : de là un ralentissement dans la digestion. — En outre, les diverses Sécrétions étant exagérées, l'espèce de courant aqueux dont je parlais plus haut étant trop abondant, cette eau des Sécrétions entraîne avec elle une trop grande quantité de matériaux solides : de là un affaiblissement, insensible il est vrai, mais réel.

Dans le cas d'Atonie, une trop grande quantité de boissons dilue et affaiblit le suc gastrique chargé de la digestion stomacale, et augmente ainsi la paresse fonctionnelle de l'estomac.

Dans le cas d'Aigreurs, de pyrosis, au contraire, il est bon d'augmenter un peu la proportion des boissons dans le courant des repas.

Quelques Malades digèrent assez bien les aliments solides, mais ne peuvent digérer les boissons, lesquelles séjournent plus ou moins longtemps dans leur estomac et y déterminent un sentiment de gêne, de pesanteur, et surtout un bruit de clapotage que Chomel a signalé le premier (103). Ces Dyspeptiques ne devront boire que très peu et s'abstiendront de tout aliment un peu aqueux.

En général, les Dyspeptiques devront, pendant leurs repas, boire avec modération ; ils boiront souvent, mais peu à la fois. Dans l'intervalle des repas, ils feront bien, autant que possible et à moins d'être réellement altérés, de s'abstenir de toute espèce de boissons, surtout de bière.

196. Température des Boissons. — La température des boissons n'est pas chose indifférente ; elles doivent être prises chaudes ou fraîches, jamais tièdes : chaudes, elles stimulent les houppes nerveuses de l'estomac ; froides, elles déterminent, par réaction, une activité plus grande dans la circulation ; tièdes, elles sont lourdes et indigestes.

Chaque Dyspeptique supporte différemment les boissons chaudes et les boissons froides : plusieurs digèrent mieux, en été en prenant leurs boissons fraîches et même glacées, et en hiver en les prenant chaudes : il faut toujours respecter cette tolérance de l'estomac.

Cependant, trop froides, les boissons exercent sur la muqueuse de l'estomac une action sédative qui peut, surtout si le corps est en sueur, se transformer en une sorte de réfrigération anesthésique, laquelle se propage au plexus gastrique et porte une atteinte plus ou moins profonde à ce centre de la vie végétative.

Aussi est-il préférable, dans les bals et les soirées, quand on a très-chaud, de faire usage de thé, de punch léger, de grogs, de sirops; si on se laisse aller à prendre des glaces, des sorbets, le mouvement et l'excitation de la danse peuvent seuls en contre-balancer les effets.

Dans le cas d'Atonie, les boissons devront être prises très-chaudes, à la condition toutefois qu'il n'y aura ni douleurs ni vomissements; s'il y a Flatulence, développement de gaz, on agira de même, afin de tarir la formation de ces gaz en combattant la torpeur atonique de l'estomac.

Si, au contraire, il y a des vomissements, les boissons froides devront être préférées ; elles exercent, en effet, une sorte d'anesthésie sur les houppes nerveuses de l'estomac en même temps qu'elles diminuent les spasmes de la tunique musculaire. Frappées de glace et prises par cuillerée à bouche, à intervalle de quatre à cinq minutes, les boissons acidules glacées suspendent quelquefois à elles seules des vomissements opiniâtres.

197. Mastication. — Pour être facilement digérés, les aliments doivent être préalablement divisés et broyés avec soin par les dents, humectés de salive, et brassés par les mouvements de la langue et des joues de façon à former une pâte molle, une sorte de pâtée, que les sucs digestifs de l'estomac puissent facilement pénétrer et transformer.

Si cette première opération de la digestion est insuffisante, si les aliments sont incomplétement divisés, il faut plus de temps au suc gastrique pour les dissoudre, et le travail de l'estomac en est augmenté d'autant.

Cette insuffisance de la mastication peut dépendre de l'absence d'une partie des dents, de douleurs ou de maladies diverses dont elles sont le siége, d'une altération des gencives, ou de quelques maladies de la muqueuse buccale.

Signaler la cause, c'est indiquer le remède : il suffira de remédier, soit par l'application de dents artificielles, soit par un traitement approprié, au mauvais état des dents ou de la bouche, pour que la mastication s'opère d'une façon aussi parfaite que possible.

Si l'insuffisance de la mastication tient à la mauvaise habitude d'avaler les morceaux sans presque les mâcher, il suffira de faire comprendre aux Dyspeptiques les conséquences fâcheuses de cette précipitation, pour qu'ils apportent quelque attention à cet acte en apparence insignifiant.

198. Les dents. — Les Maux d'Estomac résultent bien souvent du mauvais état des dents : il est plusieurs Malades, qui avaient été soignés depuis longtemps par tous les moyens possibles et sans succès, que j'ai guéris de leurs maux d'estomac en les envoyant chez un bon Dentiste, en leur faisant remettre les nombreuses dents qui leur manquaient, en les mettant ainsi à même d'opérer une mastication suffisante.

Donc, faites en sorte de bien mâcher avant d'avaler; prenez bien soin de vos dents; faites arracher celles qui vous gênent; faites remplacer celles qui vous manquent.

Entretien. — Il n'est pas d'organes plus facilement altérables que les dents, et il n'en est pas non plus qui soient plus susceptibles d'une plus longue conservation lorsque l'on veille à leur bon entretien : quelques soins journaliers de propreté et une ou deux visites par an chez un Dentiste habile, suffisent pour assurer la conservation indéfinie des dents.

On aura l'attention de promener tous les matins sur les dents une brosse douce, trempée dans de l'eau dégourdie. Après chaque repas, et le soir avant de se coucher, on doit se rincer la bouche avec de l'eau dégourdie et enlever, à l'aide d'un cure-dents en plume, les parcelles d'aliments qui se sont insinuées dans les intervalles dentaires.

Les frictions avec la brosse ne doivent pas être rudes, ni offenser le bord libre des gencives. Si elles ne suffisent pas pour détacher le tartre trop adhérent, on peut charger la brosse de poudres inertes, parfaitement porphyrisées, telles que celles de charbon et de magnésie calcinée, que l'on aromatise avec quelques gouttes d'huile essentielle de menthe.

Que l'on s'abstienne des opiats, des poudres dentifrices dont on ignore la composition ; que l'on rejette les acides qui ne blanchissent les dents qu'en attaquant leur émail et en ramollissant leur tissu.

Extraction. — Se faire arracher une dent est une opération douloureuse devant laquelle on recule bien souvent : aussi les Dentistes ont-ils employé soit l'éther, soit le chloroforme, pour opérer l'extraction sans douleur ; mais l'emploi de ces agents est dangereux. Depuis quelque temps déjà, M. Préterre, un des plus habiles Dentistes de Paris, est parvenu à arracher les dents sans la moindre douleur en engourdissant la sensibilité du patient au moyen d'un gaz, le protoxyde d'azote. M. Préterre a fait de nombreuses expériences dans plusieurs hôpitaux de Paris, en présence des Docteurs Velpeau, Dolbeau, Maisonneuve, Voillemier, Guérin, Broca, Foucher, Richard, Saint-Germain, Verneuil, Follin, Richet, Gosselin, etc. Ces expériences ont démontré que le protoxyde d'azote engourdit la sensibilité comme l'éther ou le chloroforme, et qu'il leur est préférable par son innocuité et sa rapidité d'action.

Dents artificielles. — La perte de plusieurs dents empêchant d'opérer une mastication suffisante des aliments et étant ainsi une cause certaine de Maux d'Estomac, il est absolument nécessaire de faire remplacer les dents naturelles perdues par des dents artificielles. Cette opération s'exécutait d'une façon bien imparfaite il y a quelques années à peine, mais les progrès de la chirurgie dentaire ont été si rapides, qu'il est possible maintenant de remplacer les dents malades ou absentes par des dents qui auront exactement le même aspect que les dents naturelles, et qui broieront aussi bien les aliments.

Mais les dents artificielles, les dentiers plus ou moins complets ne produisent tous les bons effets que l'on est en droit d'en attendre que lorsqu'ils ont été construits avec beaucoup de soins; l'adhérence parfaite de la base du dentier aux gencives résulte en effet de l'exactitude de son adaptation : c'est en cela que consiste l'art du bon Dentiste.

J'ai vu des dentiers que M. Préterre a exécutés pour mes Malades avec une telle perfection que l'on ne pouvait distinguer les dents fausses des dents naturelles, et l'adaptation était si exacte et si parfaite que ces personnes croyaient avoir toutes leurs dents.

HYGIÉNE GÉNÉRALE

199. Atmosphère. — L'air qui nous environne de tous côtés et qui forme autour de la terre une couche de six à huit lieues d'épaisseur, est un mélange d'oxygène, d'azote et de gaz carbonique.

Le mélange de ces trois gaz se renouvelle et se reconstitue incessamment par mille échanges qui s'effectuent entre la respiration des végétaux et la respiration des animaux.

Nous avons vu (12) que l'air que nous respirons est décomposé dans nos poumons : nous prenons l'*oxygène* de l'air et nous produisons, à la place de ce gaz vivifiant, un gaz délétère et impropre à la respiration, le *gaz acide carbonique.*

Il en est de même de *tous* les animaux, qui *tous* respirent comme nous, les poissons eux-mêmes respirant l'air dissous dans l'eau.

Or, la Nature a pourvu, avec une infinie sagesse, à l'incessante purification de l'air incessamment vicié par la respiration des animaux.

Les arbres, les plantes, *tous* les végétaux respirent ce *gaz carbonique* (combinaison de carbone, ou charbon parfaitement pur, et d'oxygène); ils s'emparent du *carbone* qu'il renferme pour former leur bois, leur tige, leurs rameaux, leurs feuilles, leurs fleurs, et ils exhalent l'*oxygène* que l'homme et les animaux respirent à leur tour.

C'est avec ce *carbone*, fourni par le gaz carbonique qui sort des poumons de l'homme et des animaux, que les plantes et les arbres fabriquent le *charbon* que nous retrouvons en eux quand nous les brûlons.

Ainsi donc, tout ce que l'air donne aux plantes, les plantes le cèdent aux animaux, et les animaux le rendent à l'air. Ce qui se passe dans l'air se passe également dans la terre : la terre donne naissance aux plantes, aux graines, aux fruits, à l'herbe des champs; les animaux herbivores mangent ces plantes, ces graines, cette herbe, qui se changent ainsi en ces animaux; les animaux carnivores mangent les herbivores; l'homme mange les herbivores et les carni-

vores ; les animaux et l'homme meurent, pourrissent
et se changent en fumier et en poussière qui donne
à son tour naissance à de la terre, et cette terre à
l'herbe des champs.

La matière tourne donc incessamment dans un
cercle éternel dans lequel la vie s'agite et se manifeste sous mille formes diverses, mais où la matière
ne fait que changer de place d'après les lois éternelles
de l'infinie Sagesse.

200. Air pur. — Je pourrais essayer de montrer
quelle heureuse influence l'air pur de la campagne
exerce sur notre santé et même sur notre humeur ;
mais je préfère laisser la parole à J.-J. Rousseau, qui
dira mieux que moi l'action bienfaisante de l'air pur
des montagnes :

« Ce fut là que je démêlai sensiblement, dans la
pureté de l'air où je me trouvais, la véritable cause
du changement de mon humeur, et du retour de
cette paix intérieure que j'avais perdue depuis si
longtemps.

» En effet, c'est une impression générale qu'éprouvent tous les hommes, quoiqu'ils ne l'observent pas
tous, que sur les hautes montagnes, où l'air est vif
et subtil, on se sent plus de facilité dans la respiration, plus de légèreté dans le corps, plus de sérénité
dans l'esprit ; les plaisirs y sont moins ardents, les
passions plus modérées. Les méditations y prennent je
ne sais quel caractère grand et sublime, proportionné
aux objets qui nous frappent, je ne sais quelle vo-
lupté tranquille qui n'a rien d'âcre et de sensuel.

» Il semble qu'en s'élevant au-dessus du séjour des hommes, on y laisse tous les sentiments bas et terrestres, et qu'à mesure qu'on approche des régions éthérées, l'âme contracte quelque chose de leur inaltérable pureté. On y est grave sans mélancolie, paisible sans indolence; content d'être et de penser : tous les désirs trop vifs s'émoussent; ils perdent cette pointe aiguë qui les rend douloureux; ils ne laissent au fond du cœur qu'une émotion légère et douce; et c'est ainsi qu'un heureux climat fait servir à la félicité de l'homme les passions qui font ailleurs son tourment. ·

» Je doute qu'aucune agitation violente, aucune maladie de vapeur pût tenir contre un pareil séjour prolongé, et je suis surpris que des bains de l'air salutaire et bienfaisant des montagnes ne soient pas un des grands remèdes de la médecine et de la morale. »

201. Air malsain. — L'air vicié par la respiration est un poison aussi délétère que les gaz malfaisants.

Par la respiration, nous enlevons à l'air l'élément vivifiant, l'*oxygène*, et nous exhalons, mélangé à l'air, un gaz délétère absolument impropre à la respiration, le *gaz carbonique* (12). Nous exhalons en moyenne 18 litres de gaz carbonique par heure (sur 500 litres d'air), ce qui donne presque un demi-mètre cube par vingt-quatre heures. On voit d'après ces chiffres quelle est l'importance de l'aération et de la ventilation des appartements.

Les grandes agglomérations d'individus, d'animaux, dans une même ville, vicient l'air par la même raison; si l'on ajoute à cela l'étroitesse des rues, leur malpropreté, les émanations méphitiques des égouts, etc., on comprendra aisément que l'air des grandes villes est toujours, quoi que l'on fasse, moins sain que l'air de la campagne.

202. Habitations. — L'habitation privée délimite une masse d'air atmosphérique dont on peut modifier à volonté la température, le degré d'humidité, la composition chimique. On retranche ainsi du milieu général une partie plus ou moins grande pour l'accommoder à ses besoins en l'isolant plus ou moins complétement des influences du dehors. L'atmosphère d'un appartement est donc, pour celui qui l'habite, ce que l'atmosphère d'une ville est à toute une population. Réfléchissez, en effet, au temps que votre sommeil, vos repas, vos occupations et les intempéries de la saison, vous font passer à la maison!

Les pièces qui constituent l'habitation seront aussi grandes que possible; rien n'est plus avantageux que de respirer librement une grande masse d'air.

Evitez surtout toutes les causes qui peuvent altérer la pureté de l'air. Ainsi les animaux agissent sur l'air exactement comme l'homme, par l'exhalation de l'acide carbonique et par le produit vaporeux de leur transpiration pulmonaire et cutanée. Leur présence est donc de trop dans l'intérieur de votre chambre, surtout pendant la nuit; ce sont au moins d'inutiles consommateurs de l'air qui suffit à peine à vos besoins, si même ils n'y versent pas encore des exhalaisons nuisibles.

Il en est de même des fleurs, dont l'odeur détermine souvent des maux de tête et des migraines.

A Paris et dans les grandes villes, les appartements tendent chaque jour à devenir de plus en plus en désaccord avec le besoin d'air et de soleil si indispensable à l'espèce humaine : la spéculation, en subdivisant les terrains, en entassant étage sur étage, en augmentant dans des proportions qui n'ont plus de limites le prix des loyers, semble vouloir réduire la famille à la plus minime portion d'air respirable.

Nous-mêmes encore, par notre vanité, nous augmentons le mal : nous avons des salons spacieux et splendides, mais nos chambres à coucher sont pour la plupart étroites, reléguées sur les cours, hermétiquement calfeutrées; souvent même nous dissimulons le lit dans une alcove, que l'on n'ouvre que le soir au moment de se coucher.

Est-ce ainsi que nous devrions agir, est-ce ainsi que nous devrions prendre soin de notre santé? Mais ce sont là, ainsi que pour les toilettes et le luxe des réceptions, les conséquences des goûts du jour, de cette envie de briller à laquelle nous sacrifions notre confortable et notre bien-être de tous les instants.

203. Vie champêtre. — Le séjour à la campagne nous offre toutes les conditions désirables pour jouir d'une bonne santé : un air pur et sain, une nourriture simple et frugale, les exercices du corps, de l'ordre dans toutes nos actions, le spectacle agréable de la Nature dans sa simplicité, enfin le repos, la sérénité, la gaieté, choses si nécessaires à l'accomplissement régulier des fonctions de nos organes.

Pour se convaincre de la réalité des bons effets de la vie champêtre sur notre organisation, il suffit de jeter les yeux sur ce qui se passe autour de nous. Nous voyons les habitants des campagnes, qui se livrent aux plus rudes travaux par les plus mauvais temps, qui se fatiguent beaucoup, qui se nourrissent d'aliments grossiers et mal préparés, et qui cependant jouissent d'une santé robuste.

Tandis que les habitants des villes, malgré une nourriture meilleure, un confortable ignoré des campagnes, sont sujets à une foule d'incommodités.

Cette différence tient à ce que les premiers respirent un air pur, constamment renouvelé, tandis que les autres vivent dans l'atmosphère insalubre des villes.

Si donc vous tenez à votre santé, faites de fréquentes promenades dans la campagne, faites quelques voyages, livrez-vous à la chasse et à tous les exercices, et même, si vous le pouvez, habitez la campagne pendant l'été et ne venez à la ville que pour vos affaires.

D'ailleurs, quelle est la personne qui n'a pas remarqué l'influence favorable du *changement d'air* et du séjour à la campagne sur le rétablissement de l'appétit et des fonctions digestives?

Les influences qui résultent du changement d'air sont multiples; mais qu'elles soient d'un ordre moral ou physique, elles se résument dans une augmentation de l'appétit et dans une activité nouvelle imprimée à la Nutrition.

Le séjour à la campagne, l'habitation des montagnes ou du bord de la mer, sont surtout les conditions les plus favorables à la production de ces heureux effets; l'air, pur et vif, est tout imprégné de ces essences florales d'une si fraîche senteur; la lumière est vive, stimulante; des bruits d'une douce monotonie, le mouvement des eaux, le bruissement du vent, les voix des êtres animés, caressent doucement l'oreille; là, les préoccupations s'envolent, les passions ardentes font trêve; on se sent plus calme, on vit d'une existence moins fiévreuse; la *bête*, comme dirait Xavier de Maistre, secoue le despotisme de l'intelligence et recouvre ses droits.

204. Voyages. — Les voyages sont, de tous les moyens qui contribuent à fortifier notre santé, un des plus agréables.

Ils changent momentanément notre genre de vie; ils nous offrent un spectacle sans cesse varié et toujours nouveau, dont la vue nous réjouit; enfin, ils ornent notre esprit d'une foule de connaissances utiles.

On ne peut qu'applaudir à ce mouvement, à cette tendance générale qui, depuis quelques années, s'est emparée de toutes les classes de la société, et qui pousse les habitants des villes à abandonner un instant leurs occupations pour aller passer la belle saison aux Bains de mer, ou aux Stations d'Eaux minérales.

Quel que soit le but du voyage, il est certaines règles d'Hygiène qu'on ne doit pas négliger. Je vais les indiquer en quelques mots.

Que l'on voyage en voiture ou en chemin de fer,

on doit éviter de rester trop longtemps assis dans la même position : ce précepte est surtout utile aux personnes sujettes à la Constipation.

De plus, l'ébranlement produit par le roulement de la voiture, joint à l'ennui d'une position gênante, fatigue à la fois le corps et l'esprit, et indispose fréquemment les personnes nerveuses. Il faut donc, autant que possible, couper son voyage en plusieurs sections, selon la distance à parcourir, et le faire en plusieurs étapes.

On ne doit voyager que pendant le jour, pour pouvoir dormir pendant la nuit dans un bon lit. Si cependant la chaleur est accablante, il est préférable de voyager la nuit.

Les personnes qui ne sont pas habituées à voyager souvent doivent éviter de manger beaucoup avant de monter en voiture ; car la trépidation et surtout le roulement rapide des wagons de chemins de fer entravent le travail de la digestion.

On ne doit pas monter en wagon lorsque la peau est en transpiration, ou il faut alors avoir soin de se bien couvrir, si l'on veut éviter les suites d'un refroidissement lent. On sait en effet que, dans les wagons en marche, bien que les glaces soient fermées, on se refroidit très-vite, à cause de l'immobilité dans laquelle on est forcé de rester, et du courant d'air produit par la rapidité du train.

Les soins de propreté doivent être observés avec soin en voyage. En effet, la poussière de la route, la fumée de la locomotive, se collent à la peau, et forment un enduit visqueux qui empêche la transpiration. On doit donc, en arrivant au but du voyage, prendre un bain, autant pour se délasser des fatigues de la route, que pour débarrasser la peau des poussières qui s'y sont attachées.

Il est bien entendu qu'après un voyage à pied, ces soins de propreté sont encore plus nécessaires.

205. Effets généraux de l'exercice. — Les divers mouvements que nos jambes, ou nos bras, ou même notre corps tout entier, exécutent quand nous marchons, quand nous courons, quand nous faisons de l'exercice ou de la gymnastique, ces divers mouvements, dis-je, mettent en jeu les muscles qui font mouvoir tous nos membres. Or, ces muscles sont étroitement liés avec tous nos organes ; car, dans la machine humaine, tout se tient, tout forme un harmonieux ensemble. Aussi ne peuvent-ils se contracter, se mouvoir, se fortifier, sans imprimer à tous les autres organes une activité plus grande.

En outre, les secousses, les chocs divers déterminés par l'exercice se distribuent à tout notre corps, à tous nos tissus, à tous nos organes ; ils secouent leur masse, pénètrent jusque dans leur profondeur et ébranlent les fibres qui les constituent. Or ces succussions mécaniques qui se répètent à chaque pas, à chaque mouvement, agissent sur la disposition intime de nos organes, et déterminent en eux une contraction fibrillaire qui les rend, au bout de quelque temps, plus forts et plus robustes.

En effet, si nous prenons de l'exercice un peu plus que d'habitude, si nous faisons une longue promenade, si nous faisons de l'escrime ou de la gymnastique, la respiration devient plus fréquente, la circulation du sang plus active, la chaleur plus grande, l'appétit se développe, la machine entière fonctionne avec plus d'activité.

206. Effets de l'exercice sur le système nerveux.—Les Nerfs naissent tous du cerveau, ou de la moelle épinière qui peut en être considérée comme le prolongement.

Tous les nerfs ne remplissent pas les mêmes fonctions; on les divise en deux ordres : les nerfs affectés aux mouvements ou *nerfs moteurs*, et les nerfs affectés à la sensibilité ou *nerfs sensitifs* (15).

L'exercice met en jeu exclusivement les *nerfs moteurs* et, par eux, la portion du cerveau à laquelle ils correspondent, tandis que la portion *sensitive* de cet organe reste dans l'inaction. Il en résulte que la portion *motrice*, plus active, accapare toutes les forces vitales aux dépens de la portion *sensitive*.

On peut en déduire cette conséquence, importante au point de vue de l'Hygiène : c'est que l'on peut détruire les inconvénients produits par les excès intellectuels ou les passions, en faisant faire au Malade un exercice approprié.

C'est ainsi que l'on a obtenu beaucoup de guérisons dans les cas d'hystérie, d'hypocondrie, de maladies dues au développement exagéré du tempérament nerveux, par une gymnastique intelligente.

Les individus qui se livrent à des exercices pénibles et continus, les paysans, les terrassiers, sont très-peu sujets aux maladies nerveuses.

207. Gymnastique. — La Gymnastique était en grand honneur chez les Anciens, surtout chez les Grecs. Ils avaient remarqué qu'elle donnait à la constitution de la vigueur, au corps une forme plus gracieuse; qu'elle donnait une santé brillante, qu'elle endurcissait aux fatigues, et surtout qu'elle animait singulièrement le courage et éteignait toutes les passions, en exaltant, au contraire, l'amour de la gloire et de la patrie.

Et pourtant, nous avons laissé tomber dans une désuétude presque complète un exercice si précieux, sans que rien dans nos mœurs vienne le remplacer.

Les Anciens n'avaient pas notre indifférence à cet égard. Ils employaient tous les moyens pour la tenir en honneur Ils avaient institué de grandes solennités pour maintenir le goût de la Gymnastique. Le vainqueur aux Jeux Olympiques voyait son nom proclamé par toute la Grèce ; la Peinture et la Sculpture reproduisaient ses traits; la Poésie célébrait sa victoire. Les premiers athlètes vainqueurs furent mis au rang des demi-dieux.

Les exercices gymnastiques, convenablement dirigés et appropriés, produisent d'heureux effets chez les enfants. Ils leur donnent de l'agilité, de la souplesse, contribuent au développement régulier et parfait du corps et les rendent robustes et vigoureux. De plus il est évident, d'après ce que j'ai dit sur les effets de l'exercice sur le cerveau, que la sensibilité et l'impressionnabilité, si grandes à cet âge, ne s'exalteront pas et ne se fausseront pas.

La Gymnastique fait une excellente diversion aux

travaux intellectuels, et remplit utilement les heures de récréation : les jeunes gens sont ensuite mieux disposés au travail, et moins enclins aux pensées mauvaises, aux vains désirs et à toutes ces sensations vagues qui viennent assaillir la jeunesse.

Aussi serait-il à désirer que l'usage de la Gymnastique fût plus général, et que toutes les familles fussent bien pénétrées qu'il n'est point de meilleur dérivatif des désirs inassouvis, qui font tant de ravages chez les jeunes gens, que de soumettre ceux-ci, chaque jour, à des exercices gymnastiques qui développeraient harmonieusement leur corps.

L'Administration des hôpitaux de Paris, qui compte dans son sein nos plus grands Médecins, a parfaitement compris toute l'utilité de la Gymnastique : aussi a-t-elle fait établir des gymnases dans tous les hôpitaux d'enfants.

Développer les muscles, activer la circulation générale, amplifier le champ respiratoire, prévenir ou détruire les congestions vers les viscères, modérer l'irritabilité du système nerveux, tels sont les avantages que présente la Gymnastique aux personnes atteintes de névroses.

Une Gymnastique modérée augmente la force de résistance et développe les muscles des personnes bilieuses et maigres. La circulation abdominale est sollicitée par elle, et les engorgements des divers organes du ventre, si fréquents chez les personnes trop grosses, sont également évités.

Tout le monde connaît les merveilleux effets que l'on a retirés de la Gymnastique, comme correctif de certaines affections morbides, telles que le rachitisme, les déviations de la colonne vertébrale, les gibbosités.

Elle a encore un autre effet, qui est de combattre cet état équivoque qui n'est ni la santé ni la maladie, et qui est caractérisé par la prépondérance viscérale et l'accumulation de la graisse.

Il ne faut pas soumettre les enfants trop jeunes aux exercices gymnastiques. L'âge de sept ans paraît être l'époque la plus convenable, et encore, à cette période de la vie, il faut éviter les exercices trop violents : il ne faut alors permettre qu'une Gymnastique générale, propre à développer dans une égale mesure le squelette et les muscles.

208. Grand Gymnase Paz. — Puisque je viens de recommander la Gymnastique et que, dans une autre partie de cet ouvrage (224), je signale les avantages qui résultent d'un emploi judicieux de l'Hydrothérapie, je ne puis m'empêcher de dire un mot du magnifique Gymnase que M. Paz vient de créer rue des Martyrs et de l'Établissement d'Hydrothérapie qui en forme la dépendance naturolle.

Ce Gymnase, unique en son genre, est conçu dans les proportions les plus vastes, avec une intelligence et une entente parfaites de l'art de la Gymnastique appliqué au développement du corps, à l'augmentation progressive de la vigueur musculaire, au rétablissement de la santé.

Si j'en juge par le Gymnase Paz, l'art de la Gymnastique a fait de notables progrès depuis le colonel

Amoros, le premier propagateur de la Gymnastique en France : celui-ci faisait des soldats ; M. Paz fait des hommes, des hommes sains, vigoureux, dégagés, et surtout bien portants.

Le Gymnase Paz mérite d'être visité. Nous voici dans une immense salle, ayant la forme d'un vaste carré long. Là, à droite et à gauche, suspendus le long des murs, sont de nombreux haltères (boulets reliés par une tige de fer) : leur grosseur et leur poids, commençant aux plus petits, destinés aux très-jeunes enfants, parcourent par une gradation insensible toute la gamme ascendante des kilos.

Au fond, nous apercevons l'attirail complet de la haute école de Gymnastique : trapèzes, cordages de toute espèce, chevaux de bois, etc.

A gauche, nous entrons dans la salle d'armes, où les masques, gants, sandales, fleurets, attendent les amateurs de l'Escrime.

Puis, la salle de Boxe, exercice si populaire chez nos voisins d'outre-Manche.

Enfin la salle d'Orthopédie, réservée aux faibles, aux impotents, aux vieillards, aux malades, aux enfants difformes et contrefaits : là on traite, à l'aide d'ingénieux appareils, les difformités de la taille, les déviations de la colonne vertébrale, etc.

Si nous passons à droite, nous trouvons l'Établissement de l'Hydrothérapie : douches en pluie, douches en cercle, douches en colonne, douches verticales, horizontales, ascendantes ; frictions, massage ; en un mot, un ensemble très-complet et très-bien installé des divers procédés hydrothérapiques. Tout cela est gratuit pour les élèves du Grand Gymnase.

Une entrée particulière a été ménagée pour les personnes qui suivent exclusivement le Traitement hydrothérapique. Le prix des douches est plus modéré que dans les divers établissements de bains.

Ici, là-bas, partout, des vestiaires et des cabinets de toilette.

Deux vastes calorifères entretiennent dans toutes les salles, pendant l'hiver, une chaleur douce et uniforme.

Un salon de lecture, pourvu d'une bibliothèque choisie et de nombreux journaux et revues, permet de se reposer et d'attendre que ses enfants, ses amis, aient pris leur leçon.

Tel est le Gymnase Paz. J'y ai déjà envoyé un grand nombre de mes Malades, soit pour y faire de la gymnastique, soit seulement pour y prendre des douches, et tous en ont été très-satisfaits.

Je suis donc heureux de trouver cette occasion de recommander, comme ami et comme médecin, le Grand Gymnase de M. Paz.

209. Natation. — La natation est non-seulement utile sous tous les rapports, mais c'est encore un exercice agréable. Tout concourt à son efficacité : aux modifications profondes imprimées à l'économie par le jeu de presque tous les muscles, s'ajoutent les effets salutaires du bain froid.

L'effet tonique de la natation se fait rapidement sentir. Au sortir du bain, on est plus fort, plus souple, plus agile, si l'on ne s'est pas fatigué par la vitesse des mouvements, ou par ce que les nageurs appellent les tours de force; et encore la fatigue qui en résulte disparaît-elle promptement pour ne laisser place qu'aux bons résultats que j'ai signalés plus haut.

En un mot, l'habitude de cet exercice développe les organes de la locomotion et active toutes les fonctions de l'économie, car les nageurs varient leurs mouvements à l'infini et mettent ainsi en jeu tous les muscles du système locomoteur.

A ces avantages vient s'en ajouter un autre : le bain froid combat d'une manière efficace l'influence débilitante de l'été, saison pendant laquelle on ne saurait trop fortifier l'économie.

A cette époque de l'année, la chaleur est assez grande; le moindre mouvement provoque d'abondantes sueurs qui ne se font, comme je l'ai déjà dit, qu'aux dépens du sang; de plus, on est paresseux, on évite de prendre de l'exercice, lequel amène cette transpiration.

Le bain froid détruit ces deux causes d'affaiblissement, car son action s'oppose à l'exhalation aqueuse, et d'un autre côté, elle permet un exercice actif, sans que l'économie s'affaiblisse par la transpiration.

C'est un excellent moyen pour résister à l'action débilitante de la chaleur. Cependant les individus prédisposés aux congestions du côté du cerveau et des poumons, n'en devront user qu'avec modération.

210. Inaction. — L'homme a reçu de la nature un corps et des membres pour les exercer.

L'exercice est tellement naturel qu'un repos absolu,

complet et prolongé, serait un supplice bien plus grand que les plus dures fatigues. Ce qui le prouve bien, c'est le funeste cortége que l'inaction traîne à sa suite.

Si l'exercice active toutes les fonctions, il n'en est pas de même du repos prolongé, qui ne peut que les troubler.

La digestion est lente, tardive, pénible. Les aliments séjournant longtemps dans l'estomac, occasionnent un sentiment de pesanteur. La stase prolongée des matières alimentaires dans ce viscère y détermine une espèce de fermentation acide; de là des aigreurs ou des éructations, de là surtout la perte de l'appétit.

Les matières intestinales sont moins abondantes, moins molles; les selles sont rares; la contractilité des intestins s'émousse. Il en résulte des Constipations opiniâtres et rebelles.

La nutrition ne se fait plus, l'absorption étant presque nulle, puisqu'il n'y a pas de pertes à réparer.

L'absorption interstitielle est peu active, tandis que l'exhalation graisseuse du tissu cellulaire augmente. L'effet inévitable de cette situation est un embonpoint incommode et de mauvaise nature; ce phénomène est facile à observer chez les personnes très-sédentaires.

La circulation se ressent de ce fâcheux état : les contractions du cœur sont moins énergiques, et comme ce sont elles qui mettent le sang en mouvement dans l'appareil circulatoire, le cours du sang est ralenti; les capillaires reviennent sur eux-mêmes en vertu de leur contractilité; la chaleur animale est moins développée.

La respiration est plus lente; les phénomènes chimiques qui s'accomplissent dans les poumons sont eux-mêmes troublés. L'oxygène se combine dans nos tissus avec le carbone en moins grande quantité.

Les muscles, recevant moins d'éléments de nutrition, deviennent pâles, mous et lâches; leur pouvoir de contraction s'affaiblit; le moindre exercice les fatigue; ils finissent par s'affaisser sur eux-mêmes et s'atrophier.

L'inaction est donc essentiellement *débilitante*.

TRAITEMENT

211. Régularité et Persévérance. — Les Maux d'Estomac, ainsi que la Constipation, ne peuvent guérir qu'à la condition expresse que les personnes qui en sont atteintes suivront rigoureusement et scrupuleusement un Traitement convenable pendant un certain temps.

Il est des personnes qui — après avoir consulté une seule fois et suivi pendant deux ou trois jours les prescriptions ordonnées — voyant qu'elles ne sont pas tout aussitôt guéries, se découragent et abandonnent le Traitement à peine commencé.

Ces personnes ont tort; il n'est au pouvoir de n'importe quel Médecin de faire disparaître en quelques jours et par une seule ordonnance, un état maladif qui date de plusieurs mois et souvent même de plusieurs années.

C'est pourquoi je crois devoir prévenir les Malades atteints, soit de Maux d'Estomac, soit de Constipation, que je ne puis leur faire espérer de les guérir qu'à la condition expresse qu'ils suivront *pendant trois ou quatre semaines*, avec régularité et persévérance, les quatre ou cinq périodes du Traitement que je leur prescrirai.

212. Traitement par correspondance.— Les Malades qui n'habitent pas Paris et qui désirent me consulter par correspondance, sont priés de me donner les indications suivantes :

1° Age. constitution, tempérament, embonpoint ;

2° Genre de vie, occupations, profession ;

3° Nombre, heures, composition habituelle des repas ; quantité et nature des boissons.

4° Malaises éprouvés avant, pendant ou après chaque repas ;

5° Comment va-t-on à la garde-robe ;

6° Comment sont les urines ;

7° Depuis quelle époque existe la maladie ;

8° A quelle cause peut-elle être attribuée ;

9° Les dames indiqueront, en outre, tout ce qui est particulier à leur sexe.

Je prie les Malades de me donner toutes ces indications avec *clarté et concision*, et d'écrire aussi lisiblement que possible, leur nom et leur adresse surtout.

Honoraires des Consultations : 10 francs, — ou 5 francs pour les personnes peu aisées.

MÉDICAMENTS

213. Mes Médicaments. — Pour combattre les Maux
d'Estomac il est nécessaire d'avoir recours, outre
le Régime et l'Hygiène, à une très-grande variété de
Médicaments.

Tantôt je prescris les *alcalins*, tels que l'eau de
Vichy, le bicarbonate de soude ;

Tantôt j'ai recours aux *acides*, tels que l'acide
lactique ou l'acide chlorhydrique ;

Tantôt j'ordonne les *amers*, tels que le quinquina
et les autres préparations fortifiantes ;

Tantôt je stimule les fonctions paresseuses de l'Estomac par divers élixirs *digestifs* ;

Tantôt je calme l'excitabilité du système nerveux
des organes digestifs par des préparations *narcotiques*,
qui elles-mêmes varient selon les formes diverses du
mal et l'impressionnabilité du Malade : tel est calmé
par l'opium, tel autre par la morphine, tel autre
par la codéine, tel autre par la belladone, tel autre
par la valériane, tel autre par l'éther, etc.

Tantôt j'agis sur les nerfs de l'Estomac au moyen
de l'Electricité, qui est analogue, ainsi que nous
l'avons vu (16), au fluide nerveux qui circule dans
nos nerfs.

Si je procède ainsi sans règle fixe en apparence ;
si je n'applique pas toujours le même traitement à
tous les Malades, c'est que ce traitement doit nécessairement varier selon la cause de la maladie, selon

sa nature et sa forme, selon la constitution et le tempérament du Malade : ce qui fera du bien à l'un en fera moins à l'autre, ou ne lui en fera pas, ou même quelquefois lui fera du mal.

Pour peu qu'on veuille réfléchir un instant, on comprendra parfaitement qu'il en soit ainsi.

Tous les Pharmaciens peuvent préparer les médicaments que je prescris; seulement j'engage les Malades à s'adresser aux meilleurs Pharmaciens du quartier ou de la ville qu'ils habitent.

Je crois cependant devoir recommander la Pharmacie Colbert, galerie Colbert, rue Vivienne, comme étant celle qui a le plus l'habitude de mes ordonnances et qui, par conséquent, les exécute le mieux.

214. Médicaments toniques. — Ils exercent deux espèces d'action : l'une, immédiate et locale, *apéritive*, sur la membrane muqueuse de l'estomac; l'autre, consécutive et générale, *fortifiante*, sur l'ensemble de l'organisme.

1° *Action apéritive.*—Quand on prend des toniques quinze minutes avant de se mettre à table, ils agissent comme *apéritifs :* l'impression essentiellement tonique qu'ils exercent sur la muqueuse de l'Estomac détermine un développement de l'énergie vitale de cet organe : l'appétit augmente.

2° *Action fortifiante.* — Quand on prend des toniques au milieu du repas, à la dose d'un ou deux verres à liqueur, ils agissent comme *fortifiants :* les substances toniques et corroborantes qui entrent dans leur composition, se trouvant amalgamées avec les aliments, se digèrent avec eux, se transforment avec eux en chyme, puis en chyle ; elles sont, en grande partie, absorbées avec le chyle par les vaisseaux chylifères (5), et transportées avec lui dans le sang ; elles viennent ainsi améliorer la constitution chimique du sang, et le rendre plus rouge, plus riche, plus réparateur.

On voit que ces deux genres d'action, les uns immédiats ou apéritifs, les autres consécutifs ou fortifiants, découlent de la même source : des propriétés toniques et corroborantes de ces substances.

Ils conviennent par conséquent : 1º comme *apéritifs*, dans tous les cas où il y a perte d'appétit ; — 2º comme *fortifiants*, dans tous les états maladifs qui ont pour cause ou pour effet un appauvrissement du sang ; une atonie, une faiblesse, une débilité plus ou moins grandes de la constitution et, par conséquent, des troubles divers dans les fonctions de l'appareil digestif.

1º *Toniques végétaux*. — Macérations, décoctions, infusions de : quinquina, quassia, colombo, simarouba, gentiane, houblon, petite centaurée, chicorée, bardane, etc., — à prendre par tasses à café.

Vins de quinquina, de gentiane, etc., à prendre par petits verres à liqueur ou par cuillerées à potage.

Sirops de quinquina, de gentiane, de chicorée, d'écorces d'oranges amères, antiscrofuleux, etc., — à prendre par cuillerées à café, dans une tasse à café de tisane amère.

Elixirs fortifiants, à prendre par petits verres à li

queur seuls, ou mélangés à un verre à bordeaux de tisane amère :

a — Vin de quinquina au malaga,

b — Vin de quinquina de Bugeaud,

c — Eau distillée de menthe. . . . . 250 gr.

    Extrait de cascarille. 5

      —   d'absinthe 5

      —   de gentiane. 5

      —   de myrrhe 5

    Fleurs de camomille 6

    Écorces d'oranges amères. 10

    Sous-carbonate de potasse. 12

d — Sirop de gentiane . . . . 100 gr.

      —   de quinquina. 100

      —   d'écorces d'oranges amères. . . 100

e — Vin de Malaga. . . . . 130 gr.

    Sirop d'écorces d'oranges amères. . . 80

    Teinture d'écorces d'oranges amères . 15

      —   de quinquina jaune. 15

      —   de gentiane 5

      —   de vanille. 5

2° *Toniques minéraux.* — Ce sont les nombreuses préparations ferrugineuses, parmi lesquelles je signalerai : le fer réduit par l'hydrogène, ou fer Quévenne ; les dragées de Gélis et Conté ; le chocolat au lactate de fer ; les pilules de Vallet ; les pilules de Blaud ; les divers sirops ferrugineux ; l'eau ferrée ; les Eaux minérales ferrugineuses de Spa, Pyrmont, Forges, Vichy (Mesdames et Lardy).

215. Médicaments digestifs. — Ces Médicaments

sont de nature très-diverse ; car la cause qui empêche le travail digestif de s'accomplir est elle-même de nature très-variable. Aussi, avant de prendre un des *digestifs* que j'indique, est-il nécessaire de choisir celui qui convient le mieux à la nature du mal.

1° *Acides.* — Ils conviennent dans les cas où il est nécessaire de suppléer à l'insuffisance de la sécrétion du suc gastrique, ou dans les cas où l'acide contenu normalement dans le suc gastrique n'est pas en proportion suffisante pour que la *pepsine* puisse agir.

Les acides employés sont les acides chlorhydrique, citrique, lactique, etc., à la dose de une à deux gouttes dans un verre à bordeaux d'eau sucrée.

2° *Alcalins.* — Ils conviennent dans les cas où il faut stimuler la sécrétion du suc gastrique et diminuer l'excès de l'acide qu'il contient, excès qui occasionne souvent des aigreurs.

Les alcalins employés sont : le bicarbonate de soude, la magnésie, les Eaux minérales de Pougues, de Condillac, de Saint-Galmier et surtout l'Eau de Vichy.

3° *Pepsine.* — Elle convient dans les cas où la *pepsine* (45) n'existe pas en proportion convenable dans le suc gastrique.

La pepsine s'administre sous forme de *poudre* (1 gramme à chaque repas), ou d'*élixir* (Élixir de pepsine de Mialhe).

4° *Antiventeux.* — Ils conviennent dans les cas de production plus ou moins abondante de gaz, lesquels gênent le travail de la digestion.

Les méilleurs sont : le charbon du docteur Belloc,

la magnésie calcinée, la poudre d'yeux d'écrevisses; les infusions de tilleul, de camomille, d'anis, de coriandre, de fenouil, de badiane, etc.

3° *Élixirs digestifs*. — Ils conviennent dans tous les cas où la digestion est lente, pénible, laborieuse, et s'accompagne d'un sentiment de pesanteur, de plénitude, d'embarras, dans la région de l'estomac.

Ils se prennent à la fin du repas, à la dose de deux ou trois cuillerées à café, purs ou mélangés à une tasse à café d'infusion bien chaude de camomille, ou d'anis, ou de coriandre, ou de fenouil, ou de badiane, ou de thé noir, etc.

a — Liqueur et Élixir de la Grande-Chartreuse,
b — Élixir des moines de Fécamp,
c — Élixir de Raspail,
d — Élixir de Garus,
e — Alcoolat d'anis. . . . . 5 gr.
    Teinture de cannelle. 2
    Sirop de sucre 25
    Élixir de Garus. 60
f — Élixir de Garus. . . . . 70 gr.
    Alcoolat d'anis 10
    Teinture de cannelle. 4
    — de vanille 10
    Sirop de sucre 16
    Essence de menthe . . . . 4 g^tes
g — Pepsine amylacée. . . . . 6 gr.
    Eau distillée 24
    Vin de Lunel. 54
    Sucre blanc 30
    Alcool. 12

216. Médicaments calmants. — Ils conviennent dans tous les cas où il faut calmer l'excitabilité nerveuse, modérer l'irritation ou apaiser la douleur, alors que ces symptômes douloureux ont leur siége soit dans l'estomac, soit dans les intestins, soit dans les divers organes contenus dans l'abdomen.

Ils conviennent donc :

1º Dans les cas de Gastrite, de Gastralgie, d'Aigreurs, de crampes ; de sensations de pincements, constriction, cuisson, brûlure, pyrosis, etc. ;

2º Dans les cas de Coliques intestinales, de Coliques hépatiques, de Coliques néphrétiques.

1º *Tisanes adoucissantes* — d'orge mondé; de gruau d'avoine; de graine de lin; de gomme arabique; de fleurs pectorales; de fruits béchiques; hydrogala (eau et lait); hydromel (eau et miel); bouillon de veau; bouillon de poulet, etc.

2º *Sirops adoucissants* — de gomme; d'orgeat; de guimaúve; de violettes; de capillaire; de nymphæa; de fleurs d'oranger; lait de poule; julep gommeux; looch blanc; looch huileux, etc.

3º *Sirops calmants* — d'opium; de codéine; de morphine; diacode; de lactucarium; de belladone; de valériane; eau de laurier-cerise; laudanum; éther; chloroforme, etc.

4º *Potions calmantes.* — Ces potions doivent être prises par cuillerée à café, une par demi-heure.

> *a* — Eau distillée. . . . . 75 gr.
> Sulfate de morphine. . . . . . . 5 centigr.
> Sirop de fleurs d'oranger. . . . 25 gr.

b — Sirop de codéine. . . . . ₄ 30 gr.
    Eau de laurier-cerise. 10
    Eau distillée. 60
c — Sirop d'opium. . . . . 20 gr.
    Sirop de fleurs d'oranger 30
    Eau distillée de tilleul 50
d — Sirop d'éther. . . . . 20 gr.
    Sirop d'opium 20
    Sirop de belladone 20
    Eau de fleurs d'oranger. 40
e — Eau distillée. . . . . 80 gr.
    Chlorhydrate de morphine . . . 5 centigr.
    Eau de laurier-cerise. . . . . . 2 gr.
    Alcool. 4
    Sirop de fleurs d'oranger. . . . 10
    Teinture de safran. . . . . . . 5 gouttes.

5° *Pilules calmantes* — d'extrait d'opium; de cyno-glosse; d'extrait de belladone; d'extrait de valériane, etc.

6° *Applications calmantes.* — Axonge balsamique, à laquelle on ajoutera : laudanum; extrait d'opium; extrait de belladone; extrait de ciguë, etc.

Vésicatoire, de la grandeur d'une pièce de 2 francs, que l'on pansera soir et matin, avec un centigramme de chlorhydrate de morphine.

HYDROTHÉRAPIE

L'Hydrothérapie constitue une médication dont on comprend aisément la puissance et la multiplicité de ses influences, si l'on considère qu'elle exerce — sur les deux grands systèmes qui président à toutes les fonctions de l'économie, sur la circulation du sang et sur le système nerveux — une action directe et énergique qui n'appartient à aucun agent, et au moyen de laquelle elle modifie profondément la Calorification, l'Absorption, les Sécrétions, la Nutrition et l'impressionnabilité nerveuse.

Les limites que je me suis imposées dans cet ouvrage ne me permettent pas d'entrer dans de grands détails sur l'Hydrothérapie, d'en décrire ou d'en apprécier les divers procédés ; cependant je crois qu'il est nécessaire d'en donner une idée générale, afin d'en faire mieux apprécier l'utilité ; de décrire et d'expliquer les méthodes les plus usuelles ; enfin de parler de l'Hydrothérapie de chambre, que l'on peut aisément installer au domicile même du Malade.

217. **Douches.** — Il en est deux espèces principales, qui agissent chacune d'une façon différente :

1° *Douches ascendantes.* — Elles consistent en un jet d'eau ordinaire, ou minérale, ou chargée de substances médicamenteuses diverses, dont on se sert en guise de lavement ou d'injection.

Une canule, percée d'un seul orifice pour les douches rectales ou lavements, ou percée de plusieurs trous *latéraux* (je dis latéraux avec intention, toute autre perforation étant dangereuse pour les douches vaginales ou injections), est introduite alors que le Malade est assis sur le siége d'une cuvette à bascule : il peut ainsi, sans se déranger, laisser écouler l'eau introduite dans les organes.

Les douches *vaginales* (que l'on peut également prendre dans une baignoire, pendant le bain) s'appliquent à plusieurs affections de l'utérus, dans le cas d'engorgement, de catarrhe, de flueurs blanches.

Les douches *rectales* conviennent dans les cas d'atonie et d'inertie du gros intestin, dans les catarrhes de la vessie et les engorgements de la prostate.

La nature du liquide qui sert aux douches ascendantes varie avec la nature de l'affection qu'il s'agit de combattre.

2° *Douches en colonne.* — C'est un gros jet d'eau horizontal, vertical, ascendant, que l'on dirige à volonté sur les diverses parties du corps. A l'impression de l'eau froide sur la peau, que je vais analyser bientôt, s'ajoute le choc de l'eau, qui agit plus profondément et fait subir aux muscles et aux viscères une sorte de massage qui active en eux la circulation. Ces douches sont souvent suivies, le lendemain surtout de leur application, d'un sentiment de courbature, qui d'ailleurs disparaît bientôt, dans les parties qui ont été frappées par le jet d'eau.

L'action de ces douches est essentiellement tonique et stimulante.

3° Les *douches en pluie*, les plus fréquentes et les plus utiles, produisent deux ordres d'effets : des effets physiques, qui résultent de l'action propre de l'eau froide employée (l'eau des douches doit avoir 12 à 15°); des effets physiologiques, qui sont l'expression de la résistance vitale : ces derniers sont les plus importants et constituent l'action thérapeutique.

218. Effets des douches. — Le premier effet de la douche (l'eau marquant 12 à 15°) est de déterminer un tressaillement général, un ébranlement nerveux ; la circulation capillaire de la peau ne se suspend pas, mais la peau pâlit légèrement et se refroidit.

Si la douche ne dure que 1 à 2 minutes, presque aussitôt le cours du sang reprend une nouvelle activité et devient même plus rapide qu'auparavant : la peau devient rouge et plus chaude. La résistance vitale se montre ici dans toute sa force et donne naissance à une *réaction* (231) plus ou moins vive.

Donc, une douche d'eau à 12 ou 15°, appliquée 1 à 2 minutes, exerce sur l'organisme une action stimulante, excitante, fortifiante.

Mais si l'application de la douche se prolonge pendant 8, 10 minutes, la circulation capillaire s'arrête; la peau pâlit et se refroidit; la réaction vitale ne se produit plus spontanément, mais réclame le secours de moyens artificiels : la force de résistance a été dépassée. — Donc la douche, pour être tonique, pour être suivie d'une réaction franche et spontanée, ne doit pas durer plus de 1 à 2 minutes.

Si la douche est donnée avec de l'eau à 24 ou 26°,

le corps n'éprouve plus ni saisissement, ni impression pénible; dans ce cas, elle peut et doit même être continuée pendant 4 à 8 minutes. On constate alors : un faible abaissement de température; un léger ralentissement du cours du sang; un peu de décoloration de la peau ; *pas de réaction;* une action sédative, calmante, tempérante, modératrice.

A part ces effets physiques et physiologiques immédiats de l'application d'une douche froide, il se produit des effets consécutifs.

La fréquence de la stimulation de la peau par l'eau froide ne tarde pas à réagir sur le reste de l'économie : il en résulte bientôt plus d'ensemble et d'harmonie dans les fonctions d'Assimilation (9) et de Désassimilation; la Calorification (10) devient plus active; l'appétit augmente; la Digestion s'exécute plus librement, plus aisément, à l'insu du Malade; la Nutrition devient plus parfaite; l'impressionnabilité et l'excitabilité du système nerveux en diminuent d'autant; la santé enfin reparaît.

219. Conseils pour bien prendre les Douches. — Pour que les douches froides produisent de tels résultats, il faut qu'elles soient *bien* administrées.

Les Douches doivent être précédées d'un peu d'exercice afin que, en se présentant à l'action de l'eau froide, le corps soit *un peu* échauffé : il faut éviter cependant qu'il soit en sueur.

Le Malade doit mettre une coiffure quelconque sur sa tête, afin de la préserver de l'action de la douche et empêcher ses cheveux de se mouiller.

Pendant la douche, le Malade doit se frictionner avec force la poitrine et les bras.

La Douche froide ne doit pas durer plus de 2 minutes pour les sujets les plus robustes, et plus de 30 à 60 secondes pour les sujets faibles, nerveux, vivement impressionnables; prolongée davantage, la douche perd ses effets toniques et peut être suivie de malaise.

En sortant de dessous la douche, le Malade doit être immédiatement enveloppé dans un grand drap de toile un peu rude, avec lequel les gens de service le sécheront et le frictionneront : le tout *très-rapidement*.

Le Malade pourra alors se réhabiller et faire une petite promenade au grand air.

220. Hydrothérapie de chambre. — Il est quelquefois utile et même nécessaire pour le Malade de pouvoir profiter chez lui, dans son appartement, des bénéfices de l'Hydrothérapie, soit parce qu'il n'existe pas dans la ville qu'il habite d'Établissement hydrothérapique, soit parce qu'il lui répugne de se livrer nu à des mains étrangères, soit parce qu'il ne peut pas faire le sacrifice de temps ou d'argent qu'exige la fréquentation de ces Établissements.

221. Douches chez soi. — Il est très-facile et peu dispendieux de faire chez soi de l'Hydrothérapie : on n'a qu'à acheter chez les grands quincailliers un des nombreux appareils hydrothérapiques de chambre; ils sont très-bons, et je ne saurais trop les recommander. Voici comment doit être prise une douche chez soi, dans son appartement. L'appareil est déjà installé dans la chambre à coucher, sur un grand drap étalé sur le parquet.

Au moment de se lever, on fait apporter un seau d'eau bien froide (12 à 15°); l'aide monte sur un escabeau et vide dans l'appareil le seau apporté; on se lève, on se met *complétement* à nu, et on se place sur le plateau de l'appareil; l'eau froide tombe en pluie, qui ruisselle sur le corps; la douche finie, on quitte le plateau et, avec le secours de l'aide, on s'essuie, on se frictionne *vivement* et *fortement* avec des linges rudes, de façon à faire rougir un peu la peau. Puis on s'habille *rapidement* et on procède aux soins ordinaires de sa toilette.

Les personnes qui se réchauffent difficilement feront bien, si la saison le permet, d'aller faire immédiatement une petite promenade dehors, ou sinon de se promener un peu dans leur appartement.

Il est un point essentiel, sur lequel je ne saurais trop insister : tout cela doit être exécuté *très-rapidement*, très-promptement, très-vivement : le tout, depuis le moment où l'on quitte son lit jusqu'à la fin de l'essuiement, ne doit pas durer plus de *cinq minutes*. Les douches ne sont bonnes qu'à cette seule condition : transition rapide de la chaleur du lit au froid de la douche, et retour non moins rapide de ce froid, de cet ébranlement général, à une *réaction* (287) bonne, franche et *rapide* (je ne saurais trop le répéter); tout est là!

222. Drap mouillé. — Voici encore un moyen d'Hydrothérapie très-facile à appliquer : l'appareil consiste simplement en un grand drap de toile, et, comme accessoires, un drap que l'on fait étendre sur le parquet, et un seau d'eau froide.

Au moment de se lever, on fait apporter un grand seau d'eau froide (12 à 15°); on y fait plonger le drap, puis on le retire bien trempé; on se lève aussitôt, on se met complétement à nu, et un aide jette rapidement le drap mouillé sur le corps, de façon à l'envelopper du premier coup; aussitôt l'aide frictionne vivement toutes les parties; *une* minute après, on quitte vivement le drap mouillé, et on se fait essuyer et frictionner avec des torchons de cuisine, puis on s'habille *rapidement*.

Ce que j'ai dit des douches s'applique complétement au drap mouillé, tel que je le comprends. Les effets en sont à peu près les mêmes : le drap mouillé est mieux supporté, mais il produit des effets moins énergiqués; il est moins efficace.

223. Effets généraux. — Comment agit l'Hydrothérapie, et quels sont les avantages de son application au traitement des Maux d'estomac et de la Constipation?

L'eau froide, appliquée méthodiquement sur la peau, agit sur le réseau capillaire sanguin, sur le réseau nerveux et sur l'appareil glandulaire cutanés. Il en résulte : pour le système sanguin, une réaction plus ou moins intense; pour le système nerveux, un ébranlement plus ou moins profond; pour l'appareil glandulaire, une activité plus grande.

L'Hydrothérapie est donc, en définitive, un procédé

énergique de révulsion cutanée et de sudation, et un excellent agent fortifiant. Elle convient dans presque tous les cas de Dyspepsie; mais elle sera appelée à jouer dans le traitement de ces affections un rô'e plus ou moins important.

Tantôt ce sera le premier, et alors on emploiera les procédés les plus énergiques : dans les cas d'Atonie, de Gastralgie, dans les cas de Dyspepsies symptomatiques de la Chlorose ou de l'Anémie; ou dans celles qui sont symptomatiques de maladies de longue durée, qui ont appauvri l'économie.

Tantôt son rôle sera secondaire, et alors on n'emploiera que le drap mouillé ou des douches peu froides et de courte durée : dans les cas d'Aigreurs, de Gastrite, et dans les cas d'affection organique de l'estomac.

224. Bains de rivière. – Ces bains ont des effets analogues à ceux des douches et des bains de mer.

A la suite de bains pris dans une rivière, pendant quinze jours ou un mois, on éprouve un sentiment de bien-être général. Chez les personnes frileuses, la peau se réchauffe, la sueur est moins facilement provoquée par la chaleur ou l'exercice : elles sont moins impressionnables aux variations de température. La force musculaire s'accroît, les membres semblent acquérir plus de souplesse. Les personnes délicates prennent goût à la promenade à pied, et font sans fatigue des courses dont elles se seraient crues incapables. L'appétit augmente, et, avec lui, le goût pour une nourriture substantielle; la digestion est plus facile ; le sommeil est plus régulier et plus profond.

BAINS DE MER

Il existe une certaine analogie entre l'Hydrothérapie et les Bains de mer : la principale vertu de ceux-ci consiste en effet dans la réaction qui résulte de l'immersion du corps dans l'onde amère ; mais, ici, nous trouvons de nouveaux éléments d'action. Le Baigneur à la mer est soumis, d'une part, à l'influence de l'air marin qu'il respire, et, d'autre part, à l'action du bain de mer lui-même.

Étudions donc successivement chacun de ces agents, leur mode d'action sur l'économie et les applications thérapeutiques dont ils sont susceptibles.

225. Air marin. — L'air qu'on respire en pleine mer, et même sur les côtes, diffère sous plusieurs rapports de l'air des continents. Il n'est pas chargé des effluves qui se dégagent sans cesse des détritus de matières animales et végétales, des eaux stagnantes, des innombrables foyers d'infection qui abondent dans nos villes ; de plus, il est tous les jours renouvelé, purifié, rafraîchi par la brise de la mer.

Mais, outre sa pureté plus grande, l'air marin est chargé de principes salins, que le vent enlève à la poussière aqueuse que produisent les vagues en se brisant sur la plage. Enfin, il offre une pression barométrique habituelle maxima, puisque les côtes de la mer se trouvent à une altitude minima.

Le Malade se trouvera donc, au bord de la mer, plongé dans une atmosphère riche de lumière, ventilée presque incessamment par les brises, pure de toute espèce d'émanations, toujours saturée d'une humidité saline. Il en résultera une excitation notable des fonctions digestives et respiratoires : l'appétit sera augmenté, la digestion s'opérera d'une façon plus régulière et plus rapide; la respiration sera plus active, plus ample, plus complète. Le système nerveux sera également plus ou moins surexcité.

226. Eau de mer. — Au point de vue de sa *composition chimique*, l'eau de mer doit être rangée à la tête des Eaux minérales, car elle est de toutes la plus riche en sels minéraux. Un litre d'eau de mer puisée dans la Manche contient 34 à 38 grammes de sels, parmi lesquels le chlorure de sodium (sel marin) figure pour 25 à 27 grammes; le chlorure de magnésium, pour 2 à 3 grammes; les sulfates de chaux, de soude, de magnésie, pour 3 à 6 grammes. Cette salure est moindre dans la Baltique, plus grande dans la Méditerranée et sous l'Équateur.

Cette composition chimique des bains de mer leur communique des propriétés excitantes, qui se traduisent par la stimulation du réseau vasculaire et des papilles nerveuses de la peau, d'où résultent des picotements. Si le bain est suffisamment prolongé et si, surtout, il est pris dans une baignoire à une température de 30 à 32°, on constate une absorption assez notable de sels minéraux.

La *température* de la mer sur les côtes de France,

pendant les mois de juillet, août et mi-septembre, est, en moyenne, de 15 à 17° pour la Manche, 18 à 20° pour l'Océan, 22 à 24° pour la Méditerranée.

D'après les meilleurs Médecins de nos stations maritimes, le froid est l'élément essentiel de l'action des bains de mer : ce qui le prouve, c'est la supériorité thérapeutique de la Manche et de l'Océan sur la Méditerranée, malgré la richesse plus grande de celle-ci en principes minéralisateurs.

L'*agitation* de la mer, le va-et-vient continuel des flots, constituent une sorte de massage, de douche intermittente et variée de toutes les manières, que le corps, aux prises avec les vagues, essuie incessamment par leur chute et leur ascension alternatives. Le mouvement incessant des flots, le choc de la lame, nécessitent en outre chez le Baigneur, pour se maintenir en équilibre, un déploiement de forces, une sorte de lutte à poses infiniment variées qui constituent, surtout avec la natation, une véritable et utile gymnastique.

227. Océan, Méditerranée.—Les phénomènes physiologiques que déterminent, sur les côtes de France, la Manche et la Méditerranée, sont de nature différente.

Dans la Manche, saisissement plus ou moins pénible, sensation de légers picotements, refroidissement et décoloration de la peau, engourdissement de sa sensibilité, spasme périphérique, chair de poule, refoulement du sang à l'intérieur; impossibilité de prolonger longtemps la durée du bain.

Dans la Méditerranée, le contact du flot est moel-

leux et velouté (M. Lévy) ; la sensation qu'on y
éprouve est agréable; le refroidissement n'est plus
qu'une douce sensation de fraîcheur; la vague berce
mollement le Baigneur; le séjour dans l'eau peut
être bien plus longtemps prolongé.

Il ne sera donc pas indifférent de conseiller les
bains de mer sur telle ou telle plage.

Les bains de la Manche seront ordonnés aux personnes chez lesquelles les fonctions de la respiration
et de la circulation s'exécutent largement, dont la
réaction vitale est puissante.

Les bains d'Arcachon, de Biarritz ou de la Méditerranée seront conseillés aux Malades nerveux, facilement impressionnables, à ceux qui sont sujets à
s'enrhumer, à ceux chez lesquels la réaction est difficile à solliciter ; on y enverra aussi les jeunes
enfants , les jeunes filles chlorotiques, les personnes
âgées.

228. Bain de mer. — Le *mode* de bain le plus
usité est l'immersion, soit que le Baigneur se livre
au plaisir de la natation, soit qu'il se fasse porter
dans la mer jusqu'à une certaine distance par le guide
qui le plonge la tête la première et le fait parcourir
un certain espace entre deux eaux ; ou bien le Baigneur, faisant la planche, est immergé à plusieurs
reprises.

Le bain à la lame consiste à présenter le Baigneur,
par la partie latérale ou postérieure du tronc, aux
vagues qui se ruent sur lui et passent au-dessus de
sa tête.

Dans tous les cas, il faut avoir soin de mettre sa chevelure à l'abri, sous une coiffure imperméable, car l'eau de mer lui est tout à fait nuisible.

Les *heures* les plus favorables pour le bain de mer sont celles de la matinée, de 7 heures à 11 heures ; mais pour les personnes faibles, délicates, pour celles qui sont quelque peu sujettes à s'enrhumer, il est préférable d'attendre le tantôt ; car alors l'air est plus tiède et l'eau de la mer s'échauffe de 2 à 4 degrés.

La *durée* du bain est une question importante en pratique : elle varie selon les états morbides à combattre ; elle est proportionnelle à la force des constitutions, à l'impressionnabilité des sujets, à la promptitude et à l'énergie de leur réaction nerveuse et circulatoire, à l'âge, au sexe, etc. Elle varie aussi selon la température de l'eau et de l'atmosphère, selon la localité. A Dieppe, la durée moyenne du bain est de cinq minutes, quelquefois même une ou deux immersions suffisent ; à Biarritz, à Arcachon, dans la Méditerranée, elle peut être de dix à quinze minutes, et même davantage pour quelques sujets.

La durée excessive du bain entraîne des accidents divers, suivant l'état antérieur de ceux qui commettent cet abus : maux de tête, étourdissements, bronchites, douleurs de reins, palpitations, etc.

Une *saison* de Bains de mer se compose de 20 à 25 bains : on en prend un par jour, rarement deux, afin que les effets primitifs du second bain ne viennent pas empiéter sur les effets consécutifs du premier.

229. Effets physiologiques. — Lorsqu'on se plonge dans la mer, les premières impressions que l'on éprouve sont un frisson, une oppression, un resserrement douloureux à la tête ; il y a refroidissement, chair de poule, spasme, refoulement du sang dans les organes de l'intérieur.

Après quelques instants, l'anxiété et l'oppression se dissipent, le thorax exécute largement ses mouvements, le pouls se relève, la réaction s'opère, et des sensations relativement agréables succèdent à l'impression pénible du début.

Si l'immersion se prolonge au delà d'une durée convenable, le frisson reparaît avec anxiété et oppression et s'accroît jusqu'à l'issue du bain. Il importe de ne pas attendre le retour de ce second frisson et de sortir de l'eau avant qu'il ait eu le temps de se produire.

Au sortir du bain, l'organisme réagit de nouveau et, avec l'aide de l'exercice, où, s'il est nécessaire, de frictions, de bains de pieds chauds, la circulation et l'innervation, les actes fonctionnels de toute espèce se raniment ; une vive chaleur se répand dans toute l'économie, ressentie surtout à la peau et, sauf un peu de fatigue, un sentiment de force et de bien-être nous pénètre : la réaction s'opère.

Les effets physiologiques *primitifs* du bain de mer peuvent donc être définis par le refroidissement, la stupeur du système nerveux, le refoulement du sang des parties superficielles vers les parties profondes.

230. Réaction. — A ces effets *primitifs* succède un

effet secondaire, la *réaction* : c'est là le phénomène principal que l'on cherche à obtenir et duquel dépend le succès de la médication. Le docteur Constantin James en a parfaitement décrit les phases successives :

« La réaction, c'est le réchauffement du corps par ses seules ressources de calorique, après qu'il a été mis en contact avec un liquide froid. La circulation capillaire, qui avait été ralentie ou même partiellement suspendue par le fait du refroidissement, reprend son cours dès l'instant où la réaction commence ; ce qui a lieu quelquefois dans le bain, mais plus souvent quand on en est sorti.

» La peau se colore ; on dirait que le sang y afflue avec d'autant plus d'activité que son passage y a été plus subitement interrompu. Les battements du cœur redeviennent libres, à mesure que le retour de la chaleur diminue les obstacles apportés par le froid à l'élasticité des vaisseaux et à leur perméabilité.

» Aux phénomènes physiques de la réaction, se lient inséparablement les phénomènes vitaux correspondants, dont le rôle est plus important encore.

» En effet, la vitalité, qui préside à l'admirable équilibre des fonctions, a pour but et pour résultat de nous protéger contre les causes de destruction qui nous entourent, et de remédier aux atteintes que celles-ci nous auraient déjà fait subir. C'est ainsi qu'au moment où le froid semble devoir paralyser tout notre être, elle accroît chez le Baigneur la force du cœur, répare les pertes du calorique et même, en l'absence de tout excitant extérieur, suffit pour déterminer la réaction.

» Une condition pour que la réaction se fasse bien,
c'est que le corps ait été préalablement échauffé par
la marche ou tout autre exercice; c'est surtout que
l'immersion dans l'eau froide ne dure pas longtemps.
Je citerai à l'appui de ce dernier précepte une observation vulgaire. Lorsque, pendant l'hiver, les
pieds ont séjourné dans une chaussure humide, on
les réchauffe très-difficilement, parce que les tissus
se sont refroidis peu à peu et couche par couche,
jusqu'à une certaine profondeur. Si, au contraire,
vous vous frottez les mains dans la neige, le froid
vous saisira plus vivement, mais il n'aura pas le
temps de pénétrer. Aussi la réaction, lente dans le
premier cas, est-elle rapide dans le second.

» Rien de plus aisé, maintenant, que de faire
l'application de ces données physiologiques à la question qui nous occupe. La réaction va nous servir de
thermomètre. S'établit-elle difficilement? le bain
devra consister simplement dans quelques immersions. S'établit-elle facilement? on peut le prolonger
davantage, surtout si le Malade sait nager. Il est rare
que la durée du bain doive dépasser dix minutes à
un quart d'heure; on est presque toujours averti par
une sensation de froid, ou un commencement d'hor-
ripilation, de l'instant où il convient de quitter l'eau.
Quelques personnes prennent, sans en être incom-
modées, jusqu'à trois ou quatre bains par jour : c'est
beaucoup trop, et l'impunité ne justifie point ici
l'imprudence. Un seul bain suffit d'habitude; deux
me semblent être le maximum que, dans quelques
cas, on puisse se permettre.

» On reconnaît une bonne réaction à deux caractères essentiels : d'une part, à la promptitude avec
laquelle elle s'opère ; d'autre part, à la coloration vive
de la peau. Quand l'empreinte du doigt s'efface rapidement, c'est une preuve que la circulation capillaire
est active, et que le retour du sang n'est pas uniquement dû aux lois d'équilibre et d'égalité de pression.

» La promenade facilite et achève la réaction d'autant mieux que le cours du sang se trouve stimulé également dans tout l'appareil vasculaire. Qu'on ne soit
pas surpris de cette influence des mouvements sur la
circulation. Chacun a vu le jet de la saignée s'échap-
per avec force ou couler avec lenteur, suivant que le
malade fait mouvoir les doigts ou les tient immobiles.
C'est que les muscles, en se contractant, pressent sur
les vaisseaux, tant profonds que superficiels, et communiquent une impulsion notable aux fluides qu'ils
contiennent.

» Les bains de mer déterminent, à température
égale, une réaction plus vive, plus franche et plus
prompte que les bains d'eau douce ; car les particules
salines et le choc des vagues agissent sur la peau à
la manière des rubéfiants, au point même de développer quelquefois à sa surface de véritables exan-
thèmes. Aussi les personnes faibles et délicates sup-
portent-elles, en général, beaucoup mieux les bains
de mer que les bains de rivière. »

Ces phénomènes physiologiques, qui sont le résultat
immédiat du bain de mer, sont suivis de phéno-

mènes consécutifs. La chaleur et la lumière de la plage, au bout d'un certain temps, ajoutent des effets remarquables à ceux que le bain et la réaction de l'organisme produisent; ils sont surtout fort sensibles sur les Malades affaiblis et étiolés : leur peau brunit, leurs yeux brillent; ceux qui sont lymphatiques maigrissent, c'est-à-dire que la mollesse atonique et la bouffissure blafarde des tissus, dues à l'excès des fluides blancs, disparaissent; ceux qui sont pâles, maigres, affaiblis, engraissent.

231. Effets thérapeutiques. — Les Bains de mer constituent donc un agent thérapeutique essentiellement tonique, fortifiant, dont l'action est très vive et en même temps très-intime, par suite de la perturbation momentanée qu'ils exercent sur l'organisme, et par suite des qualités médicamenteuses inhérentes au bain lui-même et à l'atmosphère marine. Ce seront donc des modificateurs efficaces pour tous les états de l'économie dont le signe principal est l'atonie, soit qu'elle résulte du défaut d'équilibre entre le système nerveux et lymphatique, soit qu'elle dépende du défaut d'action d'un organe.

Les Bains de mer devront donc être ordonnés dans tous les cas où il faut : — rendre à la peau son énergie et sa coloration, en y déterminant une vascularité qui ne lui était plus habituelle; — renforcer et régulariser l'action musculaire; — exciter l'absorption interstitielle, pour amener la fonte d'un faux embonpoint que produit la vie sédentaire; — activer la nutrition et la croissance des Enfants lymphatiques, strumeux, rachitiques; — remédier aux différentes formes de l'affection scrofuleuse; — ramener au type normal les fonctions du sytème nerveux, ou la sensibilité d'un organe; — réconforter les convalescents affaiblis par une maladie de longue durée.

On voit par là quel rôle important les Bains de mer jouent dans le traitement des Maux d'estomac et de la Constipation, dont plusieurs espèces sont dues à l'un de ces états maladifs.

UNE SAISON A VICHY

MODE D'ACTION DES EAUX DE VICHY

Les Eaux minérales de Vichy, quand elles s'adressent aux maladies auxquelles elles conviennent spécialement, guérissent *très-souvent*, soulagent *toujours*. C'est là le *fait* indiscutable qui a établi la renommée des Eaux de Vichy.

Il s'explique d'une façon très-simple et très-naturelle par le mode d'action des Eaux de Vichy; ce mode d'action est le résultat complexe de plusieurs influences directes ou indirectes; je vais essayer de le mettre en lumière et de le faire comprendre.

232. Action générale. — Les Eaux de Vichy agissent : en boisson, sur la muqueuse de l'estomac et du tube digestif; en bains et en douches, sur la peau.

Elles stimulent ces deux membranes, activent leurs fonctions et modifient leur vitalité.

Les Eaux, prises en boissons ou absorbées par la peau dans le bain, sont entraînées avec le sang dans le torrent de la circulation et pénètrent avec lui tous les organes, tous les tissus de l'économie : elles leur communiquent un nouveau mouvement, une nouvelle vie, d'où résulte une *excitation* plus ou moins marquée de tout l'organisme.

Vers le cinquième ou le sixième jour de la cure, il survient assez souvent de la lassitude, un léger dégoût, un peu d'insomnie, quelquefois même quelque fréquence du pouls; il n'est pas rare alors de voir les anciennes douleurs se réveiller, les affections chroniques, telles que les rhumatismes, les névralgies, les maladies de peau, passer à un état momentanément aigu, transformation le plus souvent favorable à leur guérison.

Le Malade ne doit pas s'inquiéter de ces recrudescences, qui se dissipent ordinairement en peu de jours, même en continuant l'usage des Eaux.

C'est donc dans l'excitation de l'organisme et de la partie malade que réside l'action *générale* des Eaux minérales; lorsque cette excitation est lente, modérée, elle facilite la guérison des maladies chroniques.

233. Action dépurative. — Lorsque l'on suit régulièrement le Traitement thermal à Vichy, on se baigne tous les jours, on boit beaucoup d'eau, souvent trop.

On évalue à 2 litres, en moyenne, la quantité

d'Eau minérale absorbée par jour, soit en boisson, soit dans le bain par la peau.

Mise en contact avec la peau par les bains, avec l'estomac et les divers tissus de l'économie par les boissons, l'Eau minérale les humecte, les imbibe, les pénètre comme une éponge, les traverse comme un filtre (32).

Elle agit comme émollient, comme antiphlogistique, comme dissolvant et résolutif. C'est une sorte de tisane, de boisson mucilagineuse, un topique, un véritable cataplasme intérieur qui humecte, détend, calme et adoucit.

Absorbée par les membranes de l'estomac, du tube digestif (65), ou par la peau (14), l'Eau minérale passe dans le sang, se mêle avec lui, le fluidifie, le rend plus liquide, plus aqueux. En circulant avec le sang (8), elle pénètre dans l'épaisseur des tissus, des organes ; elle les lave, les nettoie, les déterge ; elle dissout et entraîne les substances hétérogènes, morbides, anormales, qui s'y trouvaient déposées.

Reprise ensuite par les organes sécréteurs (11), l'eau est rejetée hors de notre corps :

Ou avec les *urines*, rendues plus abondantes, plus aqueuses, moins acides, plus alcalines ;

Ou avec la *bile* (56), rendue plus fluide, moins visqueuse, plus abondante et plus alcaline.

En un mot, l'Eau de Vichy, transportée par le sang et disséminée dans l'épaisseur de tous nos tissus, de tous nos organes, les soumet à une espèce de *lavage* qui déterge les tissus et les organes engorgés.

Mêlée à toutes les humeurs, à toutes les sécrétions,

à la bile, à l'urine, elle les *délaye*, les rend plus aqueuses ; elle dissout et fond les concrétions, les petits graviers, et en favorise ainsi l'expulsion.

Outre ce *lavage* et ce *délayement*, l'Eau de Vichy, par le fait même de sa nature *alcaline*, neutralise chimiquement les acides qui se développent dans l'économie en quantité surabondante. Or, il est parfaitement démontré et il est admis par tous les Médecins éclairés que cet excès d'acidité, cette *diathèse acide* (23) est le plus souvent l'origine et la cause des affections *goutteuses* et *rhumatismales*, ainsi que de la *gravelle* et des *calculs urinaires*.

En résumé, l'Eau de Vichy (quand on suit le Traitement ordinaire de Vichy) soumet l'intérieur de notre corps à une espèce de *lavage*, en même temps qu'elle *délaye* et liquéfie les humeurs et le sang, et les rend plus *alcalins*.

234. Action hygiénique. — A l'action *dépurative* de l'Eau minérale, *lavant*, *délayant* et entraînant au dehors de l'économie les produits hétérogènes et viciés ; à l'action *chimique*, qui modifie la composition du sang, des humeurs et les rend plus *alcalins* ; à l'action *générale*, excitante, mais cependant toute spéciale, il faut encore ajouter l'influence heureuse des circonstances *hygiéniques* auxquelles le Malade est soumis pendant son séjour à Vichy.

En effet, le Malade est soustrait aux influences de nature très-diverse, qui sont souvent la cause principale de son état maladif ou, tout au moins, qui l'ont entretenu et même aggravé.

Le Malade, à Vichy, se trouve placé dans les conditions *hygiéniques* les plus favorables à l'action salutaire des eaux :

Le repos intellectuel et moral; l'oubli momentané des affaires, des soucis, des chagrins; la suspension des travaux, des études, des occupations journalières.

S'il aime le repos et la tranquillité, il trouve là une vie calme et paisible, le spectacle d'une belle nature, de charmantes promenades.

S'il aime le monde, il y rencontre une nombreuse et brillante société; tous les jours, l'après-midi, un concert sous les platanes du Parc; puis, le soir, une représentation théâtrale, un concert ou un bal, au Casino ; très-souvent, des bals très-brillants et fort animés dans les grands Hôtels ; des parties de plaisir, des cavalcades, des excursions en commun dans les environs.

Toutes ces circonstances, plus importantes qu'on ne le croit généralement, secondent puissamment l'action bienfaisante des Eaux.

En outre, tous les jours, le Malade absorbant une notable quantité d'eau minérale, nous avons vu que le corps est soumis, de la part de cette eau minérale, à une espèce de lavage.

Or, le corps éprouve bientôt le besoin de réparer les pertes assez considérables qu'il éprouve par ces évacuations abondantes; l'appétit se fait sentir: une alimentation saine et variée satisfait à ce besoin ; les digestions se font plus facilement; la nutrition et la réparation s'opèrent avec une énergie et une activité nouvelles.

Ainsi, tandis que, d'un côté, l'économie se débarrasse par des évacuations abondantes des produits viciés, morbifiques et nuisibles, de l'autre, elle se recompose et se reconstitue.

On comprend facilement qu'un tel Traitement, continué pendant plusieurs semaines, à plusieurs reprises, apporte à la constitution intime de nos organes de profondes modifications, de salutaires améliorations.

Aussi, après un certain temps de l'usage des Eaux de Vichy, on aperçoit dans l'organisme, dans l'état extérieur du corps, dans la fermeté et la tonicité des tissus, des signes qui révèlent d'une manière évidente que l'Eau minérale a imprimé une modification profonde à l'assimilation. La constitution intime du sang et des humeurs a été modifiée; le corps entier a subi une sorte de dépuration générale.

Il existe certains cas où il faut s'abstenir de prendre les Eaux de Vichy : c'est ce qu'on nomme les *contre-indications*; mais c'est l'affaire du Médecin.

Voilà, en quelques pages, l'explication naturelle et très-vraie des effets salutaires et incontestables des Eaux de Vichy.

Voilà pourquoi ces Eaux peuvent guérir et guérissent réellement plusieurs maladies qui semblent n'avoir entre elles aucun rapport, aucune parenté.

Voilà pourquoi les *maux d'estomac*, les *engorgements du foie* et les *coliques hépathiques*, la *gravelle* et les *calculs urinaires*, la *goutte*, le *diabète*, etc., trouvent à Vichy, soit une guérison radicale, soit tout au moins une amélioration très-notable.

SOURCES

235. Remarque importante. — Les Eaux de Vichy
doivent être considérées comme la médication minérale
la plus active et la plus sûre contre les maux d'estomac, les engorgements du foie et les coliques hépatiques, la gravelle et les calculs urinaires, la goutte
et le diabète : leur supériorité est aujourd'hui consta-
tée par les plus nombreux et les plus authentiques
témoignages.

Mais, pour que l'Eau de Vichy produise sur l'estomac et sur tous les autres appareils de l'organisme
les meilleurs effets possibles, il faut d'abord choisir
la Source la mieux appropriée à l'état du Malade,
puis fixer la dose à laquelle il devra y boire, surveiller les effets que cette Eau produira, les corriger
ou les modifier selon qu'il sera nécessaire.

J'indiquerai un peu plus loin les qualités spéciales
de chacune des Sources, et je dirai à quels troubles
fonctionnels chacune d'elles convient le mieux.

La Source choisie, quelle quantité d'eau faut-il
boire, à quelle dose à la fois, à quels intervalles?

La dose varie selon la température et la composition chimique de la Source, selon la nature et la
forme de la maladie, selon l'état général du Malade
et selon la façon dont il supporte cette Eau.

Il est donc difficile d'établir une règle générale ;
c'est pourquoi les Malades demanderont l'avis de leur
Médecin. Cependant, presque toujours, il faut prendre
de l'Eau de Vichy *à dose modérée;* à haute dose, elle

fatigue l'estomac, irrite les voies d'élimination, c'est-
à-dire l'appareil urinaire et l'appareil biliaire, surex-
cite le système nerveux cérébral et sympathique, et
détermine souvent un mouvement fébrile, auquel on
donne le nom de *fièvre thermale*.

Je crois qu'il est de mon devoir de prémunir les
Malades contre la petite économie que chacun croit
pouvoir faire facilement. L'usage des Eaux de Vichy
n'est pas inoffensif; de graves accidents ont été souvent la conséquence non-seulement d'un abus, mais
d'une application intempestive. Le Médecin seul peut
guider, doit guider.

236. Qualités spéciales de chaque source. — Toutes
les Eaux minérales de Vichy sont claires, limpides,
presque incolores, chargées d'une notable quantité
de gaz acide carbonique qui leur communique un
goût piquant et aigrelet assez agréable, et qui masque
la saveur fade et légèrement lixiviative qu'elles doivent à leur thermalité et aux sels alcalins qu'elles
contiennent.

Les différentes Sources présentent toutes une composition analogue, assez semblable pour que les propriétés générales de l'Eau de Vichy soient communes
à chacune d'elles; cependant chaque Source présente
en même temps des conditions particulières de composition et de thermalité plus ou moins prononcées,
plus ou moins faciles à définir, mais qui, dans la
pratique, leur assignent des appropriations spéciales.

La totalité de l'eau fournie par les Sources est de
500,000 litres par jour.

237. Célestins. — Il y a deux Sources aux Célestins : l'ancienne, qui a une température de 12° centigrades et donne 400 litres par jour ; la nouvelle,
dont la température est de 14° centigrades et qui
produit 7,000 litres environ.

L'ancienne Source et la nouvelle sont situées à
l'extrémité de l'ancien Vichy, en amont du pont de
l'Allier, au milieu du jardin des Célestins. On y
arrive, soit par le beau parc de la rive droite de
l'Allier, soit par la route de Nîmes.

La nouvelle Source, captée en 1858, est située à
gauche de la première. Elle jaillit d'une masse de
rochers d'aragonite, sous une galerie d'un aspect im-
posant. Ses eaux s'appliquent aux mêmes maladies
que la Source ancienne.

Une superbe grotte, d'un effet grandiose, et une
élégante galerie soutenue par des colonnes et des
pilastres, forme, avec son joli jardin, un lieu de distractions et d'abri pour les Malades.

En outre, des salons de conversation, des salles de
billard, un pavillon en plein air, y sont installés pour
la commodité des Buveurs qui s'y rendent en foule.

Ces Sources sont les plus riches en sels, en bicarbonate de soude, et les plus chargées de gaz carbonique latent. Elles contiennent par litre 5 gr. 10 centigr. de bicarbonate de soude, 1 gr. 25 centigr.
d'autres sels alcalins, 29 centigr. de sulfate et 4 centigrammes de phosphate de soude, 2 milligrammes
d'arséniate de soude et 51 centigrammes de chlorure
de sodium ou sel marin.

Elles sont fraîches, pétillantes, agréables au goût.

Ce sont de toutes les Sources de Vichy, excepté peut-être Hauterive, les plus énergiques et les plus stimulantes.

Leur action excitante se porte surtout sur le cerveau· et sur les organes urinaires ; aussi déterminent-elles souvent chez les sujets sanguins, surtout s'ils en boïvent plusieurs verres, des maux de tête, des étourdissements, des battements aux tempes, de légers éblouissements et même, s'il y a abus, des congestions cérébrales. Elles augmentent notablement la sécrétion de l'urine : aussi, pour peu qu'il y ait quelque disposition à la néphrite, à la cystite, elles exaspèrent presque toujours ces symptômes.

Elles stimulent vivement l'estomac, en augmentant la vascularité, les sécrétions et l'excitabilité nerveuse, surtout si on les boit à jeun.

Les Sources des *Célestins* conviennent surtout aux Malades atteints de *goutte*, de *gravelle*, de *calculs urinaires,* car, plus que toute autre, elles activent la sécrétion urinaire : leur efficacité contre cet ordre de maladies est généralement admise, principalement par les Malades qui viennent depuis longtemps à Vichy.

Elles conviennent également aux Malades atteints d'*Atonie*, à ceux dont la constitution est molle, appauvrie ; à ceux qui réagissent difficilement et dont il faut stimuler vivement les fonctions digestives ; aux Malades dont les digestions sont lentes, pénibles, laborieuses, et à peine terminées à l'heure du repas suivant.

Elles ne conviennent nullement aux Malades nerveux, faibles, délicats, vivement impressionnables ;

aux femmes nerveuses, affectées de pâles couleurs;
aux Malades atteints soit de *Gastralgie*, soit d'*Aigreurs*,
soit de *Saburres,* soit de *Gastrite* aiguë ou chronique.

238. Grande-Grille. — La Source de la *Grande-Grille*, connue de temps immémorial et la plus fréquentée, est située à l'angle nord-est de la galerie des Sources du grand Établissement thermal, en face l'hôtel du Médecin-Inspecteur, la pharmacie Jaurand et l'hôtel des Bains.

Son débit est de 98,000 litres d'eau par vingt-quatre heures : une partie de ses eaux est affectée aux Buveurs, l'autre à alimenter les Bains,

La température est de 40° : c'est par conséquent une des plus chaudes de Vichy.

La proportion de gaz carbonique dont elle est chargée est assez faible. Elle contient par litre 4 gr. 88 centigr. de bicarbonate de soude, 1 gr. 38 centigr. d'autres sels alcalins, 29 centigrammes de sulfate et 13 centigr. de phosphate de soude, 2 milligrammes d'arséniate de soude, 53 centigrammes de sel marin, et extrêmement peu de matière organique.

Elle a une saveur lixiviative, à laquelle on s'habitue assez vite : on la digère en général sans peine; cependant certains estomacs susceptibles la supportent difficilement; elle détermine rarément les symptômes de pesanteur et de plénitude de l'estomac, phénomènes qu'on observe quelquefois auprès des autres Sources.

Elle détermine parfois de légères purgations.

C'est une eau très-stimulante et qui agit vivement sur tout l'organisme.

Elle convient surtout dans les cas d'*engorgement du foie*, de *coliques hépatiques*, d'*ictère* ou *jaunisse*, alors qu'il s'agit de rendre la bile plus fluide et de favoriser son cours ; dans les cas d'*engorgement de la rate* et de *cachexie paludéenne* à la suite de *fièvres intermittentes*.

Elle est également employée avec succès dans le cas de *perte d'appétit*, d'*Atonie*, alors que la digestion est lente, pénible, laborieuse ; de *Flatuosités*, symptôme qui dépend souvent de l'atonie du tube digestif.

Elle convient aux sujets mous, débilités, affaiblis, qui ont besoin d'être plus ou moins stimulés.

Mais elle ne convient pas aux malades nerveux, dont l'estomac est doué d'un certaine susceptibilité : elle est trop stimulante pour eux. Elle ne convient pas dans les cas de *Gastrite*, d'*Aigreurs*, de *Gastralgie* : c'est-à-dire quand l'estomac est le siége soit d'une irritation plus ou moins vive, soit d'un excès de sécrétion de suc gastrique, soit d'une excitabilité nerveuse plus ou moins prononcée.

239. Source du Puits-Carré. — La Source du *Puits-Carré* est située au milieu de la galerie nord du grand Établissement, en contre-bas du sol, et ne peut être vue qu'en visitant les galeries souterraines.

Son débit est de 212,000 litres par jour ; sa température de 42°. Ses eaux, qu'on prescrivait autrefois aux personnes maigres et nerveuses, sont employées exclusivément aujourd'hui au service des Bains.

240. Source Chomel. — La Source *Chomel* est située

au milieu de la galerie nord du grand Établissement, près des bureaux de l'administration.

Son débit n'est que 2,600 litres par jour ; elle provient de la même nappe d'eau minérale que la Source du Puits-Carré : ses eaux arrivent au moyen d'une petite pompe aspirante. C'est certainement une dérivation du Puits-Carré.

Sa température est de 44° : c'est la plus chaude des Sources de Vichy, mais c'est aussi la moins chargée de gaz acide carbonique. Son caractère distinctif est d'être douée d'une odeur d'hydrogène sulfuré qui lui donne un goût désagréable et qui détermine, chez certaines personnes, des renvois nidoreux assez incommodes ; mais on évite facilement cet inconvénient en laissant l'eau s'évaporer dans le verre pendant quelques secondes avant de la boire.

Cette Source est la plus douce, la plus anodine de toutes celles de Vichy, y compris même celle de l'*Hôpital :* ce qu'elle doit à sa température élevée et à la faible quantité de gaz acide carbonique qu'elle contient.

Elle convient surtout aux Malades *nerveux,* affaiblis, très-délicats, très-impressionnables, qu'il faut stimuler le moins possible ; dans les cas de *catarrhe* pulmonaire et d'affections de l'appareil respiratoire, à cause de l'hydrogène sulfuré dont elle est chargée ; dans les cas de *Gastralgie,* à cause de son action anodine et sédative.

241. Source de Mesdames.— La Source de *Mesdames* est située à l'extrémité nord-ouest de la galerie nord du grand Établissement ; elle fait pendant à la Source de la *Grande-Grille.*

Elle jaillit sous cette galerie ; mais elle sort de terre à 1,500 mètres de Vichy, sur la route de Cusset, près du Sichon, dans l'allée dite de *Mesdam^es*. Elle arrive en conduites forcées à l'Établissement thermal, sous une pression de 3 atmosphères de gaz carbonique ; aussi sa composition n'est-elle modifiée en rien.

Son débit est de 20,000 litres par jour : sa température est de 16°.

Elle est très-gazeuse et surtout excessivement *ferrugineuse* ; elle contient, par litre, 4 grammes de bicarbonate de soude, 1 gr. 22 d'autres sels alcalins, 2 centigrammes de bicarbonate de *fer*, 25 centigrammes de sulfate de soude, 3 milligrammes d'arséniate de soude et 35 centigrammes de sel marin.

Elle a une composition chimique et des propriétés médicales qui se rapprochent beaucoup des Sources ferrugineuses de Spa, Forges, Pyrmont, Orezza.

Son émergence a lieu dans une vasque en étain. Ce métal empêche le dépôt du sédiment ocreux de carbonate de fer qui se produisait jadis dans la vasque en volvic.

Elle exhale, comme la Source *Chomel*, une faible odeur d'hydrogène sulfuré. Elle est pétillante ; sa saveur est légèrement atramentaire et styptique, en rapport, d'ailleurs, avec la grande proportion de fer qu'elle contient.

Elle exerce sur tous les organes de l'économie une excitation très-vive, ce qu'elle doit, en partie, à la grande quantité de gaz carbonique dont elle est chargée.

Elle stimule vivement les fonctions digestives, ce qu'elle doit au gaz carbonique et très-probablement aux *trois* milligrammes d'arséniate de soude qu'elle contient; elle est légère à l'estomac et se digère très-aisément.

La Source de *Mesdames* convient surtout aux Femmes atteintes de troubles divers de la *menstruation* ou de diverses affections de l'*utérus*; aux jeunes filles atteintes d'anémie, de *chlorose*, de pâles couleurs.

Observation essentielle : débuter par de très-petites doses, surveiller attentivement l'action et n'augmenter que progressivement; sinon, on s'exposera à déterminer des troubles dans les fonctions de l'estomac et du système nerveux, si susceptibles et si excitables chez les Chlorotiques.

Cette Source ne convient pas aux Gastralgiques; presque toujours elle augmente les troubles nerveux dont leur estomac est le siége.

242. Source de l'Hôpital. — La Source de *l'Hôpital* est située sur la place qui s'étend derrière le Casino, devant l'Hôpital civil; elle jaillit dans une vasque de pierre, exhaussée de plusieurs marches au-dessus du sol, et abritée par une élégante coupole en fer. Prochainement, l'émergence sera descendue au niveau du sol et la Source entourée d'un square.

Son débit est de 60,000 litres par jour; une grande partie de ses Eaux se rend dans les citernes du petit Établissement, situé à côté, et qui doit être reconstruit quand la Source sera aménagée.

Sa température est de 30º.

Elle est plus gazeuse que celle de la *Grande-Grille*. Elle contient par litre : 5 gr. 02 de bicarbonate de soude, 1 gr. 24 d'autres sels alcalins, 29 centigrammes de sulfate et 7 centigrammes de phosphate de soude, 2 milligrammes d'arséniate de soude, 51 centigrammes de chlorure de sodium, et une *notable quantité* de matière organique qui forme une légère écume verdâtre à la surface de l'eau.

L'*Hôpital* est, avec la Source *Chomel*, la moins excitante des Eaux de Vichy. Elle doit à la matière organique qu'elle contient en assez grande quantité, certaines propriétés adoucissantes et même certaines qualités spéciales qu'il est imposible d'expliquer théoriquement, mais que la pratique force d'admettre. Moins chaude que la *Grande-Grille*, elle a une saveur plus douce, peut-être même un peu fade et légèrement nauséeuse pour quelques Malades.

Le peu de saveur qu'elle possède, le peu d'excitation qu'elle détermine, la rendent moins digestible que plusieurs autres Sources pour certains estomacs, pour ceux surtout qui sont frappés d'*Atonie* et qui ont besoin d'une certaine stimulation pour accomplir l'acte de la digestion.

Mais elle est très-bien supportée et convient à merveille aux estomacs qui sont le siége, soit d'une irritation vasculaire plus ou moins vive, soit d'une hypersécrétion de suc gastrique, soit d'une excitabilité du système nerveux.

Elle convient donc surtout aux Malades atteints de ces *Maux d'estomac* nommés *Gastrite*, *Saburres*, *Aigreurs*, *Gastralgie*, c'est-à-dire aux Malades dont l'estomac affaibli, irritable, réclame une médication locale aussi douce et aussi peu stimulante que possible.

243. Source du Parc. — Elle émerge dans le Parc, sous les magnifiques platanes du vieux Parc, entre les Bains et le Casino. Elle est abritée par un kiosque élégant.

Elle jaillit, d'une profondeur de 48 mètres, par un puits artésien foré en 1846 : son jaillissement, intermittent et irrégulier, est aujourd'hui régularisé par un système spécial.

Son débit est de 48,500 litres par jour ; sa température est de 22°. Presque toute l'eau est conduite dans les citernes de l'Établissement ; une petite pompe aspirante fait le service de la buvette.

Elle est très-riche en gaz carbonique ; elle contient par litre : 4 gr. 85 de bicarbonate de soude, 50 centigrammes d'autres sels alcalins, 31 centigrammes de sulfate et 14 centigrammes de phosphate de soude, 2 milligrammes d'arséniate de soude et 55 centigrammes de sel marin.

Elle convient surtout dans les cas d'*Atonie*, quand les digestions sont lentes, pénibles, laborieuses ; de *catarrhe* pulmonaire et d'affections de l'appareil respiratoire.

Sa température moyenne et sa richesse en gaz carbonique la rendent très-propre à l'*exportation*, et son usage a notablement augmenté depuis quelques années.

244. Source d'Hauterive. — La Source d'*Hauterive*, située à 6 kilomètres de Vichy, est aussi du domaine de la concession de la Compagnie fermière de l'Établissement thermal de Vichy.

Son débit est de 30,000 litres par jour: température 14°.

C'est, de toutes les Eaux de Vichy, la plus chargée de gaz carbonique : sa composition chimique se rapproche beaucoup de celle des *Célestins*, dont elle possède d'ailleurs les propriétés et les qualités.

Ce que j'ai dit de la Source des *Célestins* s'applique parfaitement à la Source d'*Hauterive*.

Elle convient surtout : dans les cas de *goutte*, de *gravelle*, des *calculs urinaires*, car elle active notablement la sécrétion urinaire; dans le cas de *diabète*; dans le cas de paresse et d'*Atonie* de l'estomac.

Cette Source, par la prédominance du gaz carbonique, est la plus propre à remplacer à distance l'Eau de Vichy pour les Malades qui ne peuvent venir à Vichy; elle supporte admirablement le voyage et ne s'altère pas par le transport.

A ces Sources, exploitées par la Compagnie fermière de Vichy, il faut ajouter les deux Sources *Lardy* et *Larbaud* : ce sont des propriétés privées. Toutes les deux sont sur la route de Nîmes. La première, forée en 1848, est ferrugineuse et très-estimée; la seconde est d'un forage plus récent (1857).

Toutefois, je ne puis m'empêcher de regretter que certaines difficultés, intervenues entre la Compagnie de l'Établissement thermal et les héritiers Lardy, aient privé cette Source du magnifique Parc qui l'entourait jadis, et qu'une rue soit venue morceler un enclos si ombreux et si tranquille. Des bains ont été construits récemment. C'est un petit établissement, bien aménagé, bien situé, composé de 30 baignoires environ.

La Source Larbaud, sur la route de Nîmes, a fait certains essais pour extraire, par congélation, les sels des eaux minérales. Ces essais sont, je crois, momen‑tanément abandonnés.

CONSEILS POUR BIEN PRENDRE LES EAUX

Les Eaux de Vichy, comme toutes les Eaux miné‑rales, comme tous les médicaments, doivent être employées avec beaucoup de prudence et de discernement, si l'on veut en retirer tout le bien qu'on est en droit d'en attendre. Si quelques Malades se sont plaints du peu d'efficacité des Eaux de Vichy, ce n'est souvent que parce qu'ils les avaient mal prises.

Je vais donc donner quelques instructions claires, précises, essentiellement pratiques, pour bien prendre les Eaux.

245. Conseils généraux. — I. L'époque de l'année la plus favorable pour venir à Vichy comprend les mois de juin, juillet et août. Cependant on peut y venir au mois de mai et au mois de septembre; et même il est plus facile à ce moment d'obtenir le bénéfice de certaines facilités de traitement que pendant l'été, alors que l'Établissement thermal donne plus de trois mille bains par jour.

II. — Ne songer à venir passer une Saison à Vichy que lorsqu'on peut y consacrer le temps nécessaire, c'est-à-dire *trois semaines* au moins. Ne jamais interrompre une cure, à moins de motif grave.

III. — Le Malade, arrivant à Vichy pour y suivre le traitement, est engagé à se rendre aussitôt à l'Établissement thermal et à se faire inscrire au Bureau d'Inscription.

Ce Bureau est placé dans la grande galerie, près de la source de la *Grande-Grille* : il est ouvert, pendant tout le temps du service des bains, pour les lettres et tous les renseignements qui pourraient être demandés.

En se faisant inscrire, le Malade prend un certain nombre de cachets de bain, en général 20 ou 25 : en effet, le traitement thermal consiste, d'habitude, à prendre un bain *tous les matins*, et cela pendant trois semaines.

Le nom et la résidence du Malade qui se fait inscrire au Bureau paraissent le lendemain dans la *Liste des Etrangers de Vichy*. On ne saurait donc trop recommander la plus grande exactitude dans les noms; le mieux est de donner une carte de visite.

Après l'inscription, le Malade doit s'adresser aux Chefs-Baigneurs, qui lui indiqueront quelles sont les séries disponibles et à quelle heure il pourra venir chaque jour prendre son bain.

IV. — Quelquefois on fait deux Saisons dans un été : c'est lorsque le mal exige un traitement longtemps continué et qu'une première Saison a déjà produit une amélioration notable : dans ce cas, on doit mettre un mois au moins entre les deux cures.

V. — Avant de venir à Vichy, se faire délivrer par son Médecin ordinaire une consultation écrite, indiquant la constitution et le tempérament, la nature de la maladie et les divers traitements mis en usage : remettre ce bulletin au Médecin que l'on consultera pour le Traitement à suivre à Vichy.

VI. — Ne jamais prendre de logement incommode, mal aéré ; donner la préférence aux hôtels ou aux pensions qui ont un salon commun : les distractions de la vie sociale formant l'un des éléments essentiels du Traitement thermal.

VII. — Se coucher de bonne heure, à onze heures au plus tard, afin de pouvoir se lever à temps le matin. L'exercice de la journée et les promenades au grand air disposent d'ailleurs au sommeil et le rendent plus calme et plus profond.

VIII. — Se lever à six heures ou six heures et demie et aller faire une promenade au grand air : rien n'est plus favorable à la santé que ces promenades matinales.

IX. — Après le déjeuner, faire une petite promenade et même une excursion dans les environs de Vichy ; un tel exercice rend plus profitables les Eaux et le bain que l'on a pris le matin, et en favorise l'action salutaire.

X. — Après le dîner, petite promenade dans le parc ou sur les bords de l'Allier.

XI. — Le soir, prendre des distractions et faire en sorte de passer son temps aussi agréablement que possible, soit au Casino, soit dans les Concerts, soit au salon de l'hôtel que l'on habite.

XII. — Une fois la cure achevée, ne rentrer dans la vie active que d'une manière graduelle; accepter peu de dîners en ville; éviter les fatigues de toute espèce.

XIII. — Comme dans toutes les Stations thermales, les Eaux de Vichy préparent à la guérison plutôt qu'elles ne la procurent immédiatement : si donc l'on n'est pas guéri à la fin de la saison, il ne faut pas désespérer, car l'action des Eaux se continue au delà du terme de la cure, et la guérison ne s'achève le plus souvent que lorsqu'on est de retour chez soi.

246. Conseils aux Buveurs. — En général, et sauf avis contraire du Médecin, voici les règles que l'on doit observer en buvant les Eaux de Vichy.

I. — On va boire aux Sources deux fois par jour : 1° le matin, avant ou après le bain, selon l'heure; 2° le tantôt, à trois heures et demie ou quatre heures, après le Concert.

II. — On boit un, deux ou trois verres le matin, puis autant dans l'après-midi. Chaque verre contient 150 à 200 grammes d'eau. Les Sourcières vendent des verres et en prennent soin.

III. — Les premiers jours du Traitement, ne boire qu'*un* verre le matin et *un* verre le tantôt; puis en augmenter progressivement la dose jusqu'à deux ou trois verres, jusqu'à la quantité supportable sans en être incommodé.

IV. — Il ne faut pas boire les deux ou trois verres coup sur coup. Laisser entre chaque verre l'intervalle d'un quart d'heure ou d'une demi-heure, que l'on consacre à la promenade. — Il vaut mieux se promener que rester assis ; l'exercice favorise la digestion et l'action bienfaisante de l'Eau minérale.

V. — Avaler d'un trait, afin que l'Eau ne perde ni son gaz, ni sa chaleur ; le gaz est très-utile à la légèreté de l'Eau pour l'estomac.

VI. — Cependant, si l'on trouve trop pénible de boire d'un seul trait *un verre entier*, on peut sans inconvénient boire *deux demi-verres* en ne laissant que quelques instants d'intervalle entre chacun d'eux ; dans ce cas, bien entendu, mettre toujours une demi-heure d'intervalle entre chaque dose de deux demi-verres.

VII. — Si le genre de maladie, si la pluie, le brouillard, le froid, ne permettent pas de se rendre à la Source, envoyer chercher l'Eau. Dans ce cas, pour que celle-ci perde le moins possible de ses propriétés, on la puise à la Source et l'on remplit complétement le verre ; on pose sur ce verre une assiette et on retourne le tout prestement sens dessus dessous ; l'Eau se maintient parfaitement, le peu d'eau tombée du verre faisant occlusion ; le liquide peut impunément être ainsi transporté.

VIII. — L'Eau minérale passe bien, quand elle ne *pèse* pas sur l'estomac, qu'elle n'excite pas d'envie de vomir, qu'elle ne cause ni gêne, ni douleur de tête, et qu'au bout d'un quart d'heure, d'une demi-heure, on se sent disposé à boire un second verre.

IX. — C'est à tort que les Malades se persuadent que les Eaux ne *passent pas*, lorsqu'ils n'urinent pas presque immédiatement. On ne les rend quelquefois que quatre ou six heures après les avoir bues.

X. — L'excès des meilleures choses nuit ; n'imitez pas les Malades qui, dans l'intention de hâter la guérison et d'abréger leur séjour à Vichy, boivent huit ou dix verres d'Eau dès les premiers jours de leur arrivée. Cette imprudence occasionne des pesanteurs d'estomac, des douleurs générales, des dyspepsies, des fièvres inflammatoires, des maux de tête, etc.

XI. — Les Eaux de Vichy ne sont pas un remède pouvant produire en peu de jours les effets attendus. Vingt litres d'eau, pris en trois ou quatre jours, ne feront pas le même effet que la même quantité prise en vingt ou vingt-cinq jours. C'est par un grand nombre de petits effets, augmentés de jour en jour, qu'on obtient les plus parfaites guérisons.

XII. — En général, les Femmes, à certaines époques, doivent suspendre pendant quelques jours le Traitement minéral, souvent alors trop excitant.

XIII. — Il ne faut manger, en général, qu'une heure après avoir cessé de boire, lorsque l'on sent l'estomac entièrement libre et que l'Eau est entièrement digérée. Je dis en général, car il est des cas où il convient de boire un demi-verre d'Eau quelque temps avant de se mettre à table.

XIV. — Si les Eaux ne produisent pas tout d'abord le bien qu'on en attend, ne pas se décourager : il est des tempéraments difficiles à émouvoir et des maladies opiniâtres.

XV. — Il ne faut pas terminer l'usage des Eaux d'un manière brusque ; mais, sur la fin, diminuer progressivement la dose et revenir à la quantité par laquelle on a commencé. En effet, l'organisme hu-

main supporte difficilement les changements brusques et subits. (Pâtissier.)

XVI. — Les personnes qui viennent à Vichy pour
leur plaisir ne doivent pas boire les Eaux ; défiez-
vous des médicaments les plus simples, quand ils ne
sont pas nécessaires.

XVII. — Beaucoup de Malades ne s'aperçoivent
que quelques jours après le retour au régime habituel de la famille, des heureux effets des Eaux de
Vichy. D'autres, au contraire, quelques jours après
leur arrivée à l'Établissement thermal, éprouvent une
sorte de recrudescence de la maladie dont ils sont
atteints : tels sont surtout les *Goutteux* et les Malades
atteints de *coliques hépatiques.*

Il ne faut accuser les Eaux ni de cet effet tardif
ni de cette recrudescence du mal, mais prendre
patience et leur laisser le temps d'agir.

247. Conseils aux Baigneurs. — Je vais essayer d'indiquer quelle est la meilleure manière de prendre le
bain, et quelles sont les règles hygiéniques à observer
avant, pendant et *après,* pour que le bain produise
toute son action bienfaisante, tous ses effets thérapeutiques.

I. — Les Baigneurs doivent avoir grand soin, en
allant au bain et en en revenant, de se vêtir chau-
dement, surtout si le temps est froid et pluvieux. Ils
feront bien de s'abstenir, à ce moment de la journée, de leurs vêtements d'été.

II. — On ne doit jamais se baigner lorsque le corps
est en sueur ; il faut attendre, dans ce cas quelques

moments avant de se plonger dans l'eau : cette précaution est importante.

III. — C'est ordinairement le matin, à jeun, que l'on va au bain ; c'est l'heure la plus commode. On peut cependant s'y rendre à une autre heure de la journée, mais trois ou quatre heures au moins après la fin du repas; et même est-il nécessaire de ne pas sentir alors de pesanteur d'estomac; l'oubli de cette précaution a causé beaucoup d'accidents.

IV. — Pendant certaines époques, les Femmes doivent s'abstenir de bains.

V. — Avant d'entrer dans le bain, assurez-vous de la température de l'Eau : des thermomètres sont placés, à cet effet, dans tous les cabinets.

La meilleure température est celle dé 30 à 32° centigrades.

VI. — On peut se mettre au bain, si on le préfère, revêtu d'un peignoir; les parties du corps qui ne sont pas dans l'Eau sont ainsi à l'abri du froid.

VII. — Je conseille aux dames de mettre sur leurs cheveux un serre-tête en toile cirée ou tout au moins un bonnet. Les vapeurs aqueuses du bain sont mauvaises pour la chevelure, qui perd de sa souplesse, de son brillant, de son soyeux.

VIII. — Ne pas dormir dans le bain. La lecture peut faire passer agréablement l'*heure de prison cellulaire* à laquelle on est condamné.

IX. — On peut boire dans le bain l'Eau minérale que l'on a envoyé chercher aux Sources; l'estomac les digère facilement. C'est là une habitude qui existe auprès de certaines Stations thermales et

qu'il est regrettable de ne pas voir se développer davantage à Vichy.

Dans certains cas de Dyspepsie, où les bains de vapeur sont prescrits, un excellent moment pour boire
les Eaux est dans la vapeur. La sudation provoque
l'altération, et par suite le besoin de boire.

X. — En général, ne pas manger dans le bain ;
cependant, si le Malade éprouve de la faiblesse, une
défaillance, on peut lui donner un bouillon.

XI. — La durée du bain tempéré est, en général,
d'une heure ; chez quelques Malades, atteints d'affections inflammatoires, d'irritation, ou doués d'un
tempérament très-nerveux, il est quelquefois utile
d'en prolonger davantage la durée.

XII. — Avant de sortir du bain, on vous apporte
du linge sec et bien chaud. Il faut avoir soin de se
bien essuyer, bien sécher, bien frictionner, et ensuite
de s'habiller rapidement.

XIII. — Souvent, pour réveiller la vitalité des tissus, il est utile de se faire frictionner, avant ou après
le bain, avec un gant de crin ou plutôt de flanelle.

XIV. — Après être sorti du bain, il est fort utile
de faire une courte promenade, à moins que le
temps ne soit humide et froid, qu'il pleuve ou qu'il
fasse beaucoup de vent. Et encore ! Bien couvert et
les pieds bien secs, la promenade est excellente à la
suite du bain.

XV. — Le nombre des bains varie habituellement
entre 20 et 25 ; mais ce nombre n'a rien d'absolu, car
il augmente ou diminue selon l'effet ressenti, selon
le résultat obtenu. Le Médecin peut seul apprécier.

248. L'Hydrothérapie à Vichy. — L'Établissement thermal de Vichy, et surtout celui de première classe, possède des appareils très-nombreux, très-complets et parfaitement installés pour donner toutes espèces de douches.

Des employés des deux sexes, très au courant de ce service spécial et fort habiles, donnent ces douches aussi bien que dans les Établissements hydro-thérapiques de Paris, de Bellevue, de Divonne, d'Aix, etc.

Je renvoie le lecteur à l'article consacré spéciale-ment à l'Hydrothérapie, pour le mode d'action des diverses espèces de douches et pour la façon dont on doit les prendre.

CONSTIPATION

249. Caractères généraux. — La Constipation est caractérisée par la rareté des excréments, l'augmentation de leur consistance, la difficulté plus ou moins grande de leur expulsion et l'irrégularité de l'acte évacuateur.

La Constipation est, jusqu'à un certain point, une affaire relative : telle personne peut être constipée, bien qu'elle aille à la garde-robe une fois tous les jours ; et telle autre relâchée, bien qu'elle n'ait qu'une seule évacuation tous les deux jours. Ces deux personnes seront : la première constipée, si elle allait deux fois par jour à la garde-robe, ou même si les selles sont dures alors qu'elles étaient habituellement molles ; la seconde relâchée, si elle avait l'habitude de n'aller à la garde-robe que tous les trois, ou quatre, ou six jours.

La Constipation peut, en effet, coïncider avec un état de santé presque satisfaisant : il est des personnes qui ne vont à la garde-robe que tous les deux, quatre, six et même quelquefois sept ou huit jours

(j'en ai vu plusieurs) et qui ne s'en portent pas plus
mal ; mais la conservation de la santé, dans un tel
état de choses, n'est qu'une très-rare exception, et
il finit toujours par survenir des troubles fonctionnels
divers qui en sont la conséquence.

CAUSES DE LA CONSTIPATION

250. Mécanisme. — Si le lecteur a lu attentivement
les chapitres relatifs (53 à 68) aux fonctions du Gros
Intestin, il a dû remarquer que les principales conditions qui président à la progression et à l'expulsion
des excréments sont : le mouvement vermiculaire
de la membrane musculaire des Intestins ; la contraction des muscles des parois abdominales, faisant
un *effort* plus ou moins grand : — les sécrétions de
diverse nature, telles que la bile, le suc pancréatique, le suc intestinal et le mucus intestinal, qui
sont versés dans les Intestins.

L'intégrité des parois intestinales et la liberté du
calibre de l'intestin sont également des conditions
essentielles pour que les matières puissent cheminer
et être facilement expulsées.

Or, si une ou plusieurs des conditions principales
que je viens d'énumérer viennent à faire défaut, la

Constipation en sera tout naturellement la conséquence.

Mais la connaissance des causes si multipliées et si variées de la Constipation est trop importante pour que je n'entre pas dans de plus grands détails : c'est d'ailleurs sur cette connaissance exacte des causes que je base le Régime, l'Hygiène et le Traitement de cette affection.

Les nombreuses causes de Constipation peuvent être rangées dans quinze classes différentes, que je vais examiner successivement.

251. Age. — L'âge joue un certain rôle dans le mode de production de la Constipation, mais bien moindre qu'on le croirait tout d'abord. Un très-grand nombre de personnes, de très-jeunes femmes surtout, sont atteintes de Constipation, et il se rencontre beaucoup de vieillards dont les évacuations se font à peu près régulièrement.

Cependant, chez les personnes âgées, les années, qui ont altéré toutes les fonctions et tous les phénomènes organiques, n'épargnent pas habituellement les fonctions intestinales : la défécation se fait mal, comme la digestion, comme l'évacuation de l'urine, etc.; les fibres musculaires ne fonctionnent plus aussi bien, et ces personnes sont atteintes, sans qu'il y ait de lésion organique du rectum, de rétention de matières fécales, comme elles ont aussi, sans lésion organique de la vessie, des rétentions d'urine.

Chez elles, l'Intestin subit une sorte de paralysie

19.

sénile ; il se relâche, il s'affaiblit ; il ne se moule plus sur le bol excrémentitiel, il est impuissant à l'expulser. La Défécation alors ne s'opère pas : il se fait des agglomérations de matières fécales ; il résulte de là ces dilatations, ces ampoules rectales qui se forment au-dessus du sphincter (68) de l'anus.

Ainsi donc l'affaiblissement général, résultat naturel des années, est une cause fréquente de Constipation.

252. Sexe. — Les Femmes sont plus prédisposées que les Hommes à la Constipation ; et cela est dû à leur genre de vie plus sédentaire, et surtout à la présence de l'Utérus. En effet, l'Utérus, soit par sa situation entre la vessie et le rectum, soit par suite de changements dans sa position ou sa direction naturelle, ou de modifications dans sa vitalité et sa structure normale, soit enfin par suite de grossesse, — exerce *très-souvent* une compression mécanique sur le rectum, et gêne ainsi la progression et l'expulsion des matières fécales.

Les Maladies de l'Utérus et de ses annexes exercent même une action complexe sur le développement de la Constipation, ainsi que le fait remarquer le docteur Trousseau.

S'il y a vive douleur, comme dans la *Métrite,* dans les *Engorgements péri-utérins,* la rétention de matières fécales se produit tout naturellement : la Malade ne va pas régulièrement à la selle, parce que, la Défécation augmentant les douleurs de la Métrite ou de l'Engorgement, elle craint d'y aller, elle y va le moins souvent possible, pour ne pas réveiller les douleurs ; et l'habitude de la Constipation finit par se prendre.

Il en est de même si un *Abaissement* extrême de l'Utérus est sans cesse aggravé par les efforts de la Défécation, et si la Femme contient l'effort et le retarde autant que la chose est en son pouvoir.

Dans la *Rétroversion*, alors que l'Utérus penche en arrière et s'appuie contre le rectum, cette pression exercée sur cet Intestin empêche les matières de parvenir jusqu'au sphincter de l'anus (53) : or, ces matières ne sollicitant pas, par leur contact avec le sphincter de l'anus, le besoin spécial de s'en débarrasser, n'avertissant pas ce *portier* de leur présence, elles s'accumulent dans le haut du rectum, et déterminent ainsi de la Constipation.

En outre, à l'obstacle mécanique que je viens d'indiquer se joint la paresse intestinale résultant de la rétention volontaire des matières fécales, rétention toute instinctive, que les Femmes s'imposent pour éviter les douleurs ou les inconvénients qui succèdent aux efforts de la Défécation.

(TROUSSEAU.)

Après des *Accouchements* réitérés, quelquefois même après un seul, les parois abdominales deviennent tellement molles et flasques, qu'il ne leur est presque plus possible de se contracter d'une façon efficace, de s'appliquer fortement contre la masse des intestins, de concourir enfin dans une large part à l'acte et aux effets de l'effort dont on a besoin pour expulser les matières fécales : le Rectum, alors privé d'un auxiliaire puissant, en est réduit à ses propres forces; aussi la Constipation en est souvent la conséquence.

D'après ce qui précède, on s'explique aisément pourquoi la Constipation est si fréquente chez la Femme.

253. Corps étrangers. — Les ouvrages de Médecine contiennent de très-nombreux exemples de corps étrangers ayant donné lieu à de la Constipation. Trois ordres de causes peuvent donner lieu à la présence de ces corps étrangers :

1° Ou bien ils ont été avalés : noyaux de fruits, aiguilles, épingles, clous, arêtes, fragments d'os ou de verre, pièces de monnaie, etc.;

2° Ou bien ils se sont développés dans les Intestins, ou proviennent des voies biliaires : vers intestinaux, matières fécales durcies, concrétions salines ou stercorales ayant pour point d'origine une épingle, un noyau; calculs biliaires qui ont franchi le canal cholédoque et sont arrivés avec la bile dans le duodénum;

3° Ou bien ils ont été introduits dans le Rectum par l'anus, à la suite d'excès déplorables auxquels une véritable aliénation mentale porte quelques individus.

Ces corps étrangers peuvent séjourner plus ou moins longtemps, soit dans une portion quelconque du tube intestinal, soit dans le Rectum, et donner lieu à des accidents plus ou moins graves, tels que : interruption du cours des matières fécales, douleurs plus ou moins vives, gonflement du ventre, inflammation des intestins et du péritoine, hoquet, vomissements, etc.

254. Dispositions individuelles. — J'ai déjà parlé de la Constipation physiologique, normale, laquelle se trouve liée à une disposition naturelle de la constitution, au genre de vie et aux habitudes de l'individu. Ainsi il est des personnes qui ne vont à la selle que tous les trois ou quatre jours, sans que leur santé en soit altérée : il n'est même pas très-rare de rencontrer des personnes qui n'ont de selles que tous les cinq, six et même huit jours, sans que cet état constitue pour elles une maladie ou même un malaise.

Aussi, bien que normalement il doive y avoir chaque jour une garde-robe, certaines personnes n'en auront que tous les trois, quatre, six ou huit jours, la Constipation étant chez elles comme inhérente à leur état de santé.

Cela est si vrai que les personnes dont je parle, si elles ont accidentellement des garde-robes quotidiennes, quoique non diarrhéiques, non liquides, éprouvent des douleurs d'entrailles, des borborygmes, un sentiment de faiblesse et de malaise identique avec celui qu'éprouvent les autres personnes atteintes de diarrhée. Celui qui est naturellement et normalement constipé a une diarrhée relative, s'il a chaque jour des selles moulées.   (TROUSSEAU.)

C'est ce qui a fait dire que quelques personnes ne se portent bien qu'autant qu'elles sont un peu constipées.

255. Alimentation. — Il est des personnes qui mangent beaucoup, sans que l'organisme s'empare de toutes les matières nutritives contenues dans les aliments ingérés. Il résulte de ce défaut d'assimilation qu'une forte quantité du résidu de la digestion reste dans les voies intestinales et les embarrasse. L'individu, malgré cela, ne va pas à la selle; de là embarras et malaise habituels.

Certains aliments ont une influence marquée sur les selles; la nourriture végétale, par exemple, donne lieu à des selles copieuses, tandis qu'une alimentation animale, les vins généreux et les spiritueux produisent la Constipation.

La sobriété exagérée peut amener au même résultat. La Constipation résulte ici de l'insuffisance des matières intestinales, comme nous le verrons plus loin.

256. Insuffisance des matières. — Certains individus, dont l'alimentation est modérée, ont une grande propriété d'assimilation, de sorte que les résidus de la digestion sont peu considérables. Ceux-ci sont, par cela même, insuffisants pour produire par leur stimulation les contractions intestinales. Pour que cette stimulation ait lieu et pour qu'ils puissent être expulsés, il faut que les résidus de digestions successives viennent s'ajouter à eux pour former une masse capable de provoquer les contractions de l'intestin. — Le séjour prolongé de ces matières dans le tube intestinal est une cause assez commune de Constipation opiniâtre.

Le canal digestif peut être vide, par suite de vomissements fréquents, causés, soit par une Gastrite aiguë ou chronique, soit par un Cancer de l'estomac, soit par une Péritonite. Il peut encore être vide par suite de diarrhées longues et copieuses. Cet état de vacuité cause la Constipation, par un effet analogue à celui qui a lieu pour une assimilation trop rapide et trop complète.

Les diètes sévères et longtemps prolongées amènent le même résultat. Dans ce cas, la Constipation provient, soit de l'abstinence même, soit de l'insuffisance des matières dans l'intestin. L'organisme ayant besoin d'une réparation active, l'absorption se fait avec rapidité sur la surface intestinale. Il en résulte une quantité de résidus plus petite qu'à l'état normal. Chez certaines personnes, les voyages produisent la Constipation, qui n'est encore due qu'au besoin éprouvé, sous l'influence du changement d'habitude, d'une réparation plus active. C'est à cette cause qu'il faut rattacher les Constipations qui surviennent dans le cours des maladies qui accroissent les exhalations et sécrétions naturelles, comme le Rhumatisme articulaire aigu accompagné de sueurs abondantes, la Suette miliaire, le Diabète, etc.

257. Altérations des sécrétions intestinales. — Sous l'influence des divers sucs sécrétés dans le tube digestif, tels que la bile, les sucs gastrique, pancréatique et intestinal, les mouvements se produisent dans l'intestin en contact avec les aliments imprégnés de ces sucs.

Mais s'il survient une modification dans la quantité et la qualité de ces sucs, les contractions diminuent. Les parois intestinales ne sont plus lubrifiées par eux ; elles se dessèchent. Le glissement devient moins facile pour les matières intestinales, qui se durcissent. C'est ainsi que certaines affections du foie, qui suspendent la sécrétion de la bile, amènent la Constipation. Les matières fécales augmentent de consistance, sont moins homogènes, présentent une dureté extrême dans quelques-unes de leurs parties, et prennent un aspect argileux de teinte noirâtre ou grisâtre, suivant la nature des modifications éprouvées par la bile. Les inflammations de la muqueuse intestinale tarissent la sécrétion du suc intestinal et produisent le même résultat. La Constipation peut être la suite d'une cause contraire : c'est ainsi qu'on la voit survenir, lorsque le canal intestinal est obstrué par une grande quantité de mucosités épaisses et tenaces. Cette variété se manifeste dans un état morbide particulier, qu'on a appelé l'état muqueux.

258. Abus des lavements.— C'est là une cause fréquente de Constipation. Les lavements trop souvent répétés font perdre au rectum son excitabilité ; il ne se contracte plus suffisamment pour l'expulsion des matières. La stimulation normale produite par le contact de ces matières n'est plus capable d'amener sa contractilité, et dès qu'on cesse l'emploi des lavements, on voit survenir la Constipation.

C'est ce qui arrive souvent aux femmes du monde qui, par des raisons de convenance, se débarrassent les intestins, le matin, par ces moyens. Bientôt les lavements deviennent insuffisants pour produire la défécation, et elles sont obligées de recourir à des agents de plus en plus énergiques, qui finissent eux-mêmes par devenir incapables de produire le résultat qu'on leur demande.

259. Habitudes. — Les aliments sont poussés dans le tube digestif vers l'anus par les contractions de l'intestin. Ces contractions deviennent de moins en moins énergiques à mesure que les matières descendent plus bas; dans le gros intestin, leur force est très-faible; elle est facilement vaincue par la résistance que leur opposent les matières accumulées à cet endroit, et le muscle sphincter qui tient continuellement fermé l'orifice intestinal, l'*anus*.

C'est en vertu de ce peu de force de contractilité et de la contraction permanente du sphincter que nous pouvons si facilement résister pendant quelque temps, hors le cas de diarrhée et de grande accumulation de matières, à la sensation d'expulsion.

Cette résistance au besoin d'aller à la garde-robe tourne souvent en habitude. L'intestin, par suite, toujours distendu, se fatigue, s'épuise en vains efforts et perd sa contractilité.

D'un autre côté, les contractions du Gros Intestin sont provoquées par l'irritation produite à sa partie inférieure par le contact des matières fécales. Mais ce contact prolongé émousse la sensibilité de la muqueuse intestinale, qui ne peut plus dès lors exciter

l'irritabilité des parties supérieures de l'intestin, et,
par conséquent, leurs contractions. Le cheminement
des matières stercorales est interrompu. La Constipation a lieu par suite de la paresse du Gros Intestin,
paresse provoquée et entretenue par une habitude
pernicieuse.

Les gaz qui prennent naissance dans l'intestin
et que les matières fécales y emprisonnent le distendent outre mesure. Cet état prolongé amène nécessairement la perte de l'élasticité de l'organe, qui ne
peut plus revenir sur lui-même pour agir dans
l'expulsion.

Par suite de ce défaut de contractilité, les matières fécales s'accumulent dans le Rectum, le distendent, le dilatent et lui font prendre la forme d'une
ampoule. C'est là qu'elles se réunissent, s'accolent
entre elles et forment des tumeurs arrondies qui ac-
quièrent parfois un volume énorme. Elles nécessitent
souvent un traitement chirurgical pour arriver à
débarrasser l'intestin.

On peut méconnaître cette espèce de Constipation, parce qu'elle s'accompagne dans quelques cas
de diarrhée, due soit à une sécrétion muqueuse
anormale du Rectum produite par le contact irritant
des matières intestinales, soit aux contractions exagérées excitées par la même cause dans les parties
supérieures du Gros Intestin.

260. Inertie des intestins. — Cette paresse des intestins, que nous venons de voir intervenir si acti-
vement comme cause de la Constipation, peut prove-

nir d'une autre source que d'une habitude mauvaise.

Elle peut se lier à un affaiblissement général de l'organisme, comme il arrive chez les vieillards, où elle est, pour ainsi dire, normale ; ou bien elle peut se rapporter à une faiblesse native ou acquise, comme chez les enfants, les femmes, les individus qui ont une vie sédentaire, ou dont la nourriture est insuffisante ; chez les convalescents et les femmes chlorotiques.

Cette inertie des membranes musculeuses de l'intestin reconnaît encore pour cause un travail inflammatoire établi sur ces membranes, ou dans leur voisinage.

261. Paralysie. — La Constipation peut tenir à une affection grave du centre nerveux, à une paralysie du Rectum, aux différentes affections de la moelle occupant la région dorsale et la région lombaire. Dans ce dernier cas, la paralysie n'atteint que les membres inférieurs, la vessie et le Rectum. Si le Rectum est paralysé, il n'y a de Constipation qu'autant que les matières sont solides ; car, lorsqu'elles sont liquides, elles s'échappent au dehors malgré la volonté du Malade.

Il en est de même dans les autres affections dont la moelle peut être atteinte, qu'elles résultent d'une cause pathologique, ou de violences extérieures.

Enfin on rencontre assez fréquemment la Constipation dans certaines névroses, telle que l'Hystérie et la Gastralgie.

262. Faiblesse de l'effort expulsif. — Chez les enfants et les jeunes gens, les contractions de l'intestin suffisent presque seules pour que la défécation ait lieu. Mais, chez les vieillards et les gens habituellement constipés, la situation change. A cette époque de la vie et dans ces conditions, pour que la défécation ait lieu, il faut que le diaphragme et les muscles expirateurs, c'est-à-dire ceux qui rétrécissent la cavité abdominale, viennent en aide aux contractions de l'intestin. Mais souvent ces muscles ont perdu une partie de leur force, comme il arrive dans la faiblesse sénile. Cet affaiblissement se remarque surtout après les grossesses répétées. Celles-ci ont pour effet de distendre les parois abdominales qui, même après l'accouchement, ne peuvent plus revenir à leur état normal, et sont, par conséquent, impropres à l'acte de la défécation.

Sans qu'il y ait faiblesse réelle de ces muscles, leur action peut être neutralisée par la volonté. C'est ce qui arrive chez les personnes qui ont des hernies et qui n'osent faire d'efforts énergiques; de même dans les rhumatismes du diaphragme et des parois abdominales.

Nous verrons une cause analogue intervenir dans la Constipation qui survient par suite des maladies de l'anus. Elle agit de la même manière que les habitudes pour la production de la Constipation.

263. Maladies de l'anus. — Les personnes qui ont des hémorrhoïdes ou des fissures à l'anus ne peuvent aller à la garde-robe sans éprouver des souffrances souvent intolérables. De là résulte une Constipation qui se rattache à deux ordres de causes. Ces personnes se nourrissent très-peu : alors la Constipation provient de l'insuffisance des matières stercorales. En second lieu elles modèrent, dans l'appréhension des souffrances qui accompagnent l'expulsion, l'action des muscles qui interviennent dans l'acte, et laissent agir seules et plus doucement les contractions intestinales. On rentre alors dans la Constipation produite par des habitudes pernicieuses.

Les abstinences longtemps prolongées, les dyssenteries, les inflammations de la membrane muqueuse du canal intestinal, les excroissances syphilitiques de la marge de l'anus, amènent le rétrécissement de cet orifice. Les hémorrhoïdes ont le même effet, à cause de l'épaississement de la membrane muqueuse occasionné par l'inflammation qui leur est consécutive. De plus, cette inflammation provoque la contraction convulsive du sphincter, et rend ainsi très-difficile l'expulsion. Ce spasme du sphincter est souvent spontané chez les personnes nerveuses et très-irritables, et il peut persister très-longtemps. Nous allons voir, en étudiant les maladies du Rectum, quels sont les effets du rétrécissement et du spasme.

264. Maladies du Rectum. — Les dégénérescences cancéreuses et les inflammations qui en sont la suite, les ulcérations, peuvent amener le rétrécissement du diamètre intestinal. Ces diminutions de calibre se montrent surtout dans les dernières portions du Gros Intestin : elles sont plus rares dans les portions supérieures.

Dans le cas de rétrécissement du Rectum, comme dans celui de l'anus, la défécation devient difficile, douloureuse. Les matières stercorales s'accumulent au-dessus du point rétréci, s'y durcissent par suite de l'absorption des liquides qui les maintenaient à l'état mou, et finissent par agir comme des corps étrangers. Elles irritent et enflamment l'intestin, en affaiblissant sa paroi, et parfois l'ulcèrent.

Lorsque, à la suite d'une défécation, qui n'a lieu souvent qu'avec d'intolérables souffrances, les matières peuvent être expulsées, elles présentent une forme rubanée et allongée en rapport avec le diamètre intestinal : l'intestin agit à leur égard à peu près comme le ferait une filière.

A mesure que le rétrécissement s'accroît, la Constipation devient plus opiniâtre et les accidents consécutifs augmentent de gravité.

265. Compression. — Le calibre intestinal peut être diminué par une cause mécanique. La capacité du tube n'est moindre que momentanément et reprend son état normal dès que l'on fait cesser les causes. Parmi celles-ci, il faut citer au premier rang les vices de conformation et, chez la femme, les déviations de l'utérus, principalement la rétroflexion et la rétroversion. Tout en causant la Constipation, ces déviations peuvent elles-mêmes en être la suite. Il faut encore citer, comme déterminant souvent la Constipation chez la femme, les cancers, les polypes et les engorgements de l'utérus ; les kystes, les tumeurs fongueuses, les excroissances syphilitiques et les végétations des parois du vagin. On a vu des pessaires produire un effet analogue.

Indépendamment de toutes ces causes qui se lient à un état morbide, la grossesse est une source fréquente de la maladie qui nous occupe. Sans parler du trouble fonctionnel qu'elle apporte dans la digestion, elle agit par la compression du Rectum. C'est surtout vers la fin de la grossesse que se manifestent les effets de cette compression, lorsque l'utérus, descendu dans la cavité du bassin, y a acquis un développement énorme. Les efforts que fait la femme enceinte, pour l'expulsion des matières endurcies et accumulées dans l'intestin, peuvent être la source de graves accidents, tels que l'avortement et les hémorrhagies, sans parler de l'agitation, de l'insomnie et de la perte de l'appétit.

Ces deux ordres de causes ne se rencontrent pas chez l'homme; mais il a de commun avec la femme les vices de conformation, les calculs vésicaux volumineux. De plus, les cancers de la glande prostate lui sont propres et n'existent pas chez la femme, qui ne possède pas cette glande.

Si la compression existe à la partie supérieure de l'intestin, elle est la source de vomissements, et la vacuité de l'intestin produit la Constipation. Si, au contraire, elle s'exerce sur le Rectum, il y a accumulation de matières dans le ventre, distension des parois abdominales et vomissements de matières stercorales, analogues à ceux qu'on observe dans la hernie étranglée.

- SYMPTOMES

266. Symptômes digestifs s'observant dans tous les cas de Constipation. — Quelle que soit la variété de Constipation que l'on considère, elle se présente sous deux formes : ou bien il y a réplétion de l'intestin, ou bien il y a vacuité de cet organe.

1° *Réplétion.*—Les symptômes sont plus ou moins graves, suivant la durée de la maladie. Si elle remonte à quelques jours, on constate une diminution de l'appétit, l'augmentation de volume et de sonorité du ventre; il y a des borborygmes; le Malade accuse un sentiment de tension vers l'anus. Il éprouve des besoins inutiles d'aller à la selle; il fait des efforts fréquents pour exonérer l'intestin.

Si la maladie se prolonge, le Malade ressent des pesanteurs douloureuses de la tête; sa face a des rougeurs passagères ou habituelles; il a des étourdissements, de la somnolence; il n'a pas d'aptitude au travail. Si l'on palpe le ventre, on sent des tumeurs arrondies ou cylindriques que les purgatifs ou les lavements déplacent. Chez quelques individus, on constate des tumeurs globuleuses dans la portion du Gros Intestin qui traverse la cavité abdominale, à peu près au niveau du nombril. On a quelquefois pris ces tumeurs pour des tumeurs cancéreuses de la membrane qui recouvre l'extérieur des intestins. — On ne peut pas toujours sentir ces tumeurs au toucher ; mais on se rend compte facilement de la maladie par l'introduction du doigt dans l'anus.

Lorsque la maladie a une durée très-longue, le Malade est en proie à des épreintes douloureuses ; il y a du météorisme ; les urines sont rouges ; il y a des vomissements, comme dans l'occlusion des intestins. Plus tard, l'haleine devient fétide, la face cadavéreuse, les extrémités froides, la peau sèche et rugueuse. Le Malade est abattu, il a des hoquets, de l'insensibilité du pouls. Tous ces phénomènes annoncent un danger dont la mort serait inévitablement la suite, si le Médecin n'intervenait.

Les matières stercorales siégeant dans le Rectum lui impriment parfois une dilatation énorme ; quelquefois elles sont canalisées à leur centre et laissent passer une certaine quantité de matières qui se trouvent au-dessus. C'est là l'origine de ces fausses diarrhées que l'on observe sur certains Constipés, diarrhées provoquées parfois aussi par la sécrétion muqueuse des parois intestinales. Ces sécrétions, déterminées par le contact irritant des matières endurcies, ramollissent la périphérie de celles-ci et entraînent les couches les plus superficielles.

En général, les individus constipés font des efforts inouïs pour l'expulsion, et ne parviennent qu'à rendre quelques fragments durs, noirâtres et secs qui, quelquefois, excorient et déchirent la muqueuse de l'anus. D'autres fois, à la suite d'un besoin irrésistible d'aller à la selle, les Malades rendent une grande quantité de matières stercorales, et, loin d'être soulagés, ils tombent dans une espèce de prostration, et même en syncope. Dans d'autres cas, une certaine quantité de matières sort de temps en temps sans efforts, sans que le Rectum soit distendu. Ce n'est que le trop plein qui est rejeté.

2° *Vacuité de l'intestin.* — Le ventre est affaissé ; la paroi antérieure de l'abdomen semble appliquée contre la colonne vertébrale. Les mains s'enfoncent facilement sur les côtés latéraux et antérieurs de la cavité abdominale. L'haleine n'est pas fétide, et le Malade ne se plaint pas de mauvais goût dans la bouche. L'appétit est assez bon ; il n'y a ni éructations ni vomissements. Le ventre est sonore sur toute son étendue. Les Malades n'éprouvent pas de constriction, ni de pesanteur vers l'anus. Les envies d'aller à la garde-robe n'existent pas. Les maux de tête, les tintements d'oreille, les éblouissements n'ont lieu que dans la position verticale.

La Constipation peut alterner avec la Diarrhée, surtout chez les sujets qui ont des altérations chimiques des voies digestives, chez les enfants, les femmes et les vieillards. Souvent la Diarrhée, dans cette forme de Constipation, persiste seule, pendant longtemps ; chez les femmes délicates et sédentaires, dont l'alimentation est peu considérable, la Constipation peut durer pendant dix à quinze jours, sans que la santé en soit altérée.

267. Symptômes propres à divers cas de Constipation. — 1° *Abus des lavements.* — Quand le défaut de contractilité des intestins entraînant la Constipation est dû à l'abus des lavements, le ventre est volumineux ; il y a de la tension sur toute l'étendue du Gros Intestin ; la douleur est peu forte, l'appétit presque nul. Lorsque, par suite d'efforts, ou par l'effet d'un purgatif, il y a évacuation, les matières expulsées sont dures, noirâtres, desséchées, d'un volume rarement plus gros que celui d'une noix.

2° *Inertie des intestins.* — Douleurs de tête, rapportées ordinairement à la migraine. On observe souvent chez les jeunes femmes des flux leucorrhéiques qui disparaissent facilement par l'administration de quelques laxatifs. Les tumeurs hémorrhoïdales n'ont souvent pas d'autre origine que cette espèce de Constipation. Les femmes, les vieillards et les enfants ont une intumescence habituelle du ventre, gênant la respiration, la circulation et la marche. Cette intumescence est ordinairement accompagnée de flatulence, qui trouble la digestion, et apporte des incommodités nombreuses et continuelles. La maladie peut durer plusieurs années sans accidents fâcheux, mais elle peut finir par amener l'hypocondrie, par suite de l'aggravation incessante du mal.

3° *Altération des sécrétions intestinales.* — S'il y a un obstacle au cours de la bile, la jaunisse en est la suite. Si l'inflammation provient du tube intestinal, on observe des accidents fébriles, de la douleur dans toutes les parties du ventre ; la soif est intense. Dans l'état muqueux, la langue est recouverte d'un enduit blanchâtre, l'haleine est acide.

4° *Insuffisance des matières.* — Si cette insuffisance survient après des diarrhées copieuses, la paroi abdominale est affaissée. Si, au contraire, elle provient de vomissements, ou de ce que les aliments sont entièrement assimilés, il y a une espèce d'obturation du canal intestinal; le ventre est dur, inégal, bosselé; au toucher, on éprouve une sensation d'empâtement. L'estomac est refoulé en haut par la distension des intestins remplis de gaz.

5° *Corps étrangers.* — Le ventre est très-sensible et très-douloureux; il présente de l'inflammation. Le Malade est pris de ténesme, de hoquets, de vomissements. Si ces corps ont été introduits par l'anus, les phénomènes qui caractérisent l'engorgement abdominal se manifestent bientôt : on a le ballonnement, la tension, l'augmentation de volume de l'abdomen. Ces accidents précèdent les hoquets et les vomissements.

6° *Rétrécissement et compression.* — Les substances ingérées, ne pouvant franchir l'obstacle que leur opposent ces deux ordres de causes, sont rejetées. Si cet obstacle siége dans un point de l'intestin assez rapproché de l'estomac, la digestion stomacale s'accomplit plus ou moins complétement. Les vomissements ne surviennent qu'après un temps plus ou moins long. Les matières vomies venant, non de l'estomac, mais de l'intestin, ne présentent plus l'aspect et les caractères des aliments ingérés. La Constipation n'en persiste pas moins. Si c'est le Gros Intestin qui est rétréci, comme il arrive souvent dans la compression, les matières ne franchissent pas l'anus, et on a un vomissement de matières stercorales.

Au-dessus du point rétréci, la paroi abdominale est distendue par l'accumulation des gaz.

Lorsque le rétrécissement ou la compression ne sont pas assez considérables pour amener ces accidents, le Malade se plaint d'un sentiment de chaleur vers l'anus, de cuisson, de pesanteur. La Constipation alterne avec le dévoiement; on observe des accidents pareils à ceux qui accompagnent les hémorrhoïdes. Au bout de quelque temps, on perçoit au toucher et même à la vue une tumeur que le dévoiement fait disparaître, et qui réapparaît par la Constipation.

Les selles sont peu abondantes, quelquefois d'une dureté excessive et d'une forme rubanée.

L'anus suppure habituellement; la défécation est précédée de coliques et devient de plus en plus douloureuse. La diarrhée n'apporte qu'un soulagement momentané.

Les matières durcies irritent la paroi abdominale, qui, à ce contact, sécrète des mucosités abondantes. Celles-ci favorisent de nouvelles évacuations.

268. Symptômes généraux. — Indépendamment des symptômes que nous venons d'étudier, la Constipation peut produire une série d'accidents plus ou moins graves quand elle se prolonge.

1° On a vu souvent la simple accumulation des matières fécales dans le Gros Intestin provoquer, du côté du cerveau, des maux de tête qui ne cèdent à aucune médication, des congestions cérébrales, et, du côté de l'estomac, des troubles qui compromettent gravement les digestions; chez les femmes, les leucorrhées n'ont souvent pas d'autre cause.

2° D'autre part, les efforts violents nécessités pour

l'expulsion des matières endurcies ont souvent amené la rupture d'anévrismes, ou déterminé des apoplexies, le relâchement du rectum, du vagin et de l'utérus, les déviations de ce dernier organe.

3° La dureté des matières produit mécaniquement, sur leur passage, des fissures, des déchirures de la muqueuse intestinale et de l'anus, et l'étranglement des tumeurs hémorrhoïdales.

4° La distension des intestins, par les gaz qui y prennent naissance, refoule l'estomac en haut, comprime les poumons, et occasionne une gêne considérable de la respiration et de la circulation. De là, des palpitations et le gonflement des membres inférieurs, par suite de la pression qui est exercée sur les vaisseaux sanguins qui se rendent à ces membres.

5° Les hernies ne reconnaissent souvent pas d'autre cause que l'accumulation des matières stercorales dans le Gros Intestin. Les efforts violents nécessités par l'expulsion font subir un déplacement considérable au Gros Intestin, qui déchire ou distend les membranes qui le fixent dans la cavité abdominale, et fait saillie au dehors. Ces hernies, par l'accumulation même des matières fécales, peuvent être étranglées et produire des accidents rapidement mortels.

6° Quand l'absence de selles date de plusieurs jours, alors le contact irritant des matières fécales avec la membrane muqueuse de l'intestin produit d'abord l'ulcération de celle-ci, et ensuite sa perforation et celle des diverses tuniques intestinales; ou bien l'intestin, par suite de la distension qu'il éprouve, peut se déchirer, se gangrener; les matières fécales ou les gaz intestinaux s'échappent dans le ventre, irritent la membrane qui recouvre la paroi extérieure des intestins, et occasionne des Péritonites suraiguës qui enlèvent les Malades en peu de temps.

7° La Constipation, réagissant par compression sur les organes excréteurs de l'urine, produit souvent des rétentions qui ne cèdent qu'à un traitement convenablement dirigé contre la cause du mal.

8° Enfin, il ne faut pas oublier de dire que la Constipation produit souvent des douleurs névralgiques, et qu'elle produit de fâcheux effets sur le moral des Malades, qui sont tristes, impatients et irritables.

RÉGIME

269. Boissons. — Mêmes recommandations que pour le régime adoucissant (206).

270. Aliments recommandés. — Potages à la purée de parmentières, à la purée de lentilles, à la farine de maïs, à la purée de carottes, au potiron, à l'oseille, aux épinards, aux herbes. On peut mélanger ces purées et ces herbes en des proportions diverses.

Ces potages sont préférables quand ils sont préparés au maigre, soit au lait, soit à l'eau avec une liaison.

Manger peu de viande (135, 137) et ne choisir que des viandes blanches et surtout celles d'animaux *très-jeunes* : veau, agneau, cochon de lait, jeunes poulets.

Les poissons conviennent assez (141), surtout ceux qui sont d'une facile digestion.

Les légumes conviennent parfaitement : je recommande d'une façon toute spéciale la purée de parmentières (146) et la purée de lentilles (147), accommodées au maigre. Les pois verts, les haricots verts, les asperges, les artichauts, les carottes nouvelles, la laitue cuite, la chicorée cuite et hachée, les épinards, l'oseille, (151) etc., sont également très-bons.

Les fruits (152) constituent, avec les légumes, la base du Régime relâchant; j'engage donc à en manger souvent et dans une large proportion. Je recommande surtout : les cerises, les fraises, les framboises, les pommes, les poires, les abricots, les pêches, les raisins, les prunes, les pruneaux, les groseilles à maquereau, les groseilles en grappes quand on les digère bien.

Je recommande d'une façon toute spéciale les pommes cuites au four ou devant le feu, les marmelades de pommes, les compotes de prunes et de pruneaux.

Pain de seigle, ou pain de son, quand l'estomac peut les digérer.

Préparation. — Viandes rôties, ou grillées, ou braisées; blanquettes, fricassées (161). — Poissons cuits à l'eau de sel, ou au court bouillon, ou grillés et accommodés avec des sauces très-douces, ou bien à l'huile et au vinaigre. — Légumes cuits à l'eau et accommodés au beurre, ou à la sauce blanche, ou à la maître-d'hôtel : les purées sont de beaucoup la meilleure préparation. — Fruits en compotes et en marmelades; je ne saurais trop les recommander.

Cuisine très-douce, très-peu épicée; s'en tenir à la sauce blanche, à la maître-d'hôtel, à la hollandaise, à la vinaigrette, etc.

271. Aliments défendus. — Ne pas manger trop souvent et en trop grande quantité : des œufs, du bœuf, du mouton, du porc, des pigeons, de la dinde, du canard, du gibier, surtout du gibier à viande noire; pas de charcuterie.

Pas de poissons salés, non plus que des poissons lourds et indigestes.

Pas de riz, pas de légumes flatulents, pas de champignons ni de truffes.

Pas de châtaignes, ni de marrons; pas d'amandes, ni de noix, ni d'olives.

Pas de pâtisserie, si ce n'est un peu de petits gâteaux secs.

Préparation. — Pas de bouillis, ni de hachis, ni de ragoûts, ni de gratins, ni de fritures, ni de beignets.

Pas de cuisine de haut goût et très-épicée; pas de poivre, de moutarde, d'assaisonnements âcres ou aromatiques, ni de sauces trop corsées.

TRAITEMENT

272. Supprimer la cause. — Si l'on veut combattre la Constipation avec le plus de chances de succès possible, il est absolument nécessaire, plus encore que pour toute autre maladie, de bien connaître la cause qui a déterminé le mal, et faire en sorte de la supprimer.

Il arrive bien souvent, en effet, que tout le Traitement consiste à supprimer cette cause, et que cela suffit pour faire cesser le malaise dont on était tourmenté.

C'est pourquoi j'ai décrit si longuement (252 à 266) diverses maladies et les diverses causes qui sont susceptibles de développer la Constipation.

Le Malade devra donc, en parcourant le tableau que j'en ai tracé, faire une espèce d'examen de conscience, et voir s'il ne se trouve pas dans le cas d'une de ces catégories : il devra alors faire tout ce qui est en son pouvoir pour supprimer, ou tout au moins pour atténuer cette cause.

273. Traitement chirurgical. — Lorsque la Constipation dépend de la présence de corps étrangers (253) introduits par la bouche ou par l'anus, le Médecin doit tenter de les extraire, et employer des instruments qui soient en rapport avec la nature et la forme du corps hétérogène. Si ce corps étranger est aigu et implanté dans les plis du rectum, il est bon de faire quelques incisions pour en faciliter le dégagement.

Les matières fécales endurcies et accumulées forment un véritable corps étranger, dont les lavements et les purgatifs ne peuvent quelquefois provoquer l'expulsion : il faut alors les extraire par l'anus au moyen d'instruments.

Dans tous les cas, il faudra faire prendre au Malade, avant l'opération, plusieurs lavements d'eau tiède : l'extraction une fois opérée, on prescrira des boissons délayantes, des lavements adoucissants et calmants, des bains de siége et des frictions de pommades narcotiques, etc.

274. Cas difficiles. — La constipation qui résulte de l'âge (251) et du sexe (252) du Malade, d'une paralysie (260), de maladies de l'anus (263) et du rectum (264), ou bien qui dépend d'une compression (265) exercée sur l'extrémité inférieure du gros intestin, — ces divers cas de Constipation, dis-je, sont extrêmement difficiles à combattre.

Il faut, dans ces cas difficiles, bien préciser la nature de la cause qui détermine ce genre de Constipation, et diriger contre elle toutes les ressources dont dispose l'Art médical. Il arrivera quelquefois qu'on ne pourra pas détruire le mal ; mais on pourra toujours, en mettant en œuvre des moyens rationnels, l'atténuer plus ou moins, et soulager toujours le Malade.

275. Cas ordinaires. — Mais ces divers cas dont je viens de parler sont heureusement extrêmement rares; *presque toujours*, la Constipation résulte, soit d'une inertie des intestins (260), ou d'une altération des sécrétions intestinales (257); soit d'un Régime défectueux, ou d'une mauvaise Hygiène ; soit de l'abus des lavements (258), ou de la mauvaise habitude (259) de ne pas se présenter tous les jours à la garde-robe.

Ce sont là, je le répète, les causes *les plus ordinaires* de la Constipation habituelle.

Or, il est *toujours* possible d'en triompher : 1º en supprimant la cause; — 2º en essayant successivement les divers traitements que je propose; — 3ª en prenant les précautions que j'indique; — 4º en *voulant* se guérir, c'est-à-dire en suivant ces diverses prescriptions pendant un certain temps avec *régularité* et avec *persévérance*. En effet, *la volonté, mais une volonté patiente et régulièrement appliquée, triomphe le plus souvent de cette infirmité*.

276. Moyens divers. — Il est certains moyens dont beaucoup de personnes se trouvent fort bien, et que je crois devoir signaler. Je conseille, non pas de les mettre tous en usage à la fois, mais d'essayer pendant une huitaine de jours de chacun d'eux : tel qui ne produira aucun effet sur une personne, agira parfaitement sur l'autre.

1º *Habitude quotidienne.* — J'ai signalé (259) l'influence que l'habitude de retenir les matières fécales, de ne pas aller régulièrement tous les jours à la garde-robe, exerçait sur la production de la Constipation. *Il faut* donc, et je recommande tout spécialement cette précaution, se présenter *régulièrement* à la garde-robe *tous les jours à la même heure*. Je dis régulièrement, car il faut faire en sorte de rendre à cette évacuation le caractère périodique et régulier qu'elle affecte normalement : *semen cacare in die*, dit un vieil adage médical.

On se présentera donc chaque jour à la garde-robe, exactement à la même heure : le matin, en se levant, est le moment le plus favorable. On fera pendant un temps assez long des efforts puissants ; si ces efforts ont été infructueux, il faut attendre au lendemain ; il faut attendre, quand bien même le besoin se ferait sentir avant l'heure habituelle. Si, le deuxième jour, après de nouvelles tentatives, il n'y a pas d'évacuation, on prendra *immédiatement* et l'on gardera pendant trente ou quarante minutes un des lavements frais que j'indique ci-dessous. Le jour qui suivra, les mêmes tentatives seront renouvelées, et remises au lendemain si elles ont été encore infructueuses, et cette seconde fois encore, un lavement frais sera pris, si l'on n'a pas obtenu d'évacuation.

Le renouvellement de l'acte, invariablement à la même heure, finit par amener le sentiment du besoin au moment où l'on doit aller à la garde-robe ; et il est rare que, après dix ou quinze jours de ces patientes et méthodiques manœuvres, on n'obtienne pas une exonération quotidienne. (TROUSSEAU.)

2° *Lavements frais*.— Il arrivera très-probablement

que les premières tentatives n'amèneront aucun résultat effectif : si l'on ne peut évacuer, on prendra,
séance tenante, un des lavements *frais* suivants, que
l'on gardera trente ou quarante minutes, et que l'on
essaiera ensuite de rendre ; si on ne le peut, on at-
tendra jusqu'au lendemain à l'heure régulière.

J'engage à se servir, pour prendre ces lavements,
de l'irrigateur Éguisier ; avoir soin, quand l'appareil
est remonté, de faire jaillir un peu de liquide avant
d'introduire la canule, pour qu'il n'y ait plus d'air
dans le tuyau.

Lavements. — *a.* — Un verre et demi d'eau *froide*
ordinaire pure ; j'entends par eau froide, de l'eau qui
a passé la nuit dans la chambre à coucher.

b. — Versez dans un bol une ou deux cuillerées à
potage de miel ; ajoutez-y une ou deux cuillerées à
potage d'huile de ricin, et mélangez avec soin ; puis,
versez peu à peu, en remuant, un verre et demi
d'eau froide ordinaire ; prenez ensuite avec l'irrigateur.

c. — Versez dans un bol une ou deux cuillerées à
potage de miel ordinaire, et ajoutez-y ensuite, en
remuant, un verre et demi d'eau froide ordinaire ;
puis, prenez-le avec l'irrigateur.

d. — Faites fondre une cuillerée à café de gros
sel de cuisine dans un verre et demi d'eau froide,
et versez-le dans l'irrigateur.

. — Prenez en lavement un verre et demi d'Eau
minérale froide, soit de Karlsbad, soit de Sedlitz, soit
de Pullna, soit de Friedrichshall, soit de Niederbroun,
soit de Forbach, etc.

3º *Douches ascendantes.* — Quelques personnes éprouvent de très-bons effets des douches ascendantes, ou lavements froids très-abondants. On installe dans son cabinet d'aisances, sur une planchette posée à 2 mètres environ au-dessus de la cuvette, un seau ordinaire; sur le côté et près du fond de ce seau, on fait adapter, par un plombier ou un zingueur, un tuyau en caoutchouc de la grosseur du petit doigt, et ayant 1^m,50 de longueur; ce tuyau est muni, à son extrémité inférieure, d'un robinet qui permettra d'interrompre à volonté le jet du liquide; enfin, à ce robinet s'adapte le tube d'un irrigateur ordinaire, muni de sa canule.

Quand on veut se servir de cet appareil, on remplit le seau d'eau ordinaire : cette eau doit être froide ou très-peu tiède. On ouvre le robinet, et on laisse écouler un peu d'eau pour chasser l'air contenu dans les tuyaux. On introduit alors la canule, et l'eau pénètre dans les intestins, qu'elle lave et déterge; ressortant à mesure qu'elle entre, sans qu'il soit nécessaire de retirer la canule.

4º *Boissons diverses* — *a* — Boire tous les matins, en se levant, un verre ordinaire d'eau froide pure, ou adoucie par un petit morceau de sucre ou une cuillerée de sirop de gomme. — L'eau prise *à jeun* traverse l'estomac sans s'y arrêter et arrive en très-peu de temps dans les intestins, qu'elle humecte et rafraîchit.

b — Boire tous les matins en se levant l'émulsion suivante :

Mettez dans un verre ordinaire une cuillerée à potage de bon miel; ajoutez-y ensuite une cueillerée à potage d'huile d'amandes douces; vous pouvez y joindre un peu d'eau de fleurs d'oranger ou une goutte d'eau de laurier-cerise pour parfumer et donner un goût agréable ; remuez et mélangez avec soin; puis remplissez le verre d'eau froide ordinaire et buvez.

c — Boire tous les matins un bol (deux verres ordinaires environ) de bouillon de veau *froid*.

d — Boire tous les matins un bol de bouillon aux herbes.

e — Boire tous les matins un bol de lait d'ânesse ou de lait de chèvre, ou même de bon lait de vache ; le prendre froid.

f — Boire tous les matins un verre ordinaire d'Eau minérale de Hombourg ou de Kissingen, ou d'Uriage, ou de Niederbronn, ou de Forbach, ou de Pullna, coupée *par moitié* avec du lait d'ânesse, ou du lait de chèvre, ou du lait de vache ; le prendre froid.

5° *Rester peu de temps assis.* — La position assise trop longtemps prolongée est une cause certaine et inévitable de Constipation ; c'est là une vérité dont l'expérience démontre tous les jours la justesse. Les personnes que leur position sociale, que leurs occupations contraignent à rester assises une partie de la journée, devront donc faire tout leur possible pour contre-balancer ce que cette vie sédentaire a de mauvais, par des promenades un peu longues avant et après leurs occupations.

Ces personnes feront très-bien de rendre cette promenade obligatoire, en se logeant très-loin de l'endroit où leur position les cloue tous les jours sur leur

siége pendant plusieurs heures.— Si elles le peuvent,
elles feront également très-bien de travailler debout,
ainsi que cela se pratique dans beaucoup de maisons.
— En tous cas, je leur recommande les siéges en
paille ou en canne tressée, ou tout au moins en cuir,
de préférence aux siéges de velours ou de tout autre
étoffe.

6° *Spécialités*. — Je ne parlerai pas ici des nombreuses farines propres à combattre la Constipation;
elles se recommandent elles-mêmes. Ces substances
sont d'ailleurs assez bonnes et n'ont d'autre inconvénient que de se vendre beaucoup plus cher qu'elles
ne valent.

Je conseille à chacun de faire de ces petits moyens
une étude intelligente et une application judicieuse.

277. Cure de raisin. — Il existe en Suisse et en
Allemagne une méthode de traitement qui jouit d'une
très-grande réputation, fondée sur de nombreux succès : je veux parler de la *cure de raisin*, sur laquelle le docteur Carrière a publié un intéressant
mémoire.

La cure de raisin consiste à faire, plusieurs fois
par jour, des repas uniquement composés de raisin;
ces repas sont ajoutés aux deux principaux repas
ordinaires, le déjeuner et le dîner. La quantité de
raisin que l'on mange dans le courant de la journée
varie de trois à six ou huit livres. Le premier repas
de raisin doit se prendre, non pas chez soi, mais dans
la vigne, de grand matin, avant que le soleil ait

essuyé l'humidité qui baigne la grappe, alors que le fruit est dans toute sa fraîcheur. Ce premier repas doit être le plus abondant; il est suivi d'une promenade dans la campagne jusqu'au moment du déjeuner, qui a lieu à huit heures. Le second repas de raisin se prend à midi, et doit être également suivi d'une promenade jusqu'au dîner, qui a lieu à deux heures; le troisième se prend à cinq heures; on fait une collation, au souper, à sept heures; enfin le dernier repas de raisin se prend à neuf heures, au moment de se coucher.

Cette cure dure trois ou quatre semaines : elle a pour résultat de produire une sorte d'excitation dans le tube digestif, au profit de la contractilité musculaire. Cet effet, au lieu de troubler les fonctions de l'estomac et des intestins, les régularise et les fortifie.

278. Médicaments. — Après avoir essayé de tous les médicaments qui jouissent d'une certaine notoriété publique comme purgatifs, laxatifs ou rafraîchissants, l'expérience m'a appris qu'il ne fallait compter que sur un petit nombre d'entre eux, parmi lesquels je signalerai les suivants :

1° *Pilules de belladone*, que l'on prend le matin en s'éveillant :

> Extrait de belladone . . . . . 10 centigr.
> Poudre de belladone . . . . . 10 centigr.

pour 10 pilules.

2° *Pilules stomachiques* Colbert, très-bonnes pour réveiller l'appétit, remédier à la constipation et fa-

voriser l'évacuation de la bile et des glaires ; — elles
se prennent ordinairement au moment des repas.

3° *Pilules anglaises*, que l'on prend le matin en
s'éveillant.

> Aloès socotrin . . . .   1 gr.
> Extrait de coloquinte . . . . . .   1 —
> Gomme-gutte. . . . .   1 —
> Extrait de jusquiame . . . . .   25 centigr.
> Huile essentielle d'anis . . . .   2 gouttes.

pour 20 pilules argentées.

4° *Pilules ante cibum*, que l'on prend au commencement des repas.

5° *Pilules d'Anderson*, que l'on prend le soir en se
couchant.

6° *Pilules de Bontius*, que l'on prend le soir en se
couchant.

7° *Eau-de-vie allemande*, que l'on prend à la dose
de une ou deux cuillerées à café dans un verre d'eau
sucrée.

8° *Élixir de longue vie*, que l'on prend à la dose
de une ou deux cuillerées à café dans un verre d'eau

9° *Élixir dépuratif*, que l'on prend le matin à jeun
à la dose de une ou deux cuillerées à café dans un
verre d'eau sucrée :

> Infusé concentré de séné . . .   40 gr.
> Teinture de rhubarbe. . . . .   10 —
> Vin de Malaga. . . . .   40 —
> Eau-de-vie allemande. . . . .   15 —
> Sirop de sucre. . . . .   30 —
> Alcoolat d'anis. . . . .   4 —

Filtrez.

10° *Elixir dépuratif*, à prendre de la même manière.

    Eau-de-vie allemande. . . . . 30 gr.
    Teinture de scamonée. . . . . 10 —
    Élixir de longue vie . . . . . . 30 —
    Élixir de Garus . . . . 30 —
Filtrez.

11° *Élixir dépuratif*, à prendre de la même manière.

    Eau-de-vie allemande . . . . . 30 gr.
    Élixir de Garus. . . . . 30 —
    Essence de menthe. . . . . . 5 gouttes.
Filtrez.

12° *Élixir dépuratif*, à prendre de la même manière.

    Eau-de-vie allemande. . . . . 50 gr.
    Élixir de Garus . . . . 30 —
    Sirop d'écorces d'oranges amè-
      res . . . . 30 —
    Acide citrique . . . . 75 centigr.
    Teinture de zestes de citron . . 6 gr.
Filtrez.

13° *Élixir dépuratif*, à prendre de la même manière.

    Élixir de longue vie. . . . . . 5 gr.
    Teinture de colchique. . . . . 5 —
    Sirop de séné . . . . 5 —
    Sirop de chicorée. . . . . . . 30 —
    Sirop de salseparcille. . . . . 30 —
    Eau de laurier-cerise . . . . . 5 —
Filtrez.

14° *Sirop de rhubarbe composé*, à la dose de deux ou trois cuillerées à café dans un bol de bouillon aux herbes.

15° *Émulsion purgative*, à prendre le matin à jeun, dans deux verres d'eau sucrée.

  Huile de ricin . . . . 30 gr.
  Gomme arabique pulvérisée . . 8 —
  Eau de menthe. . . . . 15 —
  Eau distillée . . . . 60 —
  Sirop simple . . . . 30 —

16° *Limonade purgative de Rogé*, à prendre à la dose de un, deux ou trois verres, le matin à jeun.

17° *Eaux minérales purgatives* de Sedlitz, Karlsbad, Friedrickshall, Kissengen, Hombourg, Soden, Niederbronn, Uriage, etc., à prendre à la dose de un ou deux verres, le matin à jeun.

18° *Poudre de magnésie calcinée*, à prendre à la dose de 5 à 10 grammes dans un verre d'eau, le matin à jeun.

19° *Chocolat purgatif*, que l'on prend le matin en déjeunant, préparé à l'eau comme le chocolat ordinaire.

20° *Suppositoires de miel durci belladoné*, ayant le volume et à peu près la forme d'un œuf de pigeon : en les humectant avec un peu d'huile, ils s'introduisent très-aisément dans le rectum, et il est bien rare qu'ils ne produisent pas une évacuation rapide.

Ces divers médicaments, que je prescris très-souvent, ne se trouvent tout préparés dans aucune Pharmacie;

cela tient à ce que les mêmes doses de médicaments
ne peuvent pas convenir à tout le monde, et que la
proportion dés diverses substances qui entrent dans
leur composition, subit nécessairement des modifications selon l'âge, le sexe, la constitution, le tempérament de chaque Malade et selon l'état de son
estomac et de ses intestins.

Tous les Pharmaciens peuvent préparer ces médicaments; seulement j'engage les Malades à s'adresser
aux meilleurs Pharmaciens du quartier ou de la ville
qu'ils habitent.

Je crois cependant devoir recommander la pharmacie Colbert, galerie Colbert (rue Vivienne), comme
étant celle qui a le plus l'habitude de mes ordonnances, et qui par conséquent prépare le mieux mes
médicaments.

279. Mèche belladonée. — Un traitement que
j'emploie, et dont je constate souvent les heureux
résultats dans les cas de Constipation opiniâtre, consiste en l'introduction dans l'anus d'une mèche de
coton enduite de *glycérine belladonée*.

Voici quelques détails sur ce nouveau mode de
traitement.

La *mèche* est un amas de longs fils de coton, ayant
20 centimètres de longueur environ; ces longs
brins de coton sont arrêtés et réunis à leur partie
moyenne par un fil circulaire, de façon à en faire
un seul faisceau.

Pour introduire la *mèche*, on la place sur un *porte-
mèche*, de manière que le fil circulaire soit compris

entre les branches de la fourche de l'instrument. —
On fera attention, en l'appliquant sur la fourche, à
ce que les deux pointes de celle-ci ne traversent pas
la mèche, car alors on pourrait blesser le Malade
en introduisant l'appareil.

La mèche étant placée sur la fourche, ramenez les
deux extrémités de la mèche contre la tige de l'instrument, tenez-les parfaitement tendues à l'aide du
doigt indicateur et du doigt médius de la main droite,
le bouton du *porte-mèche* étant placé sur la face
palmaire de la seconde phalange du pouce.

Plongez l'extrémité de la mèche ainsi posée dans
un pot de *glycérine belladonée*; étendez cette *glycérine*
sur les deux faces de la *mèche* à l'aide du doigt indicateur de la main gauche.

Présentez alors cette mèche belladonée à l'orifice
de l'anus et introduisez-la en suivant la direction du
rectum; seulement, procédez *avec douceur et lenteur*,
de peur de blesser le Malade, ce qui arriverait aisément si vous n'agissiez pas avec soin.

Quand la mèche est introduite aux quatre cin-
quièmes de sa longueur, on retire doucement l'instrument et l'on étend en avant et en arrière de
l'anus la partie de la mèche qui pend au dehors.
Elle se maintient d'ailleurs d'elle-même et ne né-
cessite aucun bandage.

TABLE

Intérieur du corps humain......................... 11

  Histoire de la vie............................. 11

  Histoire de la digestion....................... 45

    Aliments................................... 46

      Aliments réparateurs................... 50

        —   combustibles 52

        —   aqueux 60

        —   minéraux 63

    Digestion des aliments.. 65

      Bouche.................................. 65

      Estomac................................. 69

      Intestins................................ 82

Maux d'estomac................................... 98

  Causes.. 98

  Symptômes.................................... 104

    Indigestion.............................. 107

    Gastrite................................. 109

    Gastralgie............................... 117

    Ulcère.................................. 122

Cancer 125
Saburres.... 129
Aigreurs... 131
Pituite 135
Atonie.. 137
Flatulence 140
Vomissements..................................... 144
Douleurs d'Estomac............................... 148
Coliques.. 152
Régime.. 157
Boissons.. 159
Laitage, beurre, œufs............................. 171
Potages... 181
Viandes... 184
Poissons, coquillages............................. 191
Légumes 193
Fruits.. 201
Pain, pâtisseries.................................. 206
Préparation des aliments.......................... 209
Préparation des viandes 211
—   poissons 214
—   légumes 216
—   fruits... 218
Assaisonnements......................... 220
Régimes divers........................... 229
Diète................................... 231
Régime adoucissant..................... 233
—   fortifiant..................... 235
Hygiène.. 238
Hygiène alimentaire 239
—   générale............................. 256
Traitement 275
Médicaments..................................... 277
Hydrothérapie.................................... 285

Bains de mer.......................... 293
Une Saison à Vichy.................... 303
  Mode d'action des Eaux de Vichy....... 303
  Sources ....:.......... 307
  Conseils pour bien prendre les Eaux.... 321
Constipation. 331
  Causes 332
  Symptômes 348
  Régime.............................. 355
  Traitement 358

IMPRIMERIE CENTRALE. — A. CHAIX ET Cᵉ, RUE BERGÈRE, 20, A PARIS. — 9740

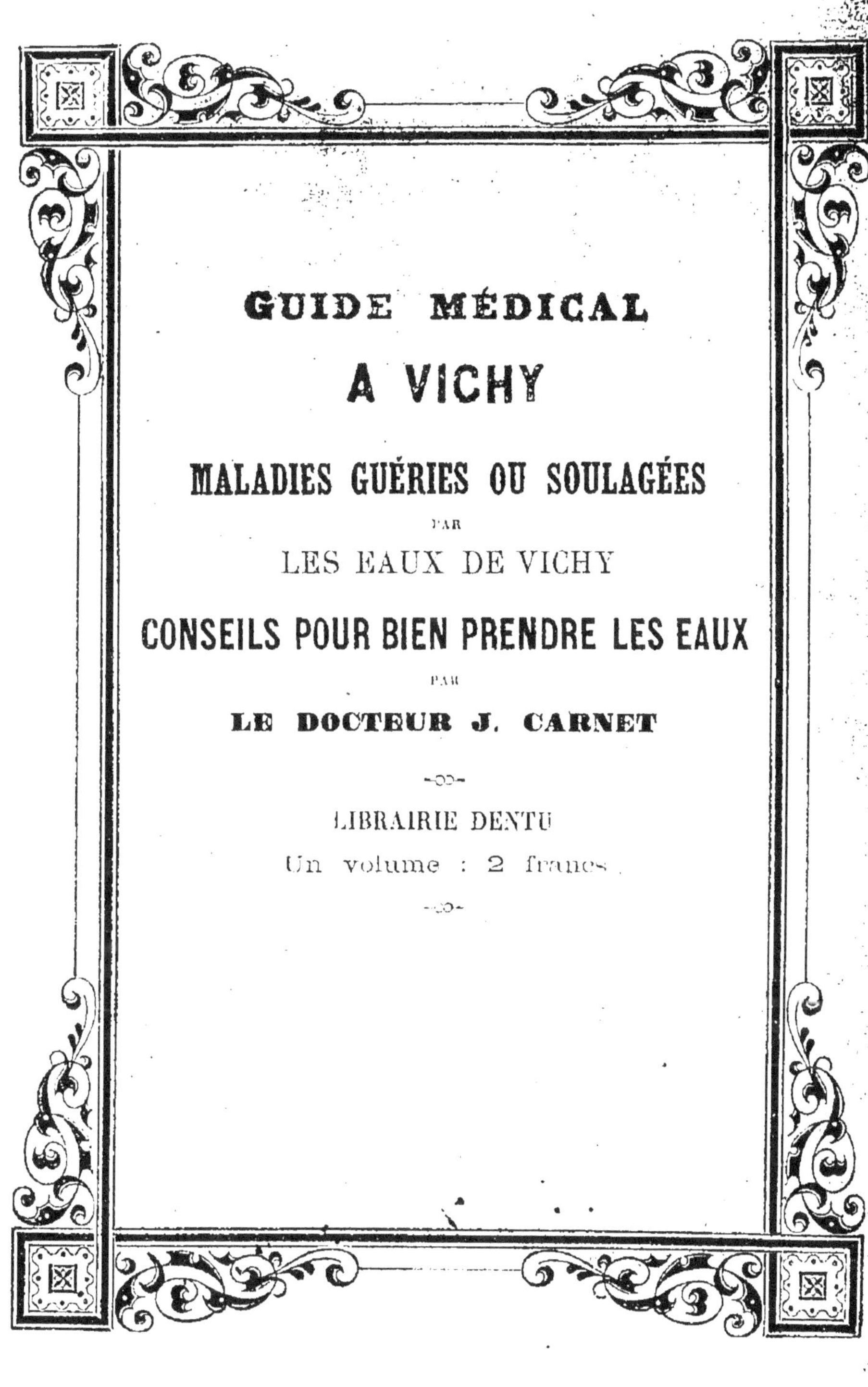

GUIDE MÉDICAL
A VICHY

MALADIES GUÉRIES OU SOULAGÉES

PAR

LES EAUX DE VICHY

CONSEILS POUR BIEN PRENDRE LES EAUX

PAR

LE DOCTEUR J. CARNET

—∞—

LIBRAIRIE DENTU

Un volume : 2 francs

—∞—